초의식 명상

Superconscious Meditation

옮긴이 김기태

2007년 스와미 웨다 바라티지에게서 만트라를 받고 스와미 라마의 히말라야 요가명상 전통에 입문하였다. 아힘신 한국지부 교사훈련프로그램 과정을 이수하면서 아힘신 코리아의 활동을 도왔다. 번역서 『God : 구도자의 길』이 있다.

옮긴이 김미경

2002년 스와미 웨다 바라티지에게서 만트라를 받고 스와미 라마의 히말라야 요가명상 전통에 입문하였다. 아힘신 한국지부 교사훈련프로그램 전 과정을 수료한 후 현재까지 스와미 라마 사다카 그람(SRSG) 인도연수 안내와 아힘신 한국지부 수석 교사로 활동하고 있다. 원광대학교 대학원에서 요가학 박사 학위를 받고, 원광대학교 동양학대학원 요가학과에서 강의했으며, 현재 원광디지털대학교 요가명상학과에서 관련 과목을 가르치고 있다. 번역서 『쿤달리니』가 있다.

초의식 명상
Superconscious Meditation

지은이 스와미 웨다 바라티 Swami Veda Bharati
옮긴이 김기태 / 김미경
초판 1쇄 발행 2024년 1월 25일

펴낸이 최경훈 **펴낸곳** 아힘신
주소 26427 강원도 원주시 원일로115번길 12(서진빌딩 5층)
전화 033)748-2968 **이메일** ahymsin_korea@gmail.com
등록번호 제419-2007-000002호 **등록일자** 2007년 1월 23일

Superconscious Meditation by Swami Veda Bharati
Copyright © 2022 AHYMSIN – Association of Himalayan Yoga Meditation Societies International – Swami Rama Sadhaka Grama, Virbhadra Road, Rishikesh, Uttarakhand, 249 203, India.

Korean translation copyright © 2024 by AHYMSIN Korea Publisher and Society Korean edition is published by arrangement with AHYMSIN.

이 책의 한국어판 저작권은 AHYMSIN과의 독점계약으로 도서출판 아힘신이 소유합니다. 저작권법에 의해 한국 내에서 보호받는 저작물이므로 무단 전재와 복제를 금합니다.

ISBN 978-89-959194-9-1 03150
정가 20,000원

초의식 명상
Superconscious Meditation

스와미 웨다 바라티 지음
김기태 / 김미경 옮김

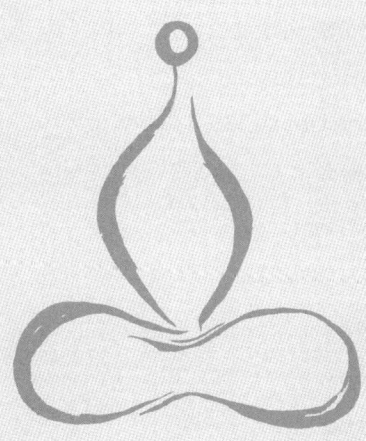

아힘신

스와미 웨다 바라티의 저서

Yoga Sutras of Patanjali Vols Ⅰ & Ⅱ

Night Birds

Yogi in the Lab

Kundalini : Stilled or Stirred(『쿤달리니』, 아힘신)

Song of the Lord : Gita in the Yoga Vasistha

What is Right with the World : The Human Urge for Peace

Mantra - The Sacred Chants

Meditation - The Art & Science

Meditation & The Art of Dying

Mantra & Meditation

Philosophy of Hatha Yoga(『하타 요가 철학』, 아힘신)

God(『GOD : 구도자의 길』, 아힘신)

Perfumes from the Valley of Flowers

108 Blossoms from the Guru Granth Garden

Thousand Names of Kundalini

Sadhana in Applied Spirituality

Silence : The Illuminated Mind

이 밖에도 다수의 저서와 소책자, 강의녹음 테이프 등이 있다.

서문

　인류의 역사는 인간 마음의 역사다. 도구, 주택, 무기 등 인간을 편하게도 하고 불편하게도 하는 모든 수단은 행동을 유발하는 인간의 의지와 지식에서 나왔다. 그리고 오랫동안 오류와 수정을 반복하였음에도 인간 대다수가 여전히 수정하지 못한 한 가지 오류가 있다. 사람들은 물질 환경을 그들 발전에서 가장 중요한 요소로 여기는데, 이는 감각을 외부로 열어 놓고 주변 환경에서 정보를 수집하기 때문이다. 사람들은 감각보다 더 섬세한 내면세계의 존재는 물론 자신의 존재를 시험하고 추론하는 교육을 받지 않는다. 눈으로 볼 수 없는 것 한 가지가 있으니 그것은 '눈'이다. 우리 마음은 자기 자신을 알 준비가 되어 있지 않다.

　사람들 대부분은 이와 같지만, 마음이 더 민감한 감각을 지닌 소수의 사람이 있어 이들은 자신을 관찰하고 참자아의 발견을 삶의 목적으로 삼았다. 이들이 언제나 사회적, 물질적 환경을 물리적으로 멀리 했다거나, 삶의 여건이 몸과 마음에 가하는 참기 어려운 고통을 피하려 했다고 말하는 것은 잘못이다. 고대 인도의 위대한 성자들, 구약의 예언자들, 그리스의 선각자들은 모두 가정생활이라는 일상을 영위한 사람들이다. 그러나 이들에게는 영적 중심이 있었고 여기에서 나오는 고요함의 빛으로 그들은 인간의 다른 모습을 구현하는 데 도움을 받았다.

사람은 빛의 도움으로 사물을 찾을 수 있다. 그러면 내면의 빛을 찾는 데 도움이 되는 빛은 어디 있을까? 눈 자체를 볼 수 있는 눈은 어떤 눈인가? 내가 나를 아는 의식상태를 '명상'이라 부른다. 이 책에서는 자아와 진아의 진정한 합일인 초의식 명상의 전통을 소개하고자 한다. 초의식 명상은 과학이며, 이를 통해 사람은 자신의 자아와 모든 것의 진아를 알게 될 것이다.

소개문

초의식 명상법은 대단히 체계적이고 과학적인 것으로, 무딘 자각수준에서 가장 높고 섬세한 의식상태로 우리를 이끈다.

초의식 명상법은 단순한 이완 기법이 아니다. 이것을 수련하는 사람은 삶을 아우르는 철학을 알게 되고, 깨어 있음·꿈·잠 상태를 넘어선 네 번째 상태의 지식을 깨닫게 된다. 보통 모든 생물은 세 가지 마음상태 – 깨어 있음·꿈·잠 – 만을 자각하는 것에 머문다. 그러나 우리는 초의식 명상을 통해 '투리야(turiya)'라는 네 번째 상태에 이를 수 있다.

명상은 다양한 정도와 수준으로 흐르는 의식의 모든 단계를 탐색하는 내면의 길이다. 이것은 베다 시대 성현들의 전통으로, 현대과학과 상충하지 않는다.

이 책은 완전한 삶의 철학과 함께 명상의 전체 과정을 이해하는 데 도움이 될 것이다. 옛 성현들의 뒤를 따를 준비가 된 사람들에게 이 책은 매우 유용할 것이다.

우샤르부드 아르야(Usharbudh Arya) 박사[1]는 초의식 명상의 방법을 체계적으로 여기에 기술해 놓았다. 나는 이 책을 저술한 그의 진지한 노력에 감사한다. 아르야 박사는 성자들의 길을 따르며 충실하게 명상수련을 실천하고 있다.

스와미 라마(Swami Rama)

---

[1] 우샤르부드 아르야(Usharbudh Arya)는 스와미 웨다 바라티의 산야사 서약을 하기 전 이름이다.

목 차

서문	5
소개문	7

제1편

1. 전통	13
2. 진아와 인성	29
3. 인성의 정화	40
4. 초의식 명상의 체계	62
5. 준비, 문제점 그리고 결과	77
6. 명상에서 문제를 일으키는 생각	90
7. 명상을 깊게 하는 방법	109
8. 명상법	129

제2편

1. 초의식 명상 1	141
2. 초의식 명상 2	157
3. 초의식 명상 3	179
4. 초의식 명상 4	196
5. 초의식 명상 5	212
6. 초의식 명상 6	231
7. 초의식 명상 7	245
8. 초의식 명상 8	274

제1편

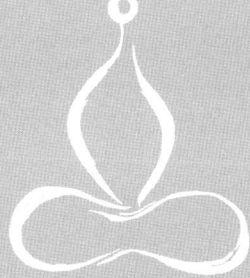

1
전통

찬도갸 우파니샤드(Chhandogya Upanishad, 8권 7장 1절 이하)에 이런 이야기가 있다.

먼 옛날 창조주 프라자파티에게 신들(devas)과 악마들(asuras) 두 집단의 아이들이 있었는데, 그들은 세 가지 세상을 차지하려고 서로 싸우고 있었다. 어느 날 그들은 프라자파티의 목소리를 들었다. "죄로부터 자유롭고 죽지도 썩지도 않으며, 굶주림도 목마름도 없고 불행이나 슬픔도 없으며, 늘 진리를 추구하고 진리에 대한 결의가 굳건하며, 모든 것을 완전히 아는 자아가 있다. 이 자아를 아는 자가 곧 세 가지 세상의 주인이 될 것이다." 이 말을 듣고 그 자아와 관련된 비밀을 묻고자 신과 악마 양측은 프라자파티에게 밀사를 파견했다. 그것을 아는 쪽이 세 가지 세상의 주인이 될 터였다. 데바(신)의 대표는 뛰어난 영혼 인드라(Indra)였고, 아수라(악마)의 대표는 매력적인 비로차나(Virochana)였

제1편 **13**

다. 그들은 프라자파티에게 가서 자아의 비밀을 물었다. 프라자파티는 옛 전통에 따라 그들에게 36년간 금욕과 수련을 행하라고 지시했다. 36년이 지난 후 그들은 프라자파티에게 자아의 비밀을 말해 주기로 한 약속을 상기시켰고, 프라자파티는 이렇게 말했다. "우선 면도하고 씻고 먹고 마시고 기운을 차린 다음 잘 차려입어라. 그리고 가서 연못에 비친 너희 모습을 보아라. 잘생기지 않았느냐? 슬픔이 있느냐? 배가 고픈가? 목이 마른가?" 그러자 그들이 말했다. "아닙니다. 저희는 완전히 만족합니다." "그럼 너희는 이제 그 자아에 대해 아는 것이다."

완전히 만족하여 둘은 각자의 진영으로 돌아갔다. 매력적인 비로차나는 자신의 일족에게 돌아가 자기 몸이 진정한 자아라고 선언했다. "몸을 사랑하고 경배하고 축성하라. 너희의 모든 행위와 일을 몸의 안위와 욕망에 집중하라. 몸을 숭배하고 잘 꾸미면 너희는 자아를 알게 된다." 경전에 의하면 오늘날까지도 악마족은 죽은 육체를 인간의 참 자아로 보존하고자 축성하고 꾸민다고 한다. 한편 뛰어난 영혼인 인드라는 더 알고자 하는 욕구가 많아서 집으로 가다 돌아와 프라자파티에게 더 물었다. 프라자파티는 그에게 또 한 번 36년간의 금욕생활을 지시했고, 그런 후에 그에게 사실 깨어 있는 동안 몸이 경험하는 것은 진아가 아니라고 말했다. 그리고 진아는 배고픈 이도 배부르게 느낄 수 있고, 늙은이도 젊은 자신을 만날 수 있는 꿈 상태에서 경험할 수 있다고 했다. 이번에도 인드라는 집으로 가다 다시 돌아와 프라자파티에게, 꿈 상태에서 자아의 경험에 관한 그의 말이 자아의 참본성에 대한 그의 정의와 맞지 않는다고 말했다. 왕일지라도 종종 꿈에서는 큰 불행을 느끼며, 분명 거기에는 바른 지식도 진정한 결심도 아닌 환상의 세계가 있기 때문이다. 프라자파티는 그 말에 완전히 동의하며 그에게 또 한 번 36년간의 명상수련을 지시했다. 그 후 인드라에게 잠들면 배고픔도 목마름도 불행도 슬픔도 없으니 잠 상태가 자아의 진정한 의식이라 했다. 인드라는 이번에야말로 진아를 발견했다고 생각했으나, 자기 족속에게 돌아가면서 곰곰이 생각해 보았다. 잠 상태에서는 의식도 자각도 없고 비실재뿐이다. 굶주림도 목마름도 슬픔도 없지만 진리를 찾으려는 마음도 없다. 그는 구루(프라자파티)에게 다시 돌아갔고, 스승은 잠 상태도 진정한 자아 의식의 경험이 아니라는 것을 인정했다. 5년 뒤 마침내 도합 113년의 수련 끝에 인드라는 깨어 있음, 꿈, 잠이라는 제한된 상태를 초월하는 것을 배웠다.

우리는 아주 어릴 적부터 감각과 마음이 그렇게 길러지고 훈련되었기 때문에 우리는 보통 이 세 가지 상태만을 경험한다.

우리는 두 종류의 감각을 가지고 있는데 활동감각과 인지감각이 그것이다. 우리는 손, 발, 생식기, 발성기관 등의 활동감각으로 사람과 사물을 향해 움직인다. 그러나 이 움직임이 정확히 우리 내면 어디에서 시작된 것인지 깊이 생각해 보지 않는다. 우리는 내면 깊은 곳에 있는 의식의 중심에서 먼저 지시를 내리고 이것이 전달되어 손이 움직인다는 것을 자각하지 못한다. 인지감각, 경험하는 감각도 마찬가지다. 인지감각을 통해 외부에서 정보를 받아들인다. 보고 듣고 냄새 맡고 맛보고 촉감을 느낀다. 그러나 마찬가지로 우리는 정보 조각들이 이동하고 저장되는 중심을 찾아 보려고 하지 않는다. 달리 말해서 잠재의식이 형성되는 것을 관찰하지 않는 것이다. 그것은 결국 뒷마당의 쓰레기 더미처럼 쌓이고 쌓여서 그 냄새를 이웃에게 온통 퍼뜨린다.

눈으로 대상을 보고 나면 무슨 일이 일어날까? 30초간 당신 방의 벽을 응시해 보라. 마치 한 가지 경험의 연속인 것처럼 보일 것이다. 그러나 이것은 영화를 볼 때와 같은 착시 현상이다. 우리 눈이 지극히 짧은 순간순간 벽에 반사된 빛을 받아들이고 있는 것이다. 그런데 그것을 보고 난 후 무슨 일이 일어나는가? 이 경험은 어디에 저장되는가? 심리학자라면 수많은 이론을 만들어 내고, 그 이론들에 비추어 사람들의 행동을 분석할 수도 있을 것이다. 그러나 그들 역시 깨어 있는 상태에서 대상을 관찰하는 자기 자신이나, 자기 마음에 남아 있는 인상은 거의 관찰하지 않는다.

깨어 있는 상태란 의식 있는 마음이 감각을 통해 객관적 세계와 상호작용하는 것이다. 꿈 상태는 되새김질하고 있는 마음상태며, 잠은 실재하지 않는 것을 마음이 깊이 생각하고 있는 상태다. 창문이 열린 방 안에 원숭이 한 마리가 줄에 묶여 있는 것을 상상해 보자. 창문을 넘나들 정도로 줄이 길지만 줄에 묶여 있어서 달아날 수는 없다. 원숭이는 방 안의 아무거나 집어 창밖으로 내던진다. 또한 밖에서 아무거나 방 안으로 집어 던진다. 이것을 경험이라고 한다. 행동과 경험은 동전의 양면이다. 그러나 유감스럽게도 우리는 거의 행동하지 않고 대부분 경험에만 반응하는데, 이것을 깨어 있는 상태라고 한다. 이제 창문을 닫는다. 그래도 원숭이는 깨어 있다. 원숭이는 접시를 벽에 던져 깨고, 방 안에 있는 것을 전부 뒤엎어 놓는다. 이것이 꿈과 몽상 상태다.

고대 요가 심리학자들은 잠 상태와 꿈 상태를 엄격하게 구분했다. 이런 구분이 과학적 실험에서 바이오피드백으로 태어났다. 즉 깨어 있는 상태와 꿈 상태에서 뇌는 베타파를 내보내고, 깊은 잠 상태에서는 델타파를 내보내는 것이 관찰되었다. 마음이라는 원숭이는 접시를 집어 던지느라 지쳐서 누워 쉬는데, 이것이 잠 상태다.

명상은 네 번째 상태다. 명상 중인 사람에게 "깨어 있나?" 물으면 "아니."라 답하고, "자고 있나?" 물어도 여전히 "아니."라 말한다. 명상 상태는 앞의 세 가지 상태와 공통점이 하나도 없다. 이 세 가지 상태에서는 의식이 '서로 다르다는 개념', 즉 나와 당신 또는 나와 이것을 구분하는 이분법을 연결해서 생각한다. '당신'과 '이것'은 확실하지만, 이것들과의 관계에서 '나'는 거짓 '에고'에 불과하다. 명상은 자신을 인식하는 생명력이지, 경험하거나 기억하는 대상을 인식하는 것이 아니다. 명상은 의식상태에서의 기억도 아니고, 잠재의식적으로 경험에 대한 기억이 드리나는 꿈이나 몽상도 아니며, 대상과 경험과 기억이 사라진 잠 상태도 아니다. 명상은 시간, 공간 및 순서가 어떤 역할을 하는 상태가 아니다. 많은 이들이 명상을 정의하려고 애썼지만 모두 실패했다. 그럼에도 우리는 어쩔 수 없이 단어와 용어와 정의를 만들어 내고 할 수 없이 명상을 설명하는 문장을 써내려 가지만 독자가 이해하는 것을 말하는 것은 아니다.

정의할 수 없는 것을 설명하는 것은 모두 교묘한 말재주고 마음의 속임수라고 말할 수도 있다. 그 네 번째 상태가 존재한다는 것을 무엇으로 증명할 수 있을까? 누가 그것을 실험했는가? 실험 데이터와 대조군은 무엇인가? 이들 물음에 대해 우리는 "명상은 이성의 작용 '너머'에 있다."고 말한다. 비이성적이 아니라 '이성을 초월'한 것이다. 이성의 작용은 의식의 다른 것들 중에서도 작은 능력일 뿐이며, 개인적인 부분은 물질세계에서 논증될 수 없다. 그렇다고 해서 개인이 명상경험을 시도할 수 없다거나, 명상상태가 강력한 마음, 즉 구루에 의해 제자에게 전달될 수 없다는 그릇된 결론을 내려서는 안 된다. 사실은 그 반대지만 이는 나중에 살펴보겠다.

명상을 지지하는 사람들은 이것을 과학으로 설명하고 있지만, 여전히 우리는 명상이 주장하는 바를 실험하려는 객관적 접근의 타당성을 부인한다. 이 과학에서는 과학자 자신이 실험대상이 되고 관찰자가 관찰대상이 된다. 눈으로 보는 대상이 존재하지 않더라도 자신의 빛을, 볼 수 있는 자신의 힘을 인식하는 것은 눈이다. 유사한 예를 들어 이해해 보자. 불꽃은 주변을 빛으로 밝히는 빛이 나는 존재다. 주변 사물의 밝기는 불꽃의 빛에 달려 있다. 이 빛이 불꽃의 전부(불꽃이 가진 여러 성질 또는 본질)는 아니지만, 이 빛은 불꽃이 빛을 낸다는 증거 중 하나며, 이는 불꽃이 비추는 대상과는 별개다. 이 불꽃을 의식 있는 인성의 중심이라 생각해 보자. 인간의 의식은 마음과 감각이 의식하는 대상과 관련이 없다. 불행히도 잘못된 훈련을 통해 우리는 이 의식의 자각을 억눌러 왔다. 따라서 대상을 의식하는 동안만 자신이 의식한다고 느낀다. 대상을 의식하지 않을 때 나는 무의식이어야 하는 것이다. 이 잘못된 추론 때문에 내면의 자아가 비추는 대로 독립적인 행동을 하지 않고 끊임없이 환경과 상황에 의지해서 반응하고 있는 것이다. 이는 마치 박쥐처럼 계속 음파를 발사하고 오직 그 음파가 되돌아올 때에만 "이 음파가 돌아왔으니 나는 존재한다."라고 말하는 것과 같다. '보니까 내가 있다. 들으니 내가 있다. 맛을 느끼고 만지고 냄새 맡으니 내가 존재한다.'인 것이다. 그러나 명상상태의 설명은 "내가 존재하므로 나는 생각하고, 보고, 듣는다."다.

우리는 다른 사람, 다른 의식을 객관적으로 연구할 방법이 없다. 그런 시도를 하는 순간 그 타인, 의식은 대상의 주체가 아닌 객체가 되어버리고, 주체로서의 본성이 잊혀지기 때문이다. 명상은 어떤 자극이나 그 자극에 대한 반응을 참조하지 않고 측정 도구 없이 주체가 주체를 알기 위해, 자아가 자아를 경험하기 위해 추구하는 과학이다. 자아는 자아의 무한한 척도라고 우리는 말한다. 자아는 그 자체가 증거다. '의식상태만이 의식상태의 증거가 되는 것이다.'

의식상태만이 의식상태의 증거다. 의식상태를 나타내는 어떤 징후는 측정될 수도 있겠지만, 그 '느낌'은 타인이 어떤 측성노구로도 측징할 수 없다. 의식상태 자체는 논증할 수도 없고 말로 표현될 수도 없다. 다시 말하지만 그것은 '생각'이 아니라 '느낌'이다. 경험은, 그것을 표현할 적당한 말과 합당한 방법을 찾아내기 전에 늘 하나의 느낌으로 다가온다. 한 아이가 태어나는 순간 그에게는 언어라는 개념이 없다.

그러나 "나"라는 단어를 몰라도 말로 표현할 수 없는 "나"를 느낀다. 그 "나" 상태에서 울고 웃고 몸을 뒤척이거나 눈을 맞추며, "젖"이란 말 없이도 젖의 맛을 경험한다. 아이가 "젖"이란 단어를 알 만큼 자라면 이미 엄마 젖의 맛을 잊어버린다. 그러면 젖의 경험, 그 '느낌'은 존재하지 않는 걸까? 당신 발바닥에 가시가 박혔다고 상상해 보자. 먼저 그것을 경험하고 그 다음에야 소리치고 아파서 울고 말로 설명한다. 누군가는 이 고통을 이론화하고 많은 학술논문을 쓸 수도 있겠지만, 그 모든 학술서적을 읽거나 쓴다고 해서 가시가 발바닥 피부를 뚫고 들어오는 경험을 할 수는 없다. 당신이 사랑을 하면, 당신 마음이 "나는 당신을 사랑한다."는 말을 찾아내기 전까지 그것은 논증할 수도 말로 표현할 수도 없는 하나의 느낌이다. 당신이 "나는 깨어 있어."라고 되뇌지 않더라도 이 책을 읽고 있다면 당신은 깨어 있는 게 분명하다. 깨어 있음은 말로 표현할 수 없는 경험이다. 당신의 깨어 있음은 말로 다른 사람에게 전달될 수 없다. 단지 똑같지는 않더라도 유사한 경험을 다른 사람들도 하기 때문에 그것이 입증될 수 있다. 깨어 있음의 경험에 대해 다른 사람들의 그것과 비교해 볼 수는 있지만, 당신의 깨어 있음은 무척이나 사적이고 개인적인 '느낌'이다.

다른 예를 들어 보자. 설탕의 맛을 알지 못하는 이상한 나라에서 온 손님을 맞이했다고 가정해 보자. 이제 그 손님이 당신에게 설탕의 맛을 설명해 달라고 한다면 어떻게 하겠는가? 당신은 그에게 직접 맛을 봐야 한다고 말할 수밖에 없다. 그러나 만일 그가 이 낯설고 새로운 맛을 경험하기를 완강하게 거부한다면, 그 경험이 바람직하다는 것을 그에게 납득시킬 방법이 없다.

　명상가들은 "시도하라. 그리고 무엇이든 당신이 경험하게 되는 것을 노트에 적어 보라."고 말한다. 그러나 그것은 말로 표현할 수 없는 느낌이라서 당신은 적절한 단어를 찾으려 하겠지만, 설명될 수 없는 경험이기 때문에 저자가 겪는 것과 같은 당혹스러움을 겪게 될 것이다. 꿈은 없고 단지 깨어 있음과 깊은 잠만을 경험하는 먼 행성의 존재가 있다 가정해 보자. 그 존재들 중 하나가 지구에 온다면, 꿈 상태를 그에게 설명하고 그게 실제로 존재한다는 것을 입증할 방법이 있는가?

　다행히 명상의 기술과 과학을 가르치는 방법이 있다. 이들 방법은 인생의 여러 면과 모든 다양한 사람들이 필요로 하는 것과 문제점들에 대응한다. 다양한 배경을 지닌 사람들이 갖가지 많은 문제의 해결법을 찾아 명상하는 삶과 수련에 임한다. 지금 서양에 알려진 바로는 세 종류의 요가가 있다. 나는 이를 할리우드 요가, 하버드 요가, 히말라야 요가로 구분한다.

　할리우드 요가는 탄력 있는 몸, 영원한 젊음, 신체적 아름다움을 열망하는 사람들에게 호소력이 있다. 이것은 비로차나의 마음에 끌리는 요가다. 이런 마음은 비록 동일한 신체적 준비가 더 높은 명상생활에 값진 도움이 되고 중요한 과정일지라도 그 이상은 바라지 않는다.

　하버드 요가는 과학자들에게 호소력 있는 요가다. 이들은 두뇌활동, 신경계 조절, 자율훈련 등의 분석에 관심이 있다. 여기에서는 특정한 의식상태에서 일어나는 신호와 징후들이 다루어진다. 그러나 의식의 힘이 스스로 내는 빛을 이해하려는 열성은 없다.

마지막으로 히말라야 요가는 히말라야 요기들이 최상의 목적으로 삼는 순수한 진아[2]의 지식 즉 '사마디(samadhi)'를 얻는 것이다.

명상의 스승들은 모든 사람이 최상의 목적인 '사마디'를 구하지는 않는다는 것을 안다. 어떤 이들은 젊음과 아름다움과 건강을 추구하는 신체단련에만 관심이 있다. 또 어떤 이들은 감정 문제 또는 가족문제와 사회적 관계 문제의 해결책을 찾고자 한다. 근심에 지배당하는 마음은 신경을 긴장시키고 많은 정신적, 육체적 불균형을 만들어 낸다. 다양한 수준의 수련이 이런 문제들을 해결하는 데 도움이 되며, 각각의 문제를 다루는 방법도 있다. 아무도 그 이상을 기대하지 않는다. 요가전통에서 스승은 각자의 바람에 맞춰 각 개인에게 필요한 것을 채워 주고 갖가지 문제를 해결하는, 이 모든 다양한 방법의 전문가다. 일련의 수련이 각자에게 처방되고, (치유와 진보를) 희망하는 사람이 그 처방을 따른다면 가르침의 효과를 스스로 입증할 수 있게 될 것이다. 당신이 무신론자라면 경전을 믿으라 하지 않고 마음을 시험해 보라는 요청을 받을 것이다. 그리고 어떤 경험을 하더라도 그것에 신의 이름을 붙

---

2   의식의 본향으로 가는 긴 여정에서 기본적인 물리적 단계에서 출발할 때, 사람은 자연스럽게 신체와 마음과 외부 물질을 넘어선 힘, 다양한 싯디(siddhi)를 접하게 된다.

일 필요는 없다. 당신이 무한의 아주 작은 끝자락을 접하고 평온해진다면 그 경험을 무어라고 불러도 상관없다. 만일 당신이 진정한 그리스도교도, 불교도 또는 힌두교도로서 신과 교감하는 방법을 찾고자 한다면, 명상은 당신의 신앙을 시험하는 것이 된다. 만일 신이 그 안에 있다면 당신은 신을 경험할 수 있다. 명상은 이기적 자아(ego)의 장막을 걷어버림으로써 은총을 향해 당신 마음을 열게 하는 방법이다.

인류 역사의 이 시점에 왜 동양의 가르침이 서양에 전달되는가 하는 질문을 자주 받는다. 이 질문은 곧 지난 수천 년 동안 동양의 스승들이 그들 당대에 선도하는 문명을 찾곤 했다는 오랜 전통을 알지 못한다는 것을 드러내고 있다. 간략하게 그 역사를 살펴보려면『그리스도교에서의 명상(Meditation in Christianity)』제1장을 보기 바란다. 고대 이집트, 이란, 그리스, 중국, 로마, 러시아, 서유럽 등은 모두 그들이 가장 강성했을 때 위대한 요가 스승들을 맞아들였으며, 이들의 독보적인 방법과 통찰력에 경탄하였다. 이 스승들은 당대의 지배적 문명의 언어를 배웠으며, 마음과 성격의 특출한 유연성으로 자신들이 찾아간 문명의 문화와 종교를 자신들의 가르침과 융화시켰다. 바로 그 전통 안에서, 오늘날의 스승들이 우리 시대를 선도하는 문명을 찾아가 자신들의 가르침을 융화시키고 과학의 향방에 영향을 미치는 것이다. 앞으로 2천 년 동안 어떤 문명이 일어나더라도, 그 시대 사람들의 문화와 방식에 따라 그들의 언어로 이 가르침이 전달될 것이라는 데는 의심의 여지가 없다. 명상상태를 경험할 때 모든 언어는 침묵하며, 진정한 세계 종교들은 단지 명상 중에 무한에 닿은 마음에서 분출된 것일 뿐이다.

진리를 찾는 자들이 오늘날 직면한 가장 큰 어려움 중 하나는 진정한 스승을 찾는 일이다. 요가전통에는 결국 자신에게 합당한 스승을 만난다는 격언이 있다. 혹독한 수련과 함께 의지, 감정, 욕망, 행동에서 완전한 자제력을 발휘할 준비가 되어 있지 않은 사람은, 스스로 엄격하게 수행할 의사가 없어서 아무도 찾지 않는 사람을 스승으로 모실 것이다. 불행하게도 영어권에서 '구루(guru)'라는 말은 너무 흔해서, 무릎에 코를 갖다 댈 수 있거나 환각제를 입 속에 털어 넣을 수 있는 사람이면 누구라도 '구루'로 포장된다. 때문에 위대한 스승들 몇몇은 비교적 익명으로 일하고자 하며, 소수의 선택된 구도자만을 (제자로) 받아들인다. 그들의 목적은 대중을 끌어 모으는 것이 아니라, 소수의 선택된 교사들을 훈련시키고 입문시키는 것이다. 어쨌든 요가교실과 비법을 다룬 간행물의 확산으로 인해 일반인들이 가르침의 진정한 원천을 발견하고 인지하기가 어렵다. 이런 부류의 많은 요가 선생과 비법은, 마치 인도의 한 마을에서 고등학교를 졸업한 사람이 미국 대학에서 3개월간 핵물리학 이론에 대한 신입생 세미나에 참석하고 고국으로 돌아와 과학 교사들을 가르치고, 다시 이들이 학생들에게 핵 과학의 비밀을 가르치는 것과 같다.

이런 위험을 피하기 위해서는 먼저 명상수련 관련 정보를 가까이 접해야 한다. 그 본산지(인도)에서의 이 전통의 역사를 잘 알아야 하며, 누구든 선생을 자처하는 사람에게는 그의 영적 스승과 그 가르침의 배경을 물어야 한다. 둘째, 이 선생이 얼마나 오랫동안 스승 밑에서 수련을 쌓았는지를 알아보아야 한다. 셋째, 무엇보다 중요한 것은 이 선생이 입문시킬 수 있는가다. 이는 그의 제자들을 높은 의식상태로 변화시키고 이끌 수 있는지를 의미한다. 또한 진정한 요가선생은 분명하고 단호하게 명상과 환각제는 정반대 극점에 있다는 것을 명확히 할 것이다. 환각제 사용은 마음을 통제하는 힘의 완전한 상실인 반면, 명상은 마음의 완전한 자기통제다. 환각제를 사용하면 망상에 빠지고 신경계와 뇌에 손상이 올 수 있다. 그러나 명상의 도움을 통해서는 신경계를 강화하고 뇌를 조정하며, 마음을 한곳에 집중하게 만들 수 있다. 약물은 수행자들이 의식의 진보된 상태를 경험하는 데 도움이 될 수 없다.

위에 언급했듯이 명상수련의 전통은 '끊임없이' 이어지는 스승과 제자의 관계로 수천 년을 이어왔다. 그리고 각 수도회 또는 학파는 이 계보에 대한 세세한 기록을 지속해 오고 있다. 예를 들면 인도의 승려계급 브라만의 가족 중 누구도, 예비 신랑 또는 신부가 속한, 40세기를 이어 온 그들 학파의 창시자와 신성한 경전의 이름을 선언하지 않고는 결혼할 수 없다. 수도사의 계보에서도 마찬가지다. 각 세대의 스승들과 더불어 지식이 쌓이고, 그것은 신성시되고 암호화된 언어로, 여전히 번역되지 못한 비문으로 전달되고 있다. 설혹 이 문장들이 세심한 학자에 의해 번역된다 해도, 진정한 가르침은 그를 통해 전달되지 않을 것이다. 왜냐하면 학자들은 의식상태 또는 비입문자들에게 전달될 수 없는 비밀스런 경험을 의미하는 특정 암호문자의 뜻을 알아내지 못하기 때문이다. 베다의 성자들과 차라투스트라 그리고 부처의 탄생을 불러온 영적인 힘과 그 전통은 지금도 계속되며, 미래에도 그들과 유사한 위인을 탄생시킬 것이다. 이런 인류의 성자들은 무에서 태어난 것이 아니다. 그들은 그들만의 스승에게서 직접 강력한 영적 힘으로 입문을 받은 아주 드문 거성(巨星)들이다.

이 전통에서는 세상과 사람을 물질형태로만 보지 않는다. 인간의 사지(四肢)는 코일을 흐르는 에너지, 쿤달리니, 즉 근원적 힘에 따라 도는 팬의 날개일 뿐이다. 자석 위에 종이를 얹어 놓았다고 생각해 보자. 이 종이 위에 약간의 쇳가루를 흩뿌리면 쇳가루는 즉시 자기장의 형태로 선형 정렬한다. 생명의 힘, 의식의 힘의 역장(力場)에 따라 인성의 각 선은 이렇게 형성된다.(인성의 과학에 관한 산스크리트 경전이 형태와 모습뿐만 아니라 머리에서 발끝까지 모든 미세한 선을 고려하는 것은 이러한 이유 때문이다. 수상학은 이런 과학의 미미한 서양버전일 뿐이다.)

요기들의 명상수련은 7만 2천 개의 통로를 가진 에너지 장을 강화하도록 고안되었다. 이 에너지 장의 가장 중심에 척추를 따라 흐르는 '수슘나(sushumna)'가 있다. 이것은 머리카락의 만분의 일 두께로, 척추 기저에서부터 정수리까지 잇는 순백의 빛의 선으로 설명된다. 스승의 대단히 강력한 에너지 장에서 격렬한 요동을 받으면, 이기적 자아는 지혜의 불길에 타버리고 마음이 깨끗이 닦여 바가바드기타(9~11장)의 아르주나처럼, 전수받은 자는 우주적 통찰(모든 것을 꿰뚫는 통찰)과 백만 개의 황금태양 같은 빛을 보게 된다. 그 모든 빛을 금강석의 중심(미간 중심)의 한 점에 집중시키고 스승은 제자에게 말한다. "그 빛나는 자아가 너다.(Tat tvam asi.)" 이런 입문은 '에너지의 가속(Shakti-chalana)' 그리고 '에너지의 하강(Shakti-pata)'이라고 한다. 이 영원한 입문(전수)의 이어짐은 시작된 적도 없고 끝나지도 않을 것이다. 나머지 모든 요가의 가르침은, 신성한 에너지의 우주적 대양의 해변에서 작은 웅덩이의 물을 가지고 노는 어린아이의 놀이와 같은 것이다.

'샥티(shakti)'의 이런 깨우침의 시조는 사람이 아니다. 즉 구루 자신이 사람이 아닌 것과 같다. 경전은 분명히 말한다. "황금 자궁(Golden Womb)만이 요가의 스승이며 그 외에는 없다." 이 '황금 자궁'의 의미를 이해하는 사람 그 사람만이 요가의 스승이다. 나의 스승님은, 입문전통의 수천 년 역사가 그 안에서 오늘까지 이어지는, 요가과학의 창시자 중 한 분이신 존경하는 스와미 라마이시다. 오늘날 어느 명상학교에서든 입문자들에게 주어지는 만트라는 모두 시원의 에너지의 황금 자궁의 전수를 통해 받아들여진 계시들이다. 그리고 많은 사람이 그런 척하겠지만, 오직 소수만이 그것을 경험한다. 이 왕도(王道), 즉 라자 요가에 포함되지 않은 명상법이나 요가수련은 없다. 각 학교에서 가장 효율적인 명상수련법을 독점하고 있다고 떠들지만, 그들은 모두 이 지존(라자 요가)에서 유래되었고, 세기를 거듭하며 새롭게 고쳐지기 위해 이것으로 되돌아온다.

"내 얼굴을 보지는 못한다. 나를 본 사람은 아무도 살 수 없다." 모세조차도 신의 그림자만 얼핏 보는 게 허락되었을 뿐이다. 아르주나가 크리슈나에게 탄원하였다. "그만두십시오. 나를 둘러싼 모든 것이 타오르고 있습니다. 나는 더 이상 견딜 수가 없습니다. 제발, 신성한 크리슈나여, 제게 익숙한 부드러운 모습으로 돌아와 주십시오." 우주적 에너지를 되살리는 것은 억제되지 않는 열정으로 신경이 허약해진 사람과 마음이 고약한 자아의 둥지가 되어 버린 사람을 위한 것이 아니다. 하나의 쇳조각이 자석이 되고자 한다면, 자석이 부여할 에너지의 이동인 '샥티 파타'의 입문에 완전한 내맡겨야 한다. 그러면 쇠는 자석이, 제자는 구루가 된다. 얼마나 많은 사람이 이런 과정을 받아들일 준비가 되었을까? 우리의 초의식 명상학교에서는 탐구자들이 명상을 시작하게 해 줄 수 있을 뿐이며, 이들 중 소수라도 (우주적 에너지의 바다에) 뛰어들 용기를 갖게 되기를, 그리고 이보다 더 적은 수의 사람일지라도 피오르드(바다의 협곡)를 건널 용기를 갖게 되기를 희망할 뿐이다.

스승들의 이 전통은 인간의 잠재 능력을 최대한 인식하는 데까지 나아가고 있다. 그러나 여기서 인간의 잠재 능력이라는 개념은 현대인의 그것과는 다르다. 오늘날 사람들은 주변 사물로 자신의 힘을 측정하면서 손가락으로 쇠를 구부리고 핵 단추를 눌러 우라늄 핵을 폭발시키고자 한다. 요기가 보기에 이것은 쇠와 핵의 잠재력을 최대한 개발하는 일일 것이다. 그러나 요기의 주된 관심은 인간의 몸을 유연하게 만들고, 호흡을 길게 늘리며, 호흡의 리듬을 우주의 리듬과 조화를 이루게 하고, 강력한 내적 집중으로 마음장벽의 진원지들을 폭파함으로써 신성한 에너지 장으로 들어가는 데 있다.

2
진아와 인성

　명상의 궁극적 목적은 자아 실현이다. 그런데 여기에서 우리는 명상 지도자들과 서양의 일반 학생들 사이에서 계속되는 의미의 문제를 분명히 하기 위해 자아 실현이라는 용어를 반드시 정의해야 한다. 학생들은 자아라는 말을 전체 인성을 내포하는, 특히 신체적 특성을 강조하는 의미로 사용한다. '나 자신' '너 자신'이라 말할 때 우리는 무엇을 의미하는가? 서양에서는 나의 몸, 신경, 뇌, 감정, 생각 등을 의미한다. 몸이 아프면 "나 아프다."라고 말하며, 신경이 긴장되면 "나 불안해."라고 말하며, 뇌가 혼란스러우면 "나 심란해."라고 말한다. 이런 것들과 동떨어진 자아라는 개념은 받아들이기가 지성적으로도, 감정적으로도, 영적으로도 어렵다. 사람들이 너무도 많은 정체성 혼란을 겪기 때문에 그렇다. 처한 환경의 변화, 외모 변화, 감정적 느낌과 지적 사고의 변화가 정체성의 변화를 가져오는 듯하다. 그러므로 정체성은 사람들과 관계를 갖는 특정한 시간과 장소에서 그 개인의 역할에 따라 달라진다.

명상철학에서는 자아가 형성되는 단계, 경험, 반응 중 어느 것도 인식하지 않는다. 그러므로 자아 실현이라는 말이 사용될 때, 서양식으로는 인성이 가진 가능성의 완전한 구현이라는 개념을 뜻한다. 여기서 인성이 뜻하는 정확한 의미는 위대한 철학자들의 고찰 주제이지만, 극소수의 사람도 일상 중에 인성을 정의하면서 자신의 인성은 어디서 시작되고 어디서 끝나는지 의문을 갖는다. 이런 의문은 답을 찾기가 쉽지 않다. 그렇기 때문에 학생들이 자아 실현이라는 궁극의 목표를 두고 명상을 시작하면서, 전통을 지키는 스승들은 관심도 두지 않는 결과물에 주의를 기울인다. 이 결과물 중 일부가 명상수행의 부산물일지라도, 궁극의 목표는 아니다. 신체건강, 이완, 집중과 기억의 증진 – 다른 염력도 마찬가지로 – 등은 모두 선지자들이 진정으로 추구하는 게 아니다. 이러한 이유로 요가전통은 분석과 영적 체험 두 가지와 관련해서 대단히 신중하게 자아 실현이란 개념을 정의하고 있으며, 이 문제에 관한 논의에 중점을 둔 방대한 양의 산스크리트 철학서가 있다. 자아 실현이란 용어를 완전히 이해하지 못하면, 명상이라는 용어의 의미 파악에서도 많은 혼란을 느낄 것이다.

이제 '자아' 와 '실현'을 정의해야 한다. 그런데 명상철학 학파마다 각기 다른 견해를 갖고 있으므로 적절하게 균형 잡힌 시각을 유지할 필요가 있다. 양대 명상철학 학파는 베단타 학파와 상키야 학파다. 베단타 철학에서는, 우주 전체가 브라흐만이라는 위대한 절대 진아의 생각을 투사한 것이다. 이 절대 진아는 실재, 의식, 지복이라는 삼위의 본질을 갖고 있다. 다양한 생명체 가운데 개별 '지바(jiva)' 또는 생명력의 구성 단위들에 따른 모든 차이점은 가공의 현실 수준에서 일시적으로 존재할 뿐이며, 선험적 경험은 모든 생명력의 통합체다. 상키야 철학체계에서는, 물질적 실체는 영적 실체와 완전히 구분되나, 이 두 가지 실체는 동시에 공존하며 상호작용한다. 이로 인한 다중성은 가공이 아닌 실제다. 베단타 철학에서 무지와 속박은 선험적 실체가 있는 곳의 다중성을 오인하는 데서 비롯된 것이다. 상키야 철학에서 무지는 그릇된 정체성을 사실로 오인하거나 자신을 물질적 특성과 동일시하는 개개의 의식 있는 자아에서 비롯된다. 베단타에서 완전한 깨우침과 자유는 궁극의 초월적 단일성(신)을 깨닫는 데서 비롯된다. 반면 상키야에서는 자아와 물질적 특성을 구분하고 진정한 정체성을 찾아내는 것, 그리고 최종적 구분에 앞서 겉으로 드러나는 정체성은 상호작용에 불과하다는 것을 인식하는 것은 각 개인의 의식적 자아다. 다시 말해서 상키야는 주체와 객체를 완전히 분리하여 인식하며, 이 구분을 잊으면 영적 무지가 일어난다. 베단타에서는 구분하는 것은 환영이며 초월되어야 한다. 주체와 객체가, 영적 존재와 물질적 존재가 모두 한 절대 자아의 소산이다. 명상가들은 이들 철학 하파 중 어느 것을 따를지 결정해야 하는데, 상키야와 베단타에서 주체와 객체를 구분하는 것, 진아와 진아가 아닌 것을 분리하는 것이 그 첫 단계가 될 것이다. 베단타에서는 비록 모든 선험적 실체가 진아라 해도, 세상이 존재하게 된 이래 경험과 선험 사이에, 절대와 상대 사이에, 의식과 무의식 사이에 이분법이 존재한다. 그러나 개별화가 일어나면, 궁극의 깨달음으로 이러한 제한의 속박에서 벗어나 자유로워질지라도 개별 영혼은 인식되어야 한다.

인성은 진아가 아니다. 인성은 수많은 요소들의 합성체며 총계다. 진아는 순수한 하나다. 인성은 물질적이나 진아는 영적인 에너지다. 인성은 끊임없이 변하지만 진아는 변치 않는다. 진아는 결점 없고 흔들림 없으며, 언제나 순수하고 지혜로우며 항상 자유롭다. 진아는 어느 것에도 미혹되거나 어느 것도 싫어하지 않으며, 진아의 본성이 의식이므로 결코 무지하지 않다. 인성은 가장 큰 단계부터 최소단계까지 많은 수준과 단계로 나뉘지만 진아는 나눌 수가 없다. 바가바드기타에 이르기를, 무기는 무기를 부술 수 없고, 불은 불을 태울 수 없으며, 물은 물을 적실 수 없고, 바람은 바람을 말릴 수 없다고 한다. 인성이 옷이라면 진아는 옷을 입은 사람이다. 진아를 인성과 동일시하는 것은 무지며 속박이다.

다음 그림을 보며 잘못된 동일시를 살펴보자.

왜 이들 중 어떤 범주에서는 자신과 그 범주에 속한 것을 더 동일시하거나 덜 동일시하는가? 이 우주 어디에서 당신은 시작되고 끝나는가? 당신은 어디에서 끝나고 나머지 세계는 어디에서 시작되는가? 가장 바깥 범주의 우주부터 마음까지가 전부 물질에너지며, 당신과 우주와의 관계는 마음에서 시작하여 다른 범주들을 거쳐 점차 밖으로 확장된다는 사실을 인식해야 한다. 이렇게 확장하는 것이 행동이며, 이

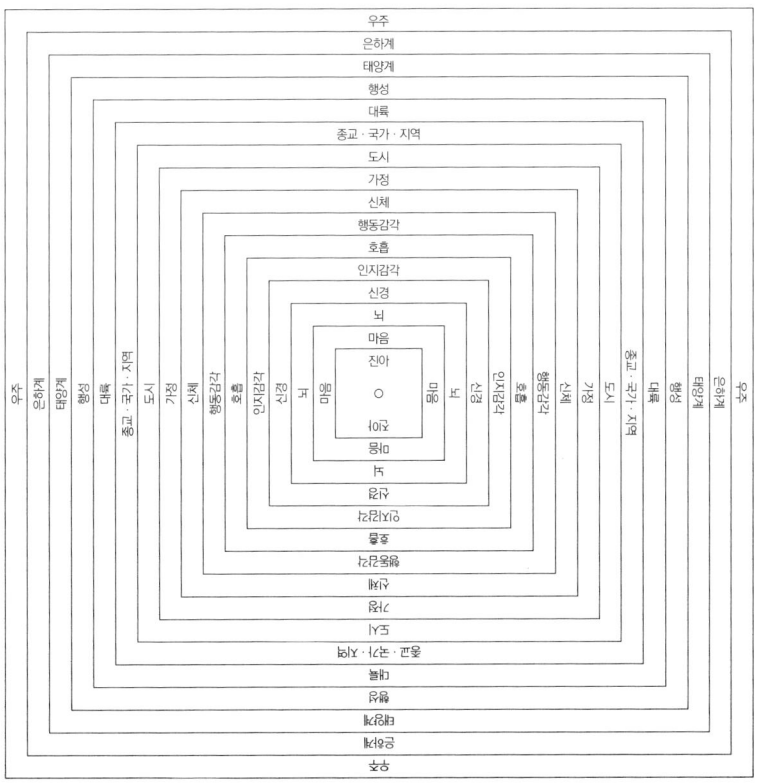

때 마음에 담기는 것이 경험이다. 그림에서 보듯이 인성은 안쪽의 일곱 개 범주로 이루어져 있으며 나머지 범주들과 연관되어 있다. 그러나 이것은 정확한 구분이 아니다. 우리는 자신을 바깥 범주에 속한 많은 것들과도 동일시하기 때문이다. 아픈 상태를 예로 들어 보자. 사람은 마음이 아프기도 하고, 느낌이 아프기도 하고, 몸이 아프기도 하다. 머리에 돌을 맞거나 발끝이 가시에 찔려도 아프다고 한다. 누군가 당신의 사랑하는 아들을 욕해도 아프다고 한다. 누군가 조국을 침략해도 아프다 말한다. 누군가 당신의 신앙에 이의를 제기해도 아프다 말한다. 이것은 당신이 자신을 안쪽 일곱 개의 범주에서만 동일시하는 게 아니라 여건에 따라 다른 범주에서도 동일시한다는 것을 보여 준다. 그러면 왜 당신은 어떤 범주는 당신의 인성에 포함시키고 어떤 범주는 제외하는가? 이렇게 생각하면 '나'라는 정의가 매우 유동적이고 항상 변하는 것이겠지만, 명상철학에서는 이 범주들 중 어떤 것도 진짜 '나'가 아니다. 은행계좌 수지 보고서를 받은 사람은 자신이 부자라 말하거나 가난하다 말한다. 부와 가난이 정확히 어디 있는가? '나'가 안쪽 일곱 범주에만 해당된다면, 분명 자신의 눈이나 귀에 돈을 담아 두지는 않으므로, 동일시하는 범주를 은행금고나 개인금고에 둔 무언가에까지 확장해야만 부자라거나 가난하다고 생각할 수 있다. 그러니까 부유함과 가난함은 특정장소에 둔, 특정한 방법으로 인쇄된 종이 몇 장에 달려 있는 것이다. 한 소녀가 아름다운 새 옷을 사서 입고 "예뻐 보인다."고 말한다. 그녀는 내면의 아름다움과 생명과 빛을 예뻐 보이는 옷에까지 확장하는데, 이것이 곧 우리의 아름다움이라는 개념을 유지하는 데 사용되는 모든 보석과 화장품에 대한 설명이 될 수 있다.

이런 방법으로 우리는 외부의 많은 것과 자신을 동일시하면서 이 과정을 통해 그것을 내면화한다. 물론 돈이나 옷을 물리적으로 내면화할 수는 없다. 그것을 몸 속이나 두개골 속에 쌓아둘 수는 없으니 마음 속에 내면화한다. 그렇다면 우리 인성의 불변하는 부분이라 여겨지는 것도 집안의 가구나 몸에 걸치는 옷 또는 은행금고의 돈처럼 비품에 불과한 것인가 하는 의문이 일어난다. 우리의 피부, 혈액, 뼈, 눈, 귀 그리고 회백질(뇌)과 우리의 관계가 가구, 옷, 돈과의 관계와 같다는 게 가능한가? 그래서 이것들도 관계가 변할 수 있는 상태고 어떤 정체성도 불변일 수 없고 영원한 진실은 아니라는 가정이 가능한가? 명상철학에 의하면 사실 그렇다. 인성의 이런 정체성(대상과의 동일시)은 부유함과 가난함 또는 옷 색깔에 따른 아름다움이나 추함과 마찬가지로 유동적이고 변화한다. 어떤 것은 내 몸이고 어떤 것은 내 몸이 아니라고 하는, 몸과 몸 아닌 것의 차이가 무엇인가? 옷을 차려입어서, 화장을 해서 아니면 헤어스타일을 바꿔서 예뻐지는 것과 그 전과는 무슨 차이가 있는가? 이런 생각을 서서히 점차 우리의 신체적 인성까지 가까이 가져가 보자.

옷과 화장품은 분명 인성의 외적인 것이지만 어쨌든 우리는 그것을 입고 바르면서 우리의 외모와 그것들을 동일시한다. 이제 (동일시의 범주가) 몸에 더 가까워졌다. 한 여성이 새로운 헤어스타일을 했지만 연인이 그것을 알아보지 못하자 그녀는 상처를 받는다. 그녀는 자기 자신과 머리를 동일시하여 미용사의 손을 빌려 어떻게든 아름답게 만든다. 어디에 웨이브를 넣고 어떻게 흘러내리게 하며, 어깨나 등 어디쯤 내려오게 하는지 매우 세심하게 신경을 써서 헤어스타일을 바꾸어 자신을 아름답게 하는 데 많은 시간을 들인다. 그 머리가 정말 그녀 인성의 일부일까? 그녀가 머리카락 일부를 자르면 어떻게 되는가? 그녀는 여전히 잘린 머리카락과 자신을 동일시할까? 잘린 머리카락을 자기 아름다움의 일부로 여기고 매일 빗질을 할까? 여기서 우리는 잘못된 동일시의 분명한 예를 본다. 머리카락은 어깨에서 찰랑거리든 잘려나가든 감각도 느낌도 없다. 어떤 것이든 몸에 붙어 있는 동안은 인성의 일부지만, 떨어지고 잘려나가고 제거되는 순간 그것은 인성의 일부가 아닌 것이다.

우리의 사지는 절단할 수밖에 없는 경우를 제외하고는 그렇게 잘려나갈 수 없다. 그렇다면 다리가 절단된 사람의 인성은 변하는가? 그는 다른 사람이 되는가? 자신의 인성에 대한 그의 개념이 무엇이든 그것을 자신과 동일시하는 한 그는 이전과 같은 사람이다.

머리카락처럼 우리 몸의 세포도 끊임없는 변화를 겪는다. 헤아릴 수 없이 많은 세포가 매일 죽고 새로운 세포가 매일 생성된다. 두 살 때의 세포를 그대로 갖고 있는 20세의 청년은 없다. 스무 살 때의 세포를 그대로 간직한 60대는 없다. 은행통장, 옷, 잘린 머리카락 또는 절단된 다리처럼 우리 몸의 세포도 변하기 때문에 20년 전과 같은 다리나 척추를 갖고 있다고 말할 수 없다. 그러면 과거에도 현재에도 '나'라고 말하는 사람은 누군가? 어린 시절 형제자매와 놀던 사람과, 젊은 날 젊은 배우자와 결혼했던 사람과, 이제 침대에 누워 죽어가는 사람이 같은 '나'라는 것을, 우리 몸의 세포들이 완전한 탈바꿈을 겪을 때마다 우리가 죽지 않았다는 것을 무엇이 증명하는가? 가장 깊은 내면의 '나'와 하나가 되기 위해, 명상철학에서는 이런 질문들을 대단히 진지하게 받아들인다.

분명 인성의 이 다양한 요소들 중 어떤 것도 명상철학에서 말하는 진아의 정의와 일치하지 않는다. 인성의 어떤 면도 영원히 순수하지도, 영원히 지혜롭지도, 영원히 자유롭지도 않다. 그것들은 집착하거나, 외면하거나, 영향을 받는 변화의 대상이다. 그것들 중 어느 것에서도 절대적이고 완전한 의식을 찾아볼 수 없다. 그것들은 상대적으로 변하는 대상이다. 그것들이 왜 생겨나야 하고 왜 소멸되어야 하는지 그에 대한 이상적인 이유는 전혀 없다. 비록 과학자가 그것들이 어떻게 존재하게 되었는지 그 의문에 답할 수 있더라도, 왜 그런지도 그 끝이 무엇인지도 모른다. 인성의 궁극의 끝인 '푸루샤(purusha)'는 가장 깊은 내면의 영적 존재인 진아다.

명상 과정은 인성을 부인하는 것이 아니라 인성을 가능한 한 최대한으로 발전시키고 전개하는 과정, 즉 인성에 잠재된 모든 힘을 완전히 밝히는 과정이다. 여기서 촛불 하나가 여러 겹의 장막에 둘러싸여 있다고 생각해 보자. 촛불은 방 전체를 비출 만큼 밝지만 장막이 가려서 벽을 비추지 못한다. 그러나 장막이 하나하나 걷힐 때 빛은 점점 더 넓은 영역까지 비추고, 마지막 장막이 걷혔을 때는 빛이 벽을 비추게 된다. 33쪽의 그림에서 각각의 범주를 한 겹 한 겹의 장막이라 여긴다면, 명상은 진아의 빛이 널리 퍼지도록 이 장막들을 걷어내는 과정이다. 다시 말해서 인성의 발전은 환경과 주변 여건에 의해서나, 이런 외부 여건에서 마음에 들어온 것들에 의해 이루어지지 않는다. 그보다는 자아 외부의 인성이 중심에 있는 자아의 촛불로부터 빛을 얼마나 잘 받아들이느냐에 달려 있다. 그러나 만일 빛이 스스로 빛나는 힘을 잊고 장막과 동일시한다면, 장막 밖에서 보이는 빛은 장막의 색깔일 것이다. 장막을 걷지 않으면 빛의 진짜 색깔은 지성적으로 확인되거나 영적으로 경험될 수 없다. 이 가장 순수한 빛의 본성을 경험하는 것을 식별, 깨달음, 해방이라 부른다.

  이런 식별은 하룻밤 사이에 할 수 있는 것이 아니며, 이에 다다르기 위해서는 인성을 꾸준히 정화해야 한다. 이는 자신을 둘러싼 물질세계와, 개별 존재로서 갖는 무의식 부분과의 잘못된 동일시에서 의식을 자유롭게 함을 의미한다. 개별 존재의 무의식 부분은 무엇을 의미하는 것일까? 자아가 없는 인성 그 자체는 전부 무의식적이다. 마음조차도 의식의 힘이 아닌 물질의 가장 섬세한 변형으로 여긴다. 그러므로 요기는 물질에 우선하는 마음에 대해 말하지 않고, 마음도 포함하는 물질에 우선하는 영혼에 대해 말한다. 우주 또한 외적 물질이며 경험적 실체이기 때문에 요기는 우주적 의식에 대해서도 말하지 않는다. 요기는 우주적 발현(물질세계에 나타나는 것)을 초월하는 단계를 깨닫는 것에 대해 이야기한다. 명상은, 마음 안에서 일어나는 의식의 발현은 전부 진아로부터 빌린 것이란 사실을 마음도 깨닫게 하는 과정이다. 진아가 마음을 활성화하고, 마음이 뇌세포와 신경계를 차례로 활성화하며 몸의 나머지 부분에 생명과 의식을 빌려 준다. 거북이가 사지를 움츠리듯 진아가 빛을 거두어들이면, 몸은 무의식상태가 된다. 명상의 최상상태에서 많은 물리적(신체적) 과정이 정지하는 것은, 진아가 더 깊은 자각상태에 있는 동안 생존에 필요한 만큼의 에너지만 인성에 남겨 두고 자신의 힘을 거두어들이기 때문이다.

신체적 인성은 자아에서 극히 제한적이다. 자아가 스스로 빛난다는 인식으로 물러날 때 자아 의식은 "확장"되지 않는다. 그로써 자아는 자신의 최대 범위를 알게 되며, 이전에 인성에 속한 것처럼 보였던 모든 생명과 의식의 근원이 자신임을 깨닫게 된다.

3
인성의 정화

우리는 앞에서 명상이란 인성을 정화하는 과정이라고 했다. 그러면 무엇으로 인성을 정화하는가? 요가철학에 '클레샤(klesha)'라는 말이 있다. 클레샤는 오점과 고통을 의미한다. 우리는 모두 개인이 겪는 고통을 알고 있다. 이런 점에서 상키야와 베단타 철학을 따르는 사람들과 불자들은 모두, 명상의 대가라면 깊은 연민으로 남을 돕는 데에 마음이 움직인다는 것에 동의한다. 명상에 숙달한 사람은 슬픔과 고통의 모든 과정에서 자유로워졌기에 타인의 고통을 없애주는 일을 끊임없이 하지 않을 수 없다. 그는 모든 고통의 진짜 원인을 무지(無知)로 본다. 고통을 겪는 즉 '클리스타(klishta)' 인성은 가장 내면의 자아가 지닌 순수한 본성을 완전히 깨닫지 못한, 오점을 가진 인성이다.

우리는 마음의 본성을 이해하지 않고 인성을 논할 수 없다. 흔히 물질을 넘어선 마음에 대해 이야기하지만, 앞에서 언급했듯이 요기들은 마음을 포함한 물질을 넘어선 영혼 또는 의식에 대해 말한다. 마음은 물질에너지의 가장 미세한 진동이다. 그것(마음)은 하늘에서 땅으로 또 땅에서 하늘로 전달되는 메시지다. 그것은 몸의 둔함에 영혼의 섬세함을 가져다주고, 몸의 둔함을 영혼에 가깝게 이끈다. 마음은 두 나라(영혼과 육신)의 언어를 말하면서 내면과 외면의 가교가 된다. 마음은 영혼이 자기 얼굴을 보는 거울이다. 마음이 푸른색의 인상을 모으면 마음은 푸른색이 된다. 그러면 영혼은 거울에 비친 자신을 보고 자기가 푸른색이라고 착각한다. 마음이 붉은 인상을 모으면 영혼은 붉은 자신을 본다. 마음과 그 기능을 이해하면 자신의 모든 문제, 열망, 지향점을 이해할 것이다. 마음이 인상들을 모으길 멈추면 세상으로부터 멀어져 내면의 영혼을 만난다. 그러면 더 이상 바라는 것이 없는 자유의지만이 존재한다.

요가의 목적은 자유와 해방과 구원인데, 우리는 여기서 다시 의미론적 문제에 봉착한다. 요기가 완전한 자유를 이야기하면 사람들은 이것을 "하고 싶은 대로 하라."는 의미로 받아들인다. 사실 의지의 자유란 당신이 원하는 것과 변덕스러운 희망의 지배를 받지 '않는' 것을 의미한다. "이건 내 선택이야. 내 자유로운 선택이야." 종종 이렇게 말하지만, 자신의 의지가 사실은 잘못된 동일시와 그릇된 인성의 층에 묶여 있다는 것을 알지 못한다. "파랗게 보이는 것은 내 선택이야."라고 파란 병에 든 물이 말하는 것과 같다. 마찬가지로 당신이 무언가를 '자유롭게' 믿는 이유는, 이렇게 믿기 위해 당신의 인성에 재료를 모았기 때문이라서 다른 결정을 내리지 않는다. 어떤 사람은 하나의 경험을 통해 어떤 결론을 내리는데, 다른 사람은 같은 경험에서 다른 결론을 내린다. 경험은 자유선택에 의해서가 아니라 표면에 흡착된 촉매 때문에 알칼리 용액에서 푸른색, 산성 용액에서 분홍색으로 변하는 리트머스 시험지와 같다. 좋아하거나 싫어하는 어떤 편견, 결론은 인성 전체 안에 이미 정해져 있다. 우리는 그리고 우리 의지는, 우리 내면에 행위와 경험의 잔여물로 쌓여 있는 것들에 매여 있다. 우리 인성에 받아들인 것만을 우리는 밖으로 투사하는 것이다. 어떤 인성을 가지고 있더라도, 그 사람이 움직이고 앉고 말하는 방법(습관)은 일생 동안의 행위와 경험의 잔여물의 총합이 표현되는 것이다. 혹시 윤회를 믿는다면 수많은 전생의 모든 행위와 경험의 잔여물의 총합이 표현된 것이라고 할 수 있다.

해탈한 스승에겐 인성이 없다. (인성이 없는) 그의 힘은 너무나 압도적이어서 모든 인성(인성을 가진 존재들)이 겸손하게 그 앞에 절하며 환심을 사려 한다. 그런 힘은 해탈하지 못한 사람들에겐 위험할 것이다. 스승이 그들을 흥분시키고자 하면 그들은 흥분할 것이요, 진정시키고자 하면 진정될 것이기 때문이다. 당신은 "아, 정말 매력적인 사람이다."라고 말하지만, 그 사람의 인성의 껍질은 지속되는 것이 아니다. 그는 잠재의식으로 행동하지 않으며, 그의 초의식은 어두운 잠재의식의 간섭 없이 의식으로 직접 흐르기 때문이다. 그리스도에게는 잠재의식이 없으므로 거미줄과 먼지로 가득한 구석과 틈새가 없다. 그는 투명하여 초의식이 그의 의식을 통해 자유롭게 흐르며, 그 빛은 선명하고 그 기쁨은 매혹적이며 전염성이 있다. 그것이 스승이요 속박이 없는 자유인, '묵타(mukta)'다. 그는 자신의 마음을 포함한 모든 것을 통제한다.

    생각의 재료는 반영(reflection)과 반응(reaction)이다. 모든 경험은 반영이다. 산스크리트에서는 이것을 '라가(raga)'라 부르는데, 이끌림, 집착, 물드는 과정을 의미한다. '라가'라는 단어는 산스크리트 동사 어근 '란즈(ranj)'에서 왔으며, 영어의 동사 to long(열망하다, 동경하다)과 어원이 같다. '라가'는 또한 색(colour)을 의미하고 물듦, 열망, 반영, 매혹, 집착 등의 의미로 사용한다. 당신이 누군가를 사랑하면 어떤 일이 생기는가? 그 또는 그녀의 색이 당신 마음의 거울에 반영되고 영혼은 그 마음의 색을 보고 "나는 사랑에 빠졌다."고 말(인식)한다. 물이 반사하는 빛의 색에 따라 호수가 파란색 또는 분홍색으로 보이는 것과 아주 비슷하다. 사실 호수 자체는 색이 없지만, 호수를 보는 순간에 당신은 물이 투명하고 색이 없다는 사실을 잊는다. 인성이란 채색된 마음이다. 순수한 마음은 깨끗한 마음이므로 모든 직관과 신성한 지식이 그것을 통해 흐를 수 있다. 채색된 마음은 안개 낀 마음이다. 그것은 당신이 보고, 듣고, 만지고, 맛보고, 냄새 맡은 모든 것, 그 밖의 모든 경험으로 채색된다. 이 모든 색의 잔여물이 마음의 표면에 칠해지는데, 이것은 무슨 그림일까? 깨끗하고 투명한 유리를 골라 노란색, 빨간색, 파란색을 그 위에 뿌리고 다시 노란색, 분홍색, 보라색, 녹색을 뿌려 보라. 이처럼 어린 시절부터 황혼까지 전 생애에 걸쳐 가리지 않고 축적한 경험이 당신의 인성이 된다. 일생 동안 우리는 가리지 않은 색들을 우리 마음에 칠하는 것이다. 이 책을 읽는 동안 무슨 일이 일어나는가? 마음에 뿌려진 색들은 인성을 만들고 인성의 일부가 된다. 이것이 마음에 칠해진 색들을 반영하는 라가, 집착, 끌림인 반영이다.

요가철학에서는 만물이 외적, 인격적, 정신적인 세 가지 기본 속성을 갖는다고 본다. 이것들을 다양한 비율로 섞어 다른 사물과 정신적 인성을 만들어 내는 것이다. 자세한 것은 바가바드기타 14, 17, 18장을 보라. 그러나 여기서 간단히 말하면 세 가지 속성, '구나(guna)'는 다음과 같다.

사트와(sattva) : 조화, 순결, 빛. 흰색이나 투명함으로 상징됨.
라자스(rajas) : 역동, 활동에너지, 움직임, 동요. 붉은색으로 상징됨.
타마스(tamas) : 어둠, 둔함, 침체, 무력, 부동. 군청색 또는 검은색으로 상징됨.

정신적 인성은 각자 받아들인 인상의 색에 따라 '사트빅'할 수도, '라자식'할 수도, '타마식'할 수도 있다.

여기서 독자들에게 한 가지 짧은 실험을 해 보기를 권한다.

아주 즐겁고 차분하며, 평화롭고 조화로운 어떤 일을 마음속에 떠올려 보라. 이 생각을 30초 정도 지속하면 건전하고 자연스러우며 안정된 마음이 생기고, 당신 입술은 미소를 띠게 될 것이다. 이런 '사트빅'한 생각은 '사트빅'한 심리상태를 만들 것이다.

이제 생각을 바꿔 당신이 펄쩍펄쩍 뛰며 "만세!"를 외치던 흥분된 일로 대단히 신이 났던 기억을 30초간 생각해 보라. 이런 '라자식'한 생각은 '라자식'한 심리상태를 만들 것이다.

다시 30초간 어둡고 가라앉고 나른했던 순간을 기억해 보라. 이런 '타마식'한 생각은 '타마식'한 심리상태를 만들 것이다.

이제 당신은 30초간의 '사트빅' 흰색, '라자식' 빨강, '타마식' 파랑을 당신의 인성에 더한 것이다.

생각의 둘째 재료는 반응이다. 공통점이 많은 다수의 사람이 함께 방에 앉아 있더라도 같은 경험에 대한 그들의 반응은 다르다. 두 사람이 같은 문장을 읽어도 서로 다른 의미로 받아들인다.

노란 거울에 비친 파란 사물의 색은 파랑도 아니고 노랑도 아니어서, 거울의 색도 물체의 색도 나타내지 않는다. 친구들과 함께 있을 때 누군가 "하느님"이라고 말하면, 어떤 이는 '우리가 아직 중세에 사는 거야?'라고 생각한다. 그러나 다른 이는 마음속 감정선이 울려 경건하게 "하느님" 하고 따라 하게 된다. 이것은 같은 리트머스 시험지가 담그는 용액이 알칼리성인지 산성인지에 따라 색이 변하는 것과 같다.

20명의 사람이 같은 방에 있다. 누군가 문을 열고 들어오지만 19명은 아무 반응이 없다. 나머지 한 사람이 반응한 것은 들어온 사람이 그녀의 남편이거나 친한 친구 또는 적이기 때문이다. 이렇게 반응은 완전히 다르다. 당신의 반응을 관찰하고 감정적 생각들의 길잡이가 되는 법을 배우라. 당신이 반응하게 되는 것은 상대방의 정신적 인성의 어떤 부분이 아니라 당신 마음의 색이다. 이 색은 당신의 색이나 접촉하는 사람 또는 사물의 색이 아니라 당신 마음이 만들어 낸 색이다. 일반인들에게 경험이나 반영이 어디까지고 그로 인한 반응은 어디부터인지 정의하기는 매우 어렵다. 둘은 서로 얽혀 있다. 둘 사이의 경계선은 매우 가늘다. 눈앞에 장미 한 송이를 보았을 때, 어느 시점에 장미의 모습을 완전히 인지하고 그 색에 반응을 시작하는가?

당신의 반응은 또한 당신이 다시 반응하게 되는 특정 경험들을 불러온다. 반영과 반응 사이의 이 악순환은 좀체 끊어지지 않는다. 당신의 인성은 생의 매순간 이런 방법으로 만들어지고 있다. 매일의 작은 증감은 미미하지만, 인성과 생각의 재료들이 수년 간 쌓여 일정한 기간의 끝에 그 총합을 볼 수 있다. 이 악순환을 어떻게 끊을 수 있을까? 그것은 경험을 조심스레 선택함으로써 가능하다. 당신 마음에 반영하고 싶은 세상의 사물과 사람으로부터 어떤 색을 취할지 선별하고, 당신의 반응을 관찰하면서 서서히 바르게 인도함으로써 가능한 것이다. 자신이 개발하기를 원하는 인성이 어떤 것인지 선택해야 한다. 당신이 호감이 가는 성격을 원한다면, 그에 어울리는 반영과 반응을 선택하라. 이 책을 읽으면서도 당신은 선택할 수 있다. 말하자면 이제부터 이러저러한 화합물(좋은 요소들)을 내 인성에 추가하고 싶다, 이런 종류의 책을 읽어야겠다, 어떤 관계는 계속 유지할 것이다, 반드시 이 향수를 사용하겠다, 또는 그 향을 피우겠다, 이러저러한 억양과 어조로 어떤 말만 할 것이다, 어떤 음악만 들을 것이다, 여타 흥분하는 태도나 파괴적인 단어나 말, 생각 이 모든 것을 하지 않을 것이다, 어떤 유형의 대상은 많은 주의와 집중을 가지고 대할 것이며, 다른 어떤 대상은 쳐다보지도 않을 것이다. 이런 경험들이 서서히 인성의 총합에 더해질 것이며, 마음에서 일어나는 생각들이 아주 다른 내용을 담게 될 것이다.

위에서 설명한 것은 물론 수행법이다. 이는 수도원의 수녀나 아쉬람의 금욕주의자, 은둔한 성자들만이 수련하는 것이 아니다. 당신은 언제 어디서든 선택할 수 있다. 이것을 강요된 수행이 아니라, 당신이 가장 원하는 인성의 개발에 도움이 되는 경험과 반응의 선택으로 행하라. 당신 인성에 이런 변화가 일어나면 그것은 당신 얼굴에, 넥타이나 커튼의 색을 고르는 안목에, 당신의 움직임에, 걸음걸이에, 차분한 목소리에 나타난다. 이런 것들은 다시 보완하는 요소를 당신에게 자석처럼 끌어들이고, 당신 인성에 더하고자 하는 것들을 당신에게로 모은다. 이렇게 모아진 것들은 당신 인성의 총합에 더해진다. 이런 식으로 당신의 모든 행위와 경험, 반영과 반응의 잔여물로 이루어진 당신 인성의 전체 혼합물은 그 구성요소가 변하고, 서서히 평온하고 경건한 인성이 형성된다. 살면서 매일 만나는 슬픔의 백 가지 원인과 기쁨의 천 가지 원인도 더 이상 감정의 흔들림을 불러일으키지 않는다. 이제 반응의 전 과정이 달라진다. 예를 들어 보통 늑대를 보면 달아나는데, 이것은 수련되지 않은 마음의 반응이다. 그러나 프란치스코 성인은 달아나려고 '애쓰지 않고' 오히려 늑대의 머리를 쓰다듬으며 형제 늑대라고 불렀다. 그것은 그에게는 수행이 아니었다. 그의 마음의 모든 요소가 그러했기 때문에, 일반적으로는 사나운 짐승에 대해서도 그의 자연스런 반응은 사랑의 반응이었다. 그는 사실 반응한 것이 아니다. 그는 선입견에서 유발된 행동을 한 것이 아니다. 그리고 자아의 중심에서 일어난 자주적 행위에 늑대는 자연히 유순한 반응을 보인 것이다. 사람은 보통 전갈을 손으로 집어 올리려 하지 않는다. 그러나 강에서 목욕하는 중에 물 밖으로 나가려고 발버둥치는 전갈을 본 성자에 대한 인도의 우화가 있다. 천성적인 측은지심 때문에 성자는 전갈에게 다가가 손으로 전갈을 집어 들었다. 그러나 전갈은 그를 쏘았고 그 바람에 손을 털자 전갈은 물속으로 다시 떨어져 버둥댔다. 성자는 측은지심 때문에 또다시 전갈을 집어 들었고 또 쏘였다. 물가에 있던 어떤 이가 성자더러 왜 자신을 계속 괴롭히는지 묻자 이런 답이 돌아왔다. "전갈이 자기 천성을 바꿀 수 없는데 왜 내가 바꿔야 하는가?" 이런 유형의 변화된 반응은 사실 반응이라고 할 수 없으며, 깊은 내면의 자아에서 나온 행동이다. 수도자에게 부과되는 도덕적 규율의 훈련은 전부 이 같은 마음을 함양하는 훈련의 일부다.

불순한 상황에 대처하는 순수한 반응의 또 다른 예가 있다. 부처는 제자들이 세상에 나가 가르침을 펼치도록 훈련시키면서 다음과 같은 질문을 하였다. "사람들이 너희의 설법에 귀 기울이지 않고 완전히 무시한다면 어찌하겠느냐?" 제자들이 답했다. "그들이 저희에게 혼자가 되는 기쁨을 누리게 해 주니 그들을 매우 인정이 많은 사람들로 여길 것입니다." 부처가 물었다. "그들이 자선을 베풀지 않아 탁발 그릇이 텅 비면 어찌하겠느냐?" 제자들이 답했다. "저희가 단식을 행하도록 해 주니 그들에게 감사할 것입니다." 부처가 다시 물었다. "그들이 너희에게 돌을 던진다면?" 그들이 답했다. "저희를 단숨에 죽이지는 않은 친절함에 그들에게 복을 빌어줄 것입니다." 부처가 물었다. "그들이 너희를 죽이려고 정말로 달려들면?" 제자들의 마지막 대답은 이러했다. "어쨌든 영원하지도 않고, 지혜의 원천도 못 되는 쓸모 없는 육신에서 저희를 벗어나게 해 주니 그것을 친절한 행위로 여길 것입니다." 이런 유형의 비폭력적인 반응이 자연스러운 반응이 아니라 강제된 것이라면 훨씬 더 큰 용기를 필요로 할 것이다. 그러나 세심하게 개발된 경건한 인성에게 이런 것은 법적 명령을 따르는 것이 아니라 행동양식일 뿐이다.

수행은 정화를 진행하는 당신의 인성에 어떤 화합물은 차단하고 또 다른 어떤 화합물은 더한다.

이것은 색을 지우는 것일까 색을 더하는 것일까? 답은 라가, 색(色)의 반의어인 '바이라갸(vairagya)', 이욕(무집착)에 있다. 파탄잘리의 요가 수트라에서 '바이라갸'는 반영과 반응에 대한 통제로 정의되어 있다. 이 통제는 듣거나 경험한 대상을 더 이상 열망하지 않는 마음을 지닌 대가의 영혼에서 정립된다.

경험하는 대상은 형상, 맛, 냄새, 소리, 촉감(재산, 권력, 성 등등)이다. 우리가 들어본 대상은 아마 두 종류일 것이다.

1. 현재의 육체로 경험되지 않는 것, 즉 천국 또는 식별할 수 없고 분명히 드러나지 않는 물질에너지장의 영적 기쁨 같은 것.
2. 현재의 육체로 경험되지만 다른 자각상태에서 이루어지는 것, 즉 천상의 소리, 천상의 향기 등.

이욕 즉 '바이라갸'에는 네 단계가 있다.
1) 노력(yatamana) : 마음의 밑바닥, 즉 칫타에 담겨 있는 끌림이나 반감 같은 정신적 기질은 그 대상이 눈앞에 없을 때조차 외부대상으로 감각을 이끈다. 이욕의 첫 단계에서 우리는 불쾌함, 고통과 번뇌를 일으키는 것들에 대한 생각을 강화하는 정신적 기질에 대응하면서, 그것들과 상반되는 긍정적인 생각을 계속 떠올려 마음이 감각을 외부대상으로 향하지 못하게 서서히 차단한다.
2) 자기분석(vyatireka) : 구도자는 인식하기 위해 분석하고 깨닫는다.
   a) 수많은 번뇌와 고통이 이제 말끔히 씻겼다.
   b) 이러저러한 것들이 이제 씻겨 나가고 있다.
   c) 그러나 일부는 계속 씻어 내야 한다.
3) 휴면기(ekendriya) : 고통스런 번뇌와 기질은 이제 감각을 대상으로 향하게 할 만큼 강하지 않으나, 감각은 대상에 근접하여 그것으로 향할 때를 기다리며, 잠재적으로 강렬한 힘을 가진 채 움직이지 않고 있다. 이때 감각은 대상이 눈앞에 있을 때만 대상으로 향한다.
4) 통달(vashikara) : 외부를 향한 끌림과 반감이 완전히 꺼져 버린다. 그리하여 물질뿐 아니라 천상의 대상에도 더 이상 끌리지 않는

다. 요기는 그 대상이 눈앞에 있어도 그것에 완전히 무관심하다. 이 단계가 대가의 경지다. 그러면 자아는 말한다. "그것들은 내가 통제하는 대상이다. 나는 결코 그것들에 지배되지 않는다."

'바이라갸'는 명상과 영적 개발의 길에서 위대한 진보를 위해 필수적인 것이다. 그러나 훈련의 초기단계에서 마음이 모든 색을 지우는 것은 불가능하다. 그러므로 처음부터 그것들을 완전히 지우려 하기보다는, 어떤 색을 덧칠할 것인지를 선택하는 것을 배운다. '라자스'가 '타마스'를, '사트와'가 '라자스'를 넘어서면 인성은 점점 '사트빅'해진다. 인성은 점차 정제되고 순수해져 명상이 쉬워진다. 처음에 정체와 둔함의 원인이었던 '타마스'가 이제 '사트와'를 안정되게 한다. 처음에 동요하던 '라자스'가 이제 진전을 돕고, 순수한 자아는 '사트와'의 투명함 속에서 반사하기 시작한다. 그러면 더 이상의 색은 덧칠해지지 않는다. 최상의 이욕, '파라(para) 바이라갸' 상태에 이른 것이다. 최고의 '사마디'에 이르렀을 때 최상의 이욕은 다음과 같은 식으로 경험된다. 찾아야 할 것은 모두 찾았다. 모든 고통과 번뇌는 사라졌다. 하나하나, 속세의 끝없는 윤회 속에 계속되는 변화의 가능성을 완전히 끊어버렸다. 더 이상의 수련이 필요 없다. 그러면 버림도 버려진다. 페르시아의 한 시인이 이렇게 읊었다. "욕망을 끊고, 경험을 끊고, 모든 논리를 끊고, 모든 가르침을 끊고, 수행을 끊고, 그리고 끊는 것도 끊어라." 이것은 궁극의 해탈이다. 그러나 거기에 이를 때까지는, 자아 실현으로 이끄는 의식의 변화된 상태를 수용할 수 있도록 인성을 계속 정제하고 정화해야 한다.

부처의 고귀한 네 가지 진리는 요가수트라 철학에서도 똑같이 인식되고 있다. 요기는 모든 존재의 고통을 없애려는 필요를 느끼며 고통, 고통의 원인, 고통 제거, 고통을 제거하는 방법 이 네 가지 진리를 깨닫는다. 요가수트라의 고대 주석자 브야사는 의학의 네 가지 측면, 즉 질병, 질병의 원인, 질병 제거, 질병을 제거하는 방법처럼, 해탈 문헌(목샤-샤스트라Moksha-shastra)에서도 고통을 이들 네 가지 측면에서 다루고 있다고 말한다. 명상철학의 심리학적 체계는 이것에서 시작하고 이것으로 끝난다. 모든 고통스러운 생각은 인성에 무지라는 얼룩이 있어서 생기는 증상이다. 명상의 길에 든 사람이 자신의 인성이 어느 정도 순수한지 알고 싶다면, 얼마나 많은 고통스러운 생각들이 자기 마음에 떠오르는지 주의 깊게 살펴야 한다. 요기가 먼저 집중하는 것은 물질적인 또는 신체적인 고통이 아니다. 물질적이고 신체적인 고통은 개별적이든 총체적이든 생각의 연장에 불과하다고 믿기 때문이다. 고통이 우선 제거되어야 하지만 인성 내부의, 경험하고 생각하는 과정의 도구(마음)의 얼룩을 닦아 내지 않으면 고통을 없앨 수 없다는 생각이다. 외부환경에서 만들어져 인성에 들어온 것이든, 인성에서 환경에 투사된 것이든, 모든 고통은 얼룩이 있는 인성에서 비롯된 결과일 뿐이다. 고통이 있는 곳에 얼룩이 있다. 얼룩을 씻어 내면 더 이상 고통은 없다. 이 고통의 원인이 되는 얼룩, '클레샤(klesha)'는 다음과 같은 다섯 가지다.

1) 아비드야(avidya) : 무지

 영원한 것을 영원하지 않은 것으로, 영원하지 않은 것을 영원한

것으로 착각하는 무지

순수한 것을 불순한 것으로, 불순한 것을 순수한 것으로 착각하는 무지

기쁨을 고통으로, 고통을 기쁨으로 착각하는 무지

자아를 자아가 아닌 것으로, 자아가 아닌 것을 자아로 착각하는 무지

2) 아스미타(asmita) : 그릇된 자기 인식

의식력, 자아 그리고 의식의 대상인 인성과 세상을 하나인 것으로 생각하는 것

3) 라가(raga) : 집착

잘못 알고 있는 즐거움에 들뜨는 것(아비드야 참조)

4) 드웨샤(dvesha) : 혐오

무지로 인해 잘못 알고 있는 고통에 빠지는 것

5) 아비니웨샤(abhinivesha) : 죽음에 대한 두려움

내 존재가 끝나지 않기를. 이 두려움은 마지막 전생에 경험한 죽음에 대한 기억 때문이다.

다른 모두 두려움, 불안정, 감정 동요, 불안, 강박 등은 위의 다섯 가지에서 나온다. 감각이라는 문을 통해 환경과 주변에서 비롯되는 신체 감각에 대한 모든 집착과, 비슷한 과정으로 비롯되는 느낌과 감각에 대한 반감은 많은 심리적 문제를 일으킨다. 정화의 과정을 거치면서 그릇된 동일시와 무지의 얼룩을 닦아 내면 이 다섯 가지 클레샤 집합의 영향을 점점 덜 받게 된다.

이 정화과정은 본래 내면에서 나오는 빛을 즐기게 될 때까지 적어도 초기에는 어느 정도 고통스러운 과정일 수 있다. 신체수련, 절제 유지, 감정적 동요 억제, 승화와 마음 집중 훈련, 도덕적 행동규범 준수, 규칙적인 명상수련 등이 이 정화과정의 일부다. 자아의 빛이 인성의 층(덮개)들을 통과하기 시작하면, 인성은 큰 노력이나 어려움 없이 아래 기술된 일정한 정화과정을 겪는다. 이 과정으로 감각의 감도가 증가하며 감도를 조절할 수 있게 된다. 더 많은 자아의 빛이 감각으로 내려가면 자아는 이제 "나는 감각이다."라고 말하지 않고 "나는 감각을 조절하고 그것에 빛과 생명을 준다."라고 말한다. 불행히도 우리는 물질세계의(오렌지의) 영적 과즙, 진정한 정수, '라사(rasa)'의 의미를 잊은 세계에 살고 있다. 오렌지 즙을 짜서 즙은 버리고 껍질을 먹으면서 껍질의 맛에 감탄하는 그런 정신 없는 나라가 있을까? 이들은 껍질에 조금 남은 즙을 맛보았기 때문에 즙을 내버린 사실을 깨닫지 못하고 있는 것이다. 모든 즐거움의 정수는 초의식의 기쁨이며, 감각을 즐기는 동안 우리는 지고한 기쁨의 즙, 즉 '라사'와 '아난다(ananda)'의 작은 조각이 남아 있는 껍질만 맛보고 있다는 사실을 또한 잊고 있다.

명상전통에서는 세상의 유일한 즐거움은 집중하는 데 있다고 믿는다. 이것을 못 믿는다면 한번 실험해 보기 바란다. 먼저 맛을 느끼는 미각돌기에 집중하지 말고 음식을 먹어 본다. 그런 다음 미각돌기에 집중하고 음식을 먹어 보면 진정한 기쁨이 어디에 있는지 알게 될 것이다. 무심하게 꽃의 냄새를 맡아 보고, 그 다음 집중해서 다시 맡아 보라. 그림 한 점을 그냥 쓱 훑어 본다. 그리고 다시 일정한 순서로 그림의 특정 부분들을 최대한 집중해서 본다. 이렇게 집중하는 것은 물론 훈련이 필요하다. 성(性)의 즐거움도 집중하는 데 있다. 최상의 즐거움인 오르가즘도 그것을 느끼는 상대방의 온전한 집중에 있다. 사랑이 없으면 집중도 없고 몸의 움직임만 있을 때 거기에는 즐거움도 없다.

많은 사람이 몸상태를 조절하기도 전에 의식상태를 조절하는 것을 꿈꾸지만, 수련되지 않은 몸으로 마음을 수련하기는 대단히 어렵다. 명상하는 사람의 신체 습관에는 명백한 변화가 일어난다. 그 중 일부는 이런 것이다. 규칙적이고 깊은 호흡, 규칙적인 장 운동(배변), 음식에서 얻는 물질에너지나 음식을 통한 감정적 만족에 덜 의존하며, 적당히 먹고 마시는 습관, 잠을 덜 자며 신체적 게으름과 굼뜸이 거의 없다. 그런 사람은 곧게 앉고 걸으며, 몸의 근육들이 완전히 이완되어 있다. 이마에 근심의 주름이 잡힌 사람, 몸짓을 많이 하는 사람, 쓸데없이 손가락을 움직이고 만지작거리는 사람은 명상하는 사람이 아니다. 명상하는 사람은 자기 몸의 움직임을 전부 자각한다. 자아가 육체와의 그릇된 동일시에서 벗어날수록 점점 더 게으름의 영향을 덜 받게 된다. 자아가 몸상태를 조절할 수 있게 되기 때문이다.

다음 단계는 의식적인 마음을 통제하는 것이다. 의식적인 마음은 무의식에 재료를 공급하여 우리의 외적 인성을 형성하고, 그러면 그 다음에는 무의식이 의식상태의 마음을 압도한다. 그러므로 명상하는 사람은 인식감각을 통해 마음에 보내는 재료를 극히 조심한다. 그는 자기 경험을 선별하는데, 이것들은 정화과정, 그릇된 동일시 제거, 자신이 인지한 환경에 대한 의존성에서 벗어나는 데 도움이 되는 것들로, 이것만을 그의 마음에 받아들인다. 그러므로 자신이 학습하고, 보고, 듣고, 만지는 것과 이렇게 인지한 것들에 자신이 어떻게 반응해야 할지를 의식한다. 이 시점에서 그는 여섯 가지 적(敵), 즉 격정, 분노, 탐욕, 망상, 집착, 자만이 위장한 모습을 알아보도록 자신을 잘 훈련시킨다. 명상철학에서 이 여섯 가지는 인간에게 고통을 주는 생각 또는 감정이다. 이것들이 어디에 존재하든 아래 언급하는 것처럼 마음의 백지 위에 있는 얼룩이다.

마음을 닦는 첫 단계는 자신에게 이런 얼룩이 있다는 것을 인식하는 것이다. 유감스럽게도 우리는 일단 이것을 부인하고 그런 다음 그 존재를 정당화하는 습관이 있다. 마음을 정화하는 과정은 다음과 같다.

1) 얼룩의 존재를 더 이상 부인하지 않기
2) 얼룩의 존재를 더 이상 정당화하지 않기
3) 얼룩이 있다는 것을 자책하지 말고 정화에 힘쓰기

자신의 불완전함을 인지하는 것은 자신이 운전하는 자동차의 결함을 인지하는 것과 같다. 사람들은 자기 차의 방향전환장치나 제동장치에 결함이 있다는 것을 알게 되면 목적지까지 안전하게 가도록 곧바로 차를 수리하게 된다. 마찬가지로 자신의 고통스런 생각을 자각하자마자 그것들이 자신이 만든 이분법과 이원성의 갈등에서 비롯된 것임을 인식한다. 명상을 통해 외부환경에 더욱 적게 의존하는 것을 배운다.

'마누 법전(The Lawbook of Manu)'은 고통과 즐거움을 정의하기를, 의존은 고통이고 의존하지 않음은 즐거움이라고 한다. 우리는 자기 정체성을 정립하기 위해 주변에 있는 것에 의존하고, 그 의존이 마음에 고통스런 반응을 일으킨다. 이는 자아가 자신의 빛을 위해 그 무엇에도 의존하지 않으며, 신체적 인성이 물질적 환경에 의존하는 것을 극복하려고 시도하기 때문이다. 이것이 이분법을 만들어 내는 것이다. 명상을 통해 우리는 자신의 가치가 직업적 성취나 헤어스타일, 옷 색깔이나 은행에 저축한 돈에 있는 것이 아님을 깨닫는다. 가문의 이름에 있는 것도 아니다. 이것도 일시적인 것으로, 단지 사회에서 받아들이는 부모에 대한 전제에 불과하기 때문이다. 가난하거나 부자거나, 키가 크거나 작거나, 잘생기거나 못생기거나, 직업적으로 성공하거나 실패하거나 이것들은 단지 외적 인성의 상태일 뿐 자아의 그것이 아니다. 흔히 하듯이 외면에서 시작해서 내면을 보기보다 반대로 내면에서 점진적으로 외면을 보기 시작하면 인성은 자연스레 정화된다. 그리고 예민해진 감각을 통해 영적 목적지에 도달하기 위해서는 반드시 완전해져야 하는 인성이라는 자동차의 결함을 더욱 잘 자각하게 된다.

다시 말해서 명상은 삶과 분리될 수 없고, 삶도 명상과 떨어질 수 없다. 많은 사람들이 자신의 외부 삶과 상호작용하는 인성의 위와 같은 측면들을 정화하지 않으면서 명상의 깊이가 더해지기를 기대한다. 그리고 명상에서 성공하지 못하면 그러한 영적 수행에 대한 생각을 전부 포기하곤 한다. 인성을 탐험하는 과정에서 명상수행자는 표면으로 드러나는 숨은 생각과 고정관념을 마주할 수밖에 없다는 것과, 이런 대면의 목적은 얼룩을 씻고 깨끗이 닦으려고 열망하는 수행자가 그것에 집중하도록 하는 것이라는 점을 명심해야 한다.

마지막으로, 자신이 실제로 영적 발전에서 어느 단계에 있는지 알고자 한다면, 우선 명상에서와 마찬가지로 일상에서 보통 자신이 경험하는 마음활동이 다섯 단계 중 어디에 속하는지 인식하는 것을 배워야 한다. 다섯 단계는 다음과 같다.

1) 망상과 둔함(무담mudham)
2) 산만한 이런저런 생각(크쉽탐kshiptam)
3) 정화과정에 일어나는 생각(비크쉽탐vikshiptam)
4) 한 점에의 집중(에카그람ekagram)
5) 마음의 파동(동요)의 멈춤(니룻담niruddham)

정리하자면, 60-61쪽의 표는 이들 용어를 더 상세하게 정의하고, 마음의 질병과 건강에 따른 신호와 증상을 설명한다.

영적 지도자에게 명상의 목적은 감각을 민감하게 향상하거나, 감정의 균형 또는 초감각적 지각력 등을 증대하는 것이 아니다. 영적인 길에 들어선 사람의 오직 하나의 목적은 자아의 순수함을 알고, 영적 에너지인 자아와 물질의 변형인 정신적 인성과 육체적 인성을 포함한 비자아를 구분하는 것이다.

이쯤에서 몇 가지 질문에 답할 필요가 있다. 우선 불교에서 말하는 '무아(non-self)' 교리는 무엇인가? 초의식 명상의 관점에서 보면 이런 질문은 이미 자신의 외적인 인성을 초월한 단계까지 진보한 사람만이 관심을 가질 수 있는 것이다. 불교의 무아, 즉 '아나타anatta'를 통해 우리는 자신이 생각한 자아가 무엇인지 알게 될 것이다. 이 자아는 따로 구분해 보면 형태, 감각, 느낌, 인상, 자각으로 구성된 복합적 인성에서 각 요소를 분해한 것뿐만 아니라 이들 구성요소 전부가 자아가 아니라는 것을 깨닫게 된다고 말할 수 있을 것이다. 비자아에서 자아를 판단해 내는 것조차도 많은 수행 기간이 필요할 것이다. 그런 수준에 이르렀을 때, 물질적이고 정신적인 인성을 뛰어넘었을 때 비로소 자신의 경험을 통해 저 너머에 다른 영원한 의식적 자아가 있는지 없는지를 밝힐 수 있다. 자신만의 영적 경험에서 그런 의식적 자아가 존재한다면, 다시 경험을 통해 그것이 윤회하는지 않는지를 밝힐 수 있다. 이 자아가 스스로 내는 빛에 대한 탐험을 계속할수록, 그것이 다양한 인성으로 분리된 개별자아인지, 아니면 생명력의 구성 단위들이, 증명할 수 있는 우주적 경험과 초자연적 실체에 내재한 단 하나의 무한 속의 불꽃이며 파동인지 알게 된다.

일상생활의 칫타(마음), 활동, 습관, 성향의 자연적 진화의 5단계

명칭	우세한 구나	단계	사마디 또는 비사마디	브르티(작용)의 유형
무담 (망상에 사로잡힘)	타마스 (라자스, 사트와는 부차적임)	잠, 공포, 나태, 우울, 망상	(브윳타나) 되는 대로 사는 삶, 비사마디	사르와아르타 (두서없는 생각과 대상들)
크쉽담 (산만한, 두서없는 생각)	라자스 (타마스, 사트와는 부차적임)	비탄, 불안정, 집중력 부족, 근심, 슬픔, 속세의 하찮은 일에 연루됨.	비사마디	사르와아르타
비크쉽담 (정화 과정)	사트와 (타마스, 라자스는 부차적임)	기쁨, 명쾌, 용서, 깊은 신뢰, 확고함, 강건함, 우울의 탈피, 관용, 깨어 있음	여전히 비사마디 하지만 사마디가 시작됨. (상태의 변화)	여전히 사르와아르타 그러나 한 점에 집중이 시작됨.
에카그람 (한 점에 집중)	사트와 (라자스, 타마스는 가라앉고 단순한 잠재력만 남음)	중립, 평정, 기쁨도 슬픔도 없음.	삼프라갸타 사마디 (씨앗이 있는 사마디)	한 점에 집중
니룻담 (브르티의 멈춤)	구나의 변동이 더 이상 일어나지 않음.	요가수트라 1장 3절 (자아가 진아를 깨달음)	아삼프라갸타 사마디 (씨앗이 없는 사마디)	모든 브르티가 멈춤. 대상도, 한 점에 집중도 없음.

모든 명상학파에서 해야 할 첫 단계는 인성을 정화하는 것이며, 이성적 접근이 아닌 영적 경험을 통해 의식의 실체의 참본성을 인식하는 것이 그 최종 목표다. 영어권에서는 "나는 영혼을 가지고 있다."라고 말하지만 요가전통에서는 "나는 몸을 가지고 있다. 나는 영혼이다." 라고 말한다. "나는 영혼을 가지고 있다."라고 말한다면, 영혼을 가진 자

정상적 또는 비정상적 칫타	사람의 유형	윤리	기질
비정상적	낮은 부류 사람들	카마(걱정), 크로드하(분노), 로브하(탐욕), 모하(망상): 네 가지가 근간이 됨.	무지, 안아이스와르야(불경함), 아갸나(지식의 규범에 따르지 않음), 아다르마(법을 지키지 않음), 라가(집착)
비정상적	보통 사람들	호의와 반감	지식과 무지의 중간단계(과도기): 갈등
비정상적	더 진보된 사람들 (구도자들)	비집착, 욕망이 없는 행위	갸나(지식), 다르마(법), 바이라갸(이욕의 시작) 아이스와르야(신성함, 갈등 없음)
정상적	요기들	아파라바이라갸 (낮은 수준의 이욕)	사물의 본성에 대한 바른 지식
정상적이지도 비정상적이지도 않음. 칫타는 그 자체의 형태로 존재함.	상위 요기들	파라바이라갸 (궁극의 이욕)	성향이 없음. 요가수트라 1장 3절 참조

는 누구인가? 누가 이 말을 하는가? 나는 자아다. 나는 몸을 가지고 있으며 인성을 가지고 있다. 과거에 나는 몸과 인성에 일어나는 일들이 자아에 일어나는 일들이라고 잘못 생각했지만 이제는 내면으로 들어가 탐색해 보자.

4
초의식 명상의 체계

라자 요가 전통에 기반을 둔 초의식 명상 방법들은, 여러 단계로 구분된 하나의 체계 안에서 모든 것을 가르친다. 그것이 아래에 설명된다.

감정의 균형 : '야마(yama)'와 '니야마(niyama)'

조화로운 인성은 감정이 언제나 균형상태에 있다. 이원성과 양분법으로 인한 갈등은 신경증의 원인이자 증상이며 결과다. 사실 역사상 이 갈등에서 완전히 자유로웠던 존재는 크리슈나, 그리스도, 부처 이외 소수의 스승처럼 극소수에 불과하다. 그렇더라도 우리는 어디에 있든 시작해야 한다. 요가수련에서 감정적으로 균형 잡힌 인성은 다수의 규율과 명상수련의 적용으로 개발된다. 수도자들이 지도를 받으며 생활하는 아쉬람에서는 선생들이 감정적 갈등에 말려드는 것을 줄이기 위한 몇 가지 방법을 사용한다. 이곳에서는 선택의 문제나 일상의 의무를 재검토하는 것이 중요하지 않다. 아쉬람의 제자들은 이미 수도자가 되기를 선택하였으며 수행을 하고 있기 때문이다.

　단련(discipline), 봉사(serve), 훈련(practice)은 아쉬람에 머무는 동안 자신을 위해 세우는 영적 궁전의 세 기둥이다. 이들 중 단련에는 엄격한 일과(日課), 욕망과 걱정의 완벽한 통제, 스승에게 복종, 영적 진보에 도움이 되지 않는 행동, 경험, 관계에 대한 완전한 무관심 같은 것이 포함된다. 외부인과의 만남은 아주 드물게만 허락되며, 모든 상황에서 평정은 계속 유지해야 할 첫째 필수요건이다.

　봉사는 필요로 하는 곳에 자신의 시간과 에너지를 바치는 것이다. 수도자는 손님이 아니라 해야 할 모든 것을 알고 있는 세심한 주인의 삶을 산다. 그러나 집을 꾸려나가는 그 모든 책임을 다하는 중에도 구루가 지시한 영적 훈련을 완수할 시간을 내야 한다. 빈둥대는 것은 쉬는 게 아니라 무디어지는 것이다. 아쉬람에서 허용되는 잠은 (i) 하루의 단련과 봉사와 훈련을 마치고 완전히 소진되어 드는 잠, 또는 (ii) 요가의 잠(요가니드라)뿐이다.

　이 같은 완선한 격리생활에서보다는 세상 속의 삶에서 더 많이 배운다는 논란이 있을 수 있다. 스승들은 물론 이 점을 알고 있다. 아쉬람에서의 훈련은 의미 없는 관계, 필요하지만 어려운 행위 같은 임의의 경험이 선택한 길에서 벗어나지 않도록 준비시켜 세상으로 내보내는 것이다. 그런 것들로 인해 혼란스러운 반응이 나오지 않도록 바르고 긍정적인 가르침을 주는 것이다. 아쉬람에서 직접 지도를 받지 못하는 수행자들은 어쩔 수 없이 세상 속의 삶을 통해 배우게 된다. 아쉬람의 수행자들이나 세상에서 살아야 하는 두 번째 부류의 수행자들이나 구루에 의해서 무의식에 잠재된 것과 초의식에서 흘러나오는 모든 것을 직면해야 하는 상황에 처하게 되는 것은 마찬가지다. 갈등은 확고한 도덕적 원칙의 적용으로 해결되어야 한다.

사람을 발전시키는 이런 방법들에는 현대 심리치료와 몇 가지 다른 점이 있다. 하나는, 바른 선택의 기준이 '나에게 즐거운 것인가'가 아니라, 상황에 관련된 '모든' 사람에게 이롭고 옳은가이다. 삶에서 '즐거움'은 일시적인 것이라 하지만, 즐거움이 영원한 가치를 위해 유효한 것이라고 우리는 배운다. 또 하나는, 명상수련 자체가 인성의 전환을 일으키는 데 효과가 있다는 것이다. 이는 어떤 문제를 해결하는 것이 아니다. 명상철학은 문제 지향적이지 않다. 인성을 변화시켜 자연스럽게 관점의 변화를 가져오는 것이다. 문제는 그대로 우리 옆에 남겠지만, 명상하는 사람은 그것에 다르게 반응한다.

명상 효과는 여러 단계에서 나타난다. (i) 신체훈련, 호흡훈련, 이완훈련과 명상을 통해 자연스레 근육과 신경과 뇌가 좀 더 이완되면서 생리적 변화가 일어난다. 명상하는 사람들의 혈액은 긴장을 유발하고 긴장 때문에 생성되는 화학물질들의 농도가 낮은 것으로 밝혀졌다. (ii) 삶의 가치관을 포함하여, 이전에 끊임없이 좌절로 이끌던 외적인 것들과 욕망을 더 이상 추구하지 않게 되는 철학적 가치관의 변화가 일어난다. 이후의 삶의 유일한 목표는 진아를 인식하는 것이 되며, 다른 사람들이 자신과 유사하게 인성의 변화를 이루게 하여 고통에서 벗어나도록 돕는 것이다. 그런 사람의 기도는 이렇다. "나는 왕국을 원하지도, 천국을 원하지도, 윤회의 사슬에서 벗어나기를 원하지도 않습니다. 나는 오직 세상 모든 존재의 고통이 멈추기를 기도합니다." (iii) 심리적 변화는 위에 설명했듯이 인성의 전환이다. 이것은 생리적 변화와 분리될 수 없다. 사실 건강한 삶의 철학을 가진 사람은 심리적으로 혼란스러울 수가 없다. 그의 행위는 내면의 원칙에 따르기 때문이다. 명상을 가르치는 선생은 제자가 고통을 겪는 강박의 내력에 일일이 주의를 기울이지 않는다. 주름 하나하나를 생각하지 않고 마음이라는 옷감 전체를 반듯하게 펴듯이 그 움직임 전체의 방식을 바꾼다. 그것이 어떻게 성취되는지는 명상의 실제 방법들을 배울 때 비로소 알 수 있다. (iv) 여기서 종교적인 변화도 무시할 수 없다. 수행자는 변화된 삶의 철학에 전념하면서 광신적이고 복음전도적인 신자가 되는 것을 예방하게 되는데, 이는 모든 종교의 출발점인 명상적 체험의 영원한 가치를 추구하기 때문이다. 이들은 다른 종교로 개종하거나 자신의 종교적 마음자세를 포기하지 않으면서, 자신의 경험 안에서 모든 시대, 모든 나라의 비법전수자들과 모든 위대한 성자들이 전하는 진리의 타당성에 대한 증거로서 내재하는 싹을 찾는다. 명상은 영원한 원리가 내면에 존재하는지에 대한 유일한 시험이자 증거다. (v) 도덕적 변화는 심리적 변화의 또 다른 형태일 뿐이다. 오늘날 극소수의 사람이 도덕적 삶을 정의하면서 이성적 접근에 근거하지 않고 감정적 반응으로, 자신의 심리적 문제의 결과로 여기는 견해를 갖게 되었음을 인식한다. 심리적 인성의 문제를 알게 되면 더 이상 자기 수양으로부터 달아날 필요를 느끼지 않는다. 그러면 사랑을 이런 식으로 정의하지 않게 된다. "이 관계에서 '내'가 얻는 게 뭐지? 내 불안감을 얼마나 달래줄 수 있을까? 상대를 차버리기 전에 정복하여 얼마나 육체적 쾌락을 얻을 수 있을까?" 사랑은 관심이나 이로움을 구하지 않고 베푸는 봉사가 된다. 이 시점에서 "살인하지 말라." 같은 금지명령은 필요가 없다. 천성이 변하여 그 사람은 이렇게 말한다. "이제 폭력에 폭력으로 대응할 수 없다." "나는 거짓말을 할 수 없다. 거짓말은 내 입에서 나오지 않을 것이다." 이런 사람이 있으면 폭력은 그치고 수많은 군중이 그를 완전히 믿고 모여든다. 도덕적 행위와 잘 단련된 개인적 삶의 원칙은 요가라는 사다리의 처음 두 가로대로, 이것은 '야마'와 '니야마'로 불리며 이 철학의 수행자들에게 잘 알려진 것이다.

사람들은 각기 다른 수준의 에너지와 능력과 성향을 가지고 있기 때문에 같은 강도의 수련을 할 것으로 기대해서는 안 된다는 것을 안다. 스승은 끈기 있게 기다리는 동시에 끊임없이 다독이고 비평하고 교정해 준다. 경전에 이르기를, "자신의 모든 노력을 다하지 않은 사람에게는 영광이 따르지 않는다." 하였기 때문이다.

신체훈련: 하타 요가(Hatha Yoga)

이것은 요가에서 가장 많이 알려진 부분이지만, 종종 심리적이고 영적인 철학과는 거의 완전히 동떨어진 일련의 신체운동으로만 가르치고 있다. 전통에서 이것은 단지 몸을 다듬고 균형 있게 유지하는 방법이 아니다. 요가자세는 운동이 아니라 자세, 즉 아사나(asana)라고 부른다. 요가자세에서 몸과 호흡리듬, 신경, 뇌, 마음은 모두 전체가 연관되어 있다. 몸이 자세를 갖추는 동안, 호흡은 지정된 규칙에 따라 들이쉬거나 내쉬거나 멈춘다. 신경과 뇌와 마음에는 그러나 동시에 해야 할 훈련이 주어진다. 마음은 특정 단어를 반복하거나, 어떤 생각에 집중하거나, 어떤 철학적 진리에 대해 묵상한다. 하타 요가 훈련은 여러 측면으로 나뉜다. 여기서 우리 목적은 상세한 훈련을 기술하는 것이 아니므로 간단한 설명만 한다.

수련법과 조절법

수련법과 조절법을 훈련하는 것은 인성의 여러 면과 관련되고 영향을 준다. 아사나, 자세에는 두 종류가 있는데, 일부는 신체단련과 건강을 위한 것이며, 일부는 명상좌법을 위한 것이다. 여기에 더해 '무드라(mudra)'라는 자세들이 있는데 이는 섬세한 신경전달통로와 에너지의 흐름에 영향을 주기 위한 것이다. 또 알아야 할 것은 '반다(bandha)', 잠금으로, 여기에는 명상자세를 위한 손가락 잠금과, 여러 가지 호흡훈련과 집중훈련을 위한 직장(항문) 잠금, 복부 잠금, 목 잠금, 혀 잠금 등이 있다. 이것은 영적 스승에게서 배워야만 하는데, 하타 요가에 대한 다양한 대중서적에 대부분 자세한 응용에 대한 설명 없이 서술되어 있다. 관절과 분비샘 훈련은 그 이로움이 명칭에서도 분명하듯이, 아사나와 하타 요가의 다른 부분들을 준비하고 보완하는 데에 간단하고도 효과적임에도 불구하고 대부분의 하타 요가 선생들이 모르고 있다.

정화훈련

이 훈련은 단순한 것에서 복잡한 것까지, 내부 기관을 정화하고 해독하는 데 사용된다. 간략히 말하자면 아래와 같다.

- 콧구멍과 부비강 정화
    a) 한쪽 콧구멍으로 물을 흘려보내 다른 쪽 콧구멍이나 입을 통해 흘러나가게 한다.
    b) 천으로 된 끈을 콧구멍으로 넣었다가 같은 방법으로 꺼낸다.
- 상부 세척으로 위를 따뜻한 물로 채운 다음 토해 낸다.
- 완전 세척으로 소화기계를 통해 물을 흘려 보내 위를 씻어 내린다.
- 강제로 물을 주입하지 않고 근육 조절로 물을 끌어들이는 천연 관장
- 이와 유사한 방법으로 액체를 끌어들여 방광과 요로를 정화한다.

이런 정화법은 건강을 위한 것만이 아니다. 명상가의 몸과 장기는 대단히 예민해져서 자율 조절을 방해하는 독소와 이물질이 남아 있는 것을 용납하지 않기 때문이다. 이 모든 훈련은 스승에게서 배워야 한다. 독자들이 다치는 것을 예방하기 위해 몇 가지 더 진보된 기법들은 여기서 언급하지 않는다.

프라나야마(Pranayama)

호흡훈련 연습은 다음과 같은 범주와 단계로 구분되어야 한다.
- 일상 호흡을 위해 바르게 호흡하기를 배운다.

- 호흡과 폐활량을 늘린다.
- 교호호흡(alternate breathing)을 할 준비훈련을 한다.
- 신경을 강화하고 에너지 통로를 정화하기 위해 교호호흡을 한다.

호흡훈련은
1) 고혈압, 저혈압, 불면증 등을 일으키는 장기, 신경, 뇌의 이상을 예방하고 완화하기 위해
2) 이완하기 위해
3) 심장, 소화, 맥박 등의 기능과 내장기관의 자율 조절과 단련을 위해
4) 마음의 상태와 창조적 과정의 변화를 위한 것이다.

호흡리듬의 '스와라(svara)' 훈련은 생명의 흐름과 교차흐름을 매우 미세하게 조절하고, 모든 천체의 징후가 내면에 존재하는 소우주의 체계로 이끄는 또 다른 과학 분야에 속한다.

'프라나야마'와 '스와라'의 올바른 방법을 아는 사람은 삶의 과학과 죽음의 기술 모두에 통달한 사람이라는 것을 요가과학은 사실로 여긴다. 자율훈련법(autogenic training)은 이 과학과 기술의 일부다.

모든 사람이 이 훈련과 연습을 전부 해야 하는 걸까? 답은 물론 "아니다." 훈련은 나이와 능력, 그 나름의 문제점와 기질에 따라 주어진다. 성공 여부는 노력에 달려 있다.

정신수련

신체수련과 정신수련을 나누는 경계는 사실 없다. 사람이 무엇을 하든 먼저 일어나는 것은 정신적인 것이다. 조절, 수련, 훈련은 전부 마음에 달려 있다. 몸은 움직임 없이 안정되는 것을 배우고, 마음은 특정한 것을 향하라는 지시를 받는 정신수련을 지칭하기 위해 그런 용어를 쓰는 것이다. 이런 정신수련은 이완, 집중, 묵상, 명상으로 진행된다. 명상의 목표인 '사마디' 상태는 초월적인 것이다. 정신수련이 진행되는 단계는

- 몸의 이완에서부터
- 집중으로 인지감각을 지나고
- 묵상으로 지성을 지나
- 명상과정으로 마음 전체를 지나
- 의식 전체를 경험하는, 내면으로 가는 길로 설명할 수 있다.

이완

이완훈련은 악어자세, 시체자세, 앉는자세로 한다. 이 중 가장 효과적이고 체계적인 것은 시체자세(사바사나shavasana)로 수련한다. 이것은 신체요가 뒤에 자연스레 이어진다. 모든 신체훈련은 시체자세로 끝난다. 서양의 대중적인 요가교실에서는 선생들이 시체자세를 소개하고 이완을 권장하는 것이 일반적이다. 그러나 전통에 알려진 이완법들은 소개되지 않고 요가수업이 끝나는데, 우리는 거기에서 시작한다.

각각의 근육과 관절 그리고 심지어 내장기관까지 이완시키는 방법

이 있다. 간단한 훈련에서부터 '장례진행(funeral procession)' 같은 좀 더 복잡한 이완법까지 있으나 여기서 소개하지는 않겠다.

이런 이완훈련이 뇌의 알파파를 유도하는 확실한 방법으로 증명되었다. 또한 편두통과 불면증 같은 문제를 줄이는 방법으로도 사용된다. 이완훈련이 혈압을 낮추고 뇌성마비에도 도움을 주는 것으로 실험 결과 밝혀졌다. 이 실험들은 "철의 장막" 양편(구소련측과 서방측) 모두의 저명한 과학연구기관에서 이루어졌다. 이완훈련의 효과 중 하나는 체온이 올라가는 것이다. 그 때문에 위대한 요기들은 평균고도 14,000피트(약 4,200미터)의 히말라야 산악지방에서도 옷을 많이 입지 않고 생활할 수 있다. 실험에서는 두통에 시달리는 환자들이 머리쪽의 피를 손을 향해 흐르게 하여 손가락의 온기를 높이게 하였다. 체온이 오르는 것은 혈액이 흐르는 방향을 바꾸었기 때문만이 아니다. 긴장은 에너지의 손실이고, 이완은 에너지의 보존이기 때문이다. 많은 사람들이 알파 상태를 명상과 같은 것으로 여기나, 그것은 근육과 신경과 뇌가 이완된 상태일 뿐이다.

좀 더 진보된 일련의 이완훈련에서는 집중, 기억 증진, 창의력과 관련 있는 세타파가 뇌에서 생성된다. 소수의 훌륭한 수행자들은 섬세한 몸으로 가는 마음의 문을 여는 수련에까지 진보한다. 수행자가 얼마나 진보하는지는 온전히 그의 동기와 목표에 달려 있다.

집중

집중은 긴장상태가 아니며, 신체적으로 이완된 사람만이 마음의 진정한 집중을 이룰 수 있다. 긴장한 사람은 집중할 수 없다. 편안하고 안정된 자세를 유지하는 것을 익히고, 몸과 신경, 뇌와 마음을 이완시킨 다음에야 집중을 시작할 수 있다. 사실 이완과 집중은 밀접하게 연관되어 있어서, 마음을 발가락에 집중할 수 없으면 발가락 근육을 이완할 수 없다. 그러므로 몇몇 상급 이완법은 전적으로 집중훈련이 된다.

집중훈련은 다양하고 폭넓다. 그것들은 대략 아래와 같이 구분될 수 있다.

- 단일 대상에 대한 감각 집중
    a) 다음과 같은 시각 대상 : 꽃, 불꽃, 구루의 이미지, 자신이 택한 신의 이미지, 그림(도형), 여러 가지 색의 한 점, 해, 달, 별 등등
    b) 한 악기의 단음 같은 청각 대상
    c) 미각, 촉각, 후각 대상
- 지(地), 수(水), 화(火), 풍(風), 공(空)에 대한 집중
- 신체의 한 지점에 대한 집중, 대상, 이미지, 그림, 호흡자각, 만트라와 함께 하거나 하지 않는 집중

구루가 설명하는 집중은
- 개별 인성이 필요로 하며
- 원하는 효과를 얻기 위해 하며

- 일정기간 지속되는 것을 토대로 한다.

특별한 집중을 위한 특별한 방법들이 있는데, 단지 모험을 하는 기분으로 아무것이나 선택해서는 안 된다. 초심자가 (집중법의) 완전한 심리적 효과를 받아들이고 정하지 않은 시간 동안 주어진 집중을 지속할 수 있게 되면, 집중의 대상과 방법이 바뀐다.

외부 대상의 집중에는 다음 네 단계가 있다.
1) 앞에 놓인 불꽃 같은 어떤 대상에 집중
2) 어떤 대상의 기억에 집중. 예를 들면 눈앞에 보이는 불꽃에 집중하는 중이라면 눈을 감고 불꽃을 마음속에 그려볼 수도 있다.
3) 그 대상에 대한 기억을 언제든 얼마 동안이든 떠올릴 수 있는 진보 단계에 이르기
4) 집중 대상과 완전한 동화, 그리하여 집중은 더 이상 특정 대상이나 그 대상의 마음속 기억에 대한 것이 아니다. 미세한 몸은 모든 섬세한 면을 하나로 모아 대상을 만들고, 정신의 특성으로서 전체 부류의 속성을 마음에 재현한다. 다시 말하면 미세한 몸은 마음에 대상(dravya), 대상의 속성(guna), 부류(jati), 대상의 활동이나 움직임(kriya)을 투영한다.

이런 방법으로 그에 수반하는 조건, 속성, 시간, 공간, 원인, 순서 및 효과와 함께 우주의 완전한 불꽃 원리가 전부 이해되고 깨달아진다. 단어/대상/관계의 가리키는 자, 지시하는 것, 의미의 전체를 이해함으

로써 그 완전한 원리가 내면세계에 의해 조절된다. 그 부류 전체는 일부와 세부사항을 포함한다. 섬세한 부류는 부분과 특유의 자질과 상태의 근원으로서 지성에 의해 파악된다. 그러면 다른 사람에게는 초자연적 능력으로 보이는 '경지(siddhi)'에 이르게 되는데, 이는 섬세한 원리로 거친 대상을 조절하는 것일 뿐이다.

묵상

우리의 의식적 지성행위는 두서 없고, 말뿐이며, 이분법적이다. 그것은 통합의 경험이 아니다. 묵상은 지성이 발생하는 단계에서 지성을 초월하기 위해 지성을 이용하는 것이다. 처음에는 두서 없는 생각들로 시작하지만 마지막에는 생각의 모든 에너지가 내면의 인성에 흡수된다. 생각은 생각이기를 멈추고 그것의 의미는 의식상태의 경험이 된다. 지성적으로는 '나는 순수한 존재다.'와 같은 분명한 문장으로 시작해서 이것을 언어적, 심리적으로 분석하고 이에 관한 철학서를 수천 권 쓸 수도 있다. 그러나 이는 여전히 생각을 외부로 진행하는 것일 뿐이다. 모든 언어 분석을 순수의 내적 경험으로 축소하거나 좀 더 집중할 때 비로소 그것은 명상이 된다. 이런 명상법은 갸나(jnana) 요가에서 사용되며, 이는 베단타 철학과 관련된 방법이다.

갸나 요가의 철학과 수련과 깨달음의 정수를 이루는 훌륭한 글, '마하바캬(mahavakya)'가 있다. 이 글에 대한 주해가 지난 12세기 동안 인도에서 수만 페이지의 산스크리트로 쓰여졌다. 이것을 쓴 사람은 유명한 갸나 요기들이다. 이 주해의 목적은, 한편으로는 묵상에서 일어난 그들의 깨달음을 표현하는 것이고, 다른 한편으로는 초월적 존재의 깨달음을, 상대성의 원리와 논리의 영역 그리고 여타 과학과의 관계에 근거한 일상의 경험세계와 동화시키기 위해서다. 수도원에서 가르치는 대로 묵상수련을 하지 않고 단순히 문장을 읽고 그 목적을 파악하는 것은 불충분할 것이다. 일부 원문과 주해는 수도원 밖에서 가르치지 않는다. 만트라가 주어지는 것과 흡사하게, 이 문장들 중 하나가 묵상을 위해 초심자에게 주어진다. 단지 호기심을 채우기 위해 일부 문장을 여기 인용한다.

1) 이 모든 것이 실로 브라흐만(유일한 지고의 초월적 실체)이다.
2) 브라흐만은 순수한 직관(parajnana)이다.
3) 이 자아(atman)가 브라흐만이다.
4) 그것이 당신이다.
5) 내가 그것이다.
6) 내가 브라흐만이다.

이것은 기원 후 8세기 샹카라차르야(Shankaracharya)가 특별히 해석한 대로 베단타 철학의 정수다.

인도의 가장 훌륭한 철학자들은 샹카라차르야 학파의 수도자들이었으며 이들이 가장 공식적인 인도철학의 학파들을 탄생시켰다. 오늘날 서양 대학에서, 많은 여타의 고도로 발달된 사상체계들도 연구되고 있지만, 베단타 철학은 인도철학과 거의 같은 말로 통한다. 베단타 철학자들은 토마스 아퀴나스 성인(St. Thomas Aquinas) 같은 그리스도교의 위대한 신학자들과 동등하다고 볼 수 있다. 묵상법은 그리스도교 신학교에서 명상이라 부르는 것과 비견된다. 신학교에서는 영적 지도신부가 학생들에게 성경 말씀을 묵상하기를 권한다. "말씀은 하느님이시며, … 하느님께서 사람이 되셨다." 이게 무슨 뜻인가? 신학생들은 이런 말씀에 대해 언어적, 논리적 분석을 하지 말고 이를 진리로 체험하라는 조언을 듣는다. 인도의 위대한 요기들 중 한 사람인 라마나 마하르시(Ramana Maharshi)는 "나는 누구인가?"에 대해 묵상하기를 가르쳤다. 자기 안에 이 생각의 원천을 따라가다 보면 우리는 자아 실현을 성취할 수도 있다. 요가에서는 보통 베단타 전통의 수도자들이 수련하는 묵상법을 사용한다. 그들은 카타 우파니샤드(4. 11)의 다음 구절을 묵상한다. "여기에 '여럿'은 없다. … 죽음에서 죽음까지 그는 여기서 '여럿'을 보는 여행을 한다." 상급 수도자는 이런 문구들을 수도원 생활을 시작하는 초심자에게 과제로 준다. 초심자는 설명된 방법대로 이런 문장들을 묵상한다. 이 지적인 요가는 지혜의 끝, 베단타라 불린다. 의식이 초의식과 동화되듯, 지성에서 출발하여 지성을 초월하기 때문이다.

5
준비, 문제점 그리고 결과

　앞서 언급했듯이, 마음은 물질에너지의 가장 미세한 표출이다. 마음의 속도는 어떤 원자 입자의 속도보다 빠르며, 그 능력은 거의 무한의 끝에 닿는다. 마음의 범위는 영적 진아의 평화와 고요와 순수에서부터 그릇된 정체성의 가장 거친 표출과 물질세계와의 동일시까지 뻗어 있다. 그러므로 마음을 한 마디로 정의할 수 있다는 생각은 잘못된 것이다. 하지만 간략하게 정의하려는 시도는 해 볼 수 있다. 마음은 영적인 것과 물질적인 것, 의식적인 것과 무의식적인 것, 진아와 비진아 사이의 접촉 수단으로 작용하는 에너지의 변형이다. 그러므로 의식적인 것과 무의식적인 것, 영적인 것과 물질적인 것의 일부가 마음이라는 힘에 결합되어 있다. 마음은 비진아의 언어로 진아에게, 진아의 언어로 비진아에게 말을 건다. 마음은 외부의 보편적 현실에 관한 정보를 진아에 전달하며, 의식의 유익함과 초월적인 것에서 영원성의 일부를 물질세계에 전달한다. 그러므로 마음은 진아를 둘러싼 장막을 더

럽히기도 하지만, 물질세계를 정화하기도 한다. 마음은 탐욕의 도구인 동시에 포기의 도구이며, 집착과 거부, 죄와 아름다움, 살인과 입문을 통한 영원한 삶의 축복 등의 도구이기도 하다. 마음이 없으면 육신이 살아서 자각할 수 없고 감각이 작용할 수 없으며, 한편 인지감각은 경험을 내면으로 전달할 수 없고 육신을 가지고 있음을 자아가 알 수도 없다. 마음은 수많은 필요를 충족시키고 기능을 수행하는 여러 가지 능력으로 다양한 수준에서 작용한다. 명상하는 사람은 이런 기능들을 구별하도록 배우며, 마음이 하는 일을 조절하도록 배운다.

하나의 과정으로 명상의 길을 여행하는 사람은 마음상태에 따라 잠시 태양 아래 걷기도 하고 어둠 속을 걷기도 하면서, 잠시 평온과 불안을 경험하고, 때로는 잠시 차분함과 동요를 경험한다. 사람들 대부분이 명상을 시작할 때 금방 평온해지고 부처 같은 깨달음을 얻기를 기대하기 때문에, 의식이 펼쳐지면서 마음에 떠오르는 장애물을 마주하면 낙담하고 만다. 그들은 좌절하고 다른 길을 찾거나 탐구를 완전히 포기한다. 또 어떤 사람들은 인상적인 색채, 우레 같은 소리, 천상의 음악 등 완전히 경이로운 현시를 경험하기를 기대하며 명상을 시작한다. 이런 것은 마약을 상용하는 문화에서나 있을 수 있다. 명상의 길을 떠나기 전에 이 밖에도 많은 문제가 해결되어야 한다. 명상의 길을 가다가 중도에 돌아와서, 걸었던 길과 도달하지 못한 목표는 아예 존재하지 않는다고 말하는 것보다는 차라리 여행을 시작하지 않는 것이 낫기 때문이다. 그러므로 올바른 준비를 하고 출발하는 것이 바람직하다.

우리는 감정적, 도덕적 자제에 대해 앞에서 언급했다. 우리가 일상의 감정과 매순간의 선택을 다루는 전반적인 생활방식이 명상의 내용을 결정한다. 따라서 올바른 마음가짐은 명상을 위한 바른 준비다. 바른 마음을 닦는 데 도움이 되는 방대한 경전, 구전되는 가르침, 아쉬람의 수행 기법 들이 있는데, 그 중 일부만 여기서 언급할 수 있다. 첫 번째 네 가지 일련의 마음가짐은 브라흐마-위하라(Brahma-vihara) 즉 신 안에서 놀기(행복하기)로, 우정과 사랑(maitri), 연민(karuna), 기쁨(mudita), 무관심(upeksha)이다. 말하자면 행복과 안락함을 위한 사랑, 고통을 겪는 사람을 향한 연민, 타인의 영적 성장을 보는 기쁨, 악에 대한 무관심이다. 이런 마음가짐이 적절히 균형을 이루어 삶을 인도할 때, 점차 삶의 거친 모서리가 둥글어지며, 어려움 없이 평정과 만족을 얻고 자연스럽게 성공에 이르게 된다. 그러나 이들이 적절한 균형을 이루기는 쉽지 않다. 예를 들면 어떻게 악에 무관심할 수 있겠는가? 이 무관심은 악의 희생양을 보고도 도울 필요가 없다는 뜻이 아니다. 그러면 연민을 기르라는 가르침을 어기게 될 것이다. 다시 말해서 이 모든 태도는 서로 결합해서 작용해야 하며, 그렇게 되면 에고는 서서히 줄어들고 참된 의식이 그 자리에 나타난다.

그 준비는 여러 가지가 될 수 있다. 물질적일 수도 사회적일 수도 영적일 수도 있으며, 장소, 시간, 관계와 관련된 것일 수도 있다. 이전 장에서도 설명했듯이, 무엇보다 자기정화가 필요하다는 인식을 해야 한다. 그 밖의 다른 준비는 다음과 같다.

삿상가(Satsanga) : 현명하고 덕이 있는 동료. 이들은 끊임없이 조언하고, 용기를 북돋아 주며, 비평하고, 자신을 위해 세운 목적을 상기시킨다. 부처는 좋은 친구(kalyana mitra)를 영적 진보의 첫째 요소로 꼽았다. 같은 맥락에서, 단체 모임에 참석하여 조언을 듣고 다른 사람들과 함께 명상하는 것이다. 완전히 외톨이가 되는 한이 있어도, 영적인 길을 걸으며 자신을 정화하도록 용기를 주지 않는 동료는 피해야 한다. 하지만 초심자가 처음부터 완전한 은둔자가 되는 것은 위험하다. 그러므로 바른 교우관계를 계발해야 한다.

스와드야야(Svadhyaya) : 목표에 도달한 옛 성자들의 고무적인 이야기를 읽고, 규칙적으로 경전을 공부하는 습관. 이는 필수불가결한 것이다.

규칙과 절제 : 이것은 신체리듬과 호흡리듬이 몸의 모든 조직계와 조화를 이루기 위해 필요한 것이다. 불규칙하고 무절제한 신체 습관은 호흡을 불규칙하게 하고, 마음을 변덕스럽게 하며, 쓸데없는 생각들로 명상을 흩어놓는다. 따라서 명상하는 사람은 하루 일정에 따라 정해진 시간에 여러 신체활동과 배변, 목욕, 식사, 낮잠, 밤잠, 성교를 포함한 생리적 욕구를 해소해야 한다. 생활 전체를 수련으로 여기지 않으면 명상은 굳건한 기반을 갖지 못하게 될 것이다. 간단한 신체기능도 규칙적이어야 한다. 잠에서 깨어 첫 번째 할 일은 즉시 일어나 명상 호흡을 자각하는 것이다. 그 다음 할 일은 배변이다. 잠에서 깨거나, 식후, 긴 명상 후 그리고 성교 후에는 방광을 비워야 한다. 배변 후 명상 전에 반드시 아침 목욕을 할 것을 권장한다. 인도에서는 모든 사람이 강

둑에 앉아 기도하고 명상하기 전에 근처 강물에 매일 몸을 담근다. 식사가 규칙적이면 배변도 규칙적이 되어 호흡리듬은 악영향을 받지 않게 된다. 명상에 들면 호흡은 자연히 느려지고 깊어지지만, 소화기관이 깨끗이 비워지지 못해서 불편하면 호흡이 불규칙해지는데, 불규칙한 호흡은 이런저런 정신적 방해와 비슷한 영향을 준다.

대상에 대한 마음가짐 : 신체적 욕구를 충족시키는 일상의 삶이 우주적 인식의 매개체가 되어야 한다. 단순히 목욕을 할 게 아니라 성스러운 요르단강, 갠지스강 그리고 세상의 모든 어머니 강의 흐름 속에 자신을 드러내는 은하의 흐름을 느껴 보라. 마치 평화의 물줄기가 당신의 머리끝에서 모든 신경계를 지나 손가락 끝, 발가락 끝으로 흘러가는 듯 느껴 보라. 한 모금의 물은 목만 축이는 것이 아니라 심장의 불순물을 전부 씻어 내는 것이어야 한다. 음식의 열량과 온기는 '프라나'의 불에 바치는 헌주(獻酒)가 되어야 한다. 명백한 한계를 지니고 존재할 뿐인 대상을 그 한계 넘어 우주적 힘의 전령으로 바라볼 때 우리는 시간과 공간에 매여 있는 마음의 속박을 뛰어넘는 마음가짐을 자연스레 갖게 된다. 이런 성스러운 마음으로 삶을 사는 사람은 명상을 시작할 때 힘들이지 않고 외부에서 내면으로 향하게 된다.

청결과 정돈 : 이 습관은 모든 일에서 혼란한 마음을 자유롭게 하는 데 큰 도움이 된다. 뒤죽박죽이 된 당신의 일과 주변환경은, 잡동사니로 어질러진 서랍 같은 마음의 반영이다. 당신의 주변과 마음을 정리하고 모든 것을 제자리에 있게 하라. 많은 사람이 주변이 어질러진 상

태를 보면서 명상을 하겠다고 자리에 앉아 눈을 감는다. 그러면 그 어질러진 상태가 마음에 담기고, 다시 눈을 떴을 때 똑같은 혼란스러움이 사방으로 흩어진다.

고정된 자리 : 편안하고 안정적인 방석과 아름다운 매트로 당신만의 평화로운 요새를 고정된 자리로 만들기를 강력히 권한다. 명상을 하려고 이 자리로 다가갈 때 마음을 정리하고 누워서 이완훈련을 한 다음에 명상 자리에 앉으라. 다른 누구도 그 자리에 앉아서는 안 된다. 매일 같은 자리에서 몇 달 간 명상을 하고 나면 아주 특별하지만 눈에 보이지 않는 명상적 인성의 흔적을 그 자리에 만들게 된다. 이것과의 연상은 매우 강력해져서, 그 자리에 대해 생각하는 것만으로, 그곳에 다가가거나 앉는 것만으로도 마음자세가 변한다. 때문에 위대한 성자와 요기의 아쉬람과 은둔처가 순례의 성지가 된다. 잘 때 잠옷을 입듯이 명상할 때 입는 옷을 따로 마련할 수 있다면 더 좋다.

고정된 시간 : 하루 일과 중에 명상을 위해 고정된 시간을 마련하라. 하루 두 번이면 더 좋다. 지금까지 당신의 모든 삶에서 시간과 공간을 할애하는 환경에 명상의 중심이 없다. 따라서 마음은 리듬과 조화를 알지 못한다. 당신의 고정된 명상 시간은 일상의 정신적 분위기라는 음악이 시작되고 또 끝나는 음표다.

자세 : 명상하는 자리와 고정된 시간과 마찬가지로 고정된 자세를 길러야 한다. 몸과 마음은 서로 연관되어 있다. 몸은 그릇이고 마음은

액체상태의 내용물이다. 몸을 움직이면 마음은 안정을 잃는다. 처음에 같은 자세로 오랫동안 앉아 있기는 어렵겠지만, 시간을 서서히 늘리는 방법이 있다. 명상을 준비하는 신체요가 훈련, 신체적 나태함과 굼뜸 그리고 팔다리의 경직을 극복하려는 의지, 팔다리의 이완, 통증이 있는 관절에서 마음을 거두어들이기, 호흡에의 집중 그리고 명상의 깊이에 마음을 몰입하기 등이다. 이 방법들이 순서대로 해야 할 단계며, 이렇게 하면 명상의 길에 몸이 장애가 되는 것을 막는 데 도움이 될 것이다. 마음이 새로운 의식으로 깨어나도록 발을 잠들게 하라.

구루 푸자(Guru Puja) : 구루는 초의식 명상의 전통에서 가장 위대한 비밀이다. 구루는 사람이 아니라 힘이 작용하는 영역(force-field, 力場)이며, 한 사람의 인간 구루는 집중점일 뿐이다. 진정한 명상은 자신의 노력만으로 개발되지 않으며, 구루가 자기 의식의 경험 일부를 제자에게 전수해 줌으로써 개발된다. 지도를 받으며 명상이 진보할수록 구루의 은총이라는 이 사실이 점차 더 분명해지며, 그것이 제자의 믿음을 깊게 한다. 명상을 시작할 때 전통의 구루들의 계보에 경의를 표하라. 그리하여 당신의 마음을 그분들의 은혜에 맡기라. 숨을 내쉬는 동안 그대의 마음을 비워서 들이쉬는 동안 채워질 수 있게 하라. 스승이 가르쳐 주는 방법을 따르라. 당신이 두 스승의 가르침을 전부 읽고 듣더라도, 두 스승의 방법들을 섞지 마라. 명상을 마칠 때 성과를 찾지 말고 아무것도 기대하지 말며, 마음속으로 이런 기도문을 암송하라. "이 명상을 지고의 실체에게 제물로 바치며, 저는 어떤 대가도 바라지 않습니다."

어떤 이들은 큰 기대를 가지고 명상을 하고, 또 어떤 이들은 동료 수행자들과 경쟁하거나 자신들의 수행에서 어떤 성과를 이루었음을 스스로 증명하기를 원한다. 이는 그들이 내맡김(복종)의 비밀을 배우지 못하였으며, 그들에게 명상은 존재의 한 상태가 아닌 하나의 행위임을 의미한다.

애쓰지 않아야 한다. 명상의 한 단계에 이르려고 노력하고 분투하면 언제나 반대결과를 가져온다. 드럼을 치면서 "나는 자기로 했어."라고 반복해서 소리 지르며 잠들 수는 없다. 의식상태는 아주 부드럽게만 변할 수 있다. 바위에 스며드는 물처럼, 장미 꽃잎이 떨어지는 소리처럼, 아기의 손가락이 보이지 않게 (조금씩) 자라듯이, 햇빛 한 줄기가 물 한 방울을 머금듯이 그렇게 명상이 그대 안에 스며들게 하라. 극적으로 드러나는 것은 없다. 서서히 점진적인 변화만 있을 뿐이다.

격한 감정상태를 피하라. 명상은 평정을 경험하는 것이다. 그것은 사지를 거두어들이는 거북이다. 명상에서 불안정을 피하려면 삶이 평온함의 본보기가 되어야 한다. 분노와 우울, 격정, 강한 욕망과 큰 실망 등의 감정을 멀리해야 한다. 감정이 격해지려는 것을 느끼면 곧바로 명상 경험을 생각하면서 내면의 의식의 중심을 자각하고, 당신 행위의 결과를 전부 내맡기기로 결정하라. 명상이 진보할수록 감정의 격류도 잦아든다.

이러한 지시들을 따르면 마음은 아주 천천히 그 습관을 바꿀 것이다. 매일 얼굴을 거울에 비춰 보면 하루 사이에 변화를 알아보지는 못한다. 하지만 5년이 지난 후에 보면 얼굴은 변해 있다. 인성도 그렇다. 변화는 우아하게 점진적으로 일어난다. 그러니 서두르지 말라. 일정 기간에 걸쳐 명상이 그대의 인성에 스며들게 하라. 그러면 곧 누군가 당신이 변했다는 말로 당신을 놀라게 할 것이다.

 이 모든 준비는 얼마나 필요한가? 답은 의식과 초의식, 삶과 명상 사이의 간극이 좁혀져야 한다는 것이다. 명상이 삶에 스며들어야 한다. 그러면 삶의 문제들이 명상 중에 마음을 어지럽히지 않게 될 것이다. 위에 기술한 준비과정들은 이런 방향으로 나아가는 몇 가지 단계다. 그러나 유연해야 한다. 부드럽게 규칙을 어길 수 없는 사람은 부드럽게 지킬 수도 없다. 필요한 경우 게으름과 의지 부족이 아닌 신중한 판단으로 규칙을 어겨야 한다.

 일상과 명상의 관계에서 세 가지 유형의 사람이 있다.

 비유를 들어 이야기해 보자. 버터를 녹여 얼음물에 부으면 버터는 즉시 응고한다. 흔적을 남기지 않고 물에서 꺼낼 수 있다. 명상수련이 생활과 완전히 별개의 것이 될 때, 일상의 정신적, 신체적 습관이 명상 중에 그 불쾌한 머리를 쳐든다. 토대가 약한 것이다. 이러면 쉽게 수련을 그만두고, 아주 작은 평화와 차분함만 삶에 흘러든다. 명상과 일상의 삶 사이에서 드러나는 갈등으로 어려움을 겪는다. 그러면서도 명상의 작은 일부가 태도, 습관, 행동, 반응에 서서히 배어든다. 명상은 이런 식으로 시작된다. 구도자는 변화된 마음의 틀 안에 자신의 명상자리를 남기고, 그 자리에 처음에는 몇 분, 나중에는 몇 시간 동안 완전함, 자기 신뢰, 자기확신의 느낌이 남는다. 그리고 말과 결단과 행동이 내면의 깊은 중심에서 나오는 듯이 여겨진다. 그러나 그 힘은 점점 약해지고 일상의 삶이 마음을 삼켜 버린다. 이것은 물과 기름을 섞는 것과 같아서 잘 섞이지도 완전히 분리되지도 않는다.

그 다음 바람직한 상태는 분리될 수 없이 섞여 있는 물과 우유의 상태다. 삶의 질이 향상되고 명상이 곧 삶이 된다. 명상이 행동 하나하나에 스며든다. 말 한 마디 한 마디가 영적 깊이를 지니게 된다. 이 시점에서 학생은 참스승이 된다. 자신의 인생과 타인의 인생의 순행과 역행을 안다. 그리고 구루데바 스와미 라마(Swami Rama)의 말씀에 의하면, "그는 보이는 물질세계에서 6개월 후에 일어날 일을 섬세한 세계 안에서 본다."고 한다. 그때 그는 마음을 움직이는 몸의 욕망과 걱정을 갖지 않은 채 단지 몸 안에 거하는 형태 없는 영혼, 즉 '비데하(videha)'다. 그는 인성을 넘어서서 주어진 상황에서 타인을 이롭게 하는 데 적합한 인성을 투영한다. 그의 이런 행동은 다른 사람 눈에 불가사의해 보이지만, 얼마나 많은 개미들이 코끼리의 해부도를 그릴 수 있겠는가? 이런 점에서 그는 명상에 들거나 나오지 않는다. 그보다는 그의 영적 중심에서 세상으로 나와 도움을 주고 명상으로 되돌아간다. 사실 이것조차도 낮은 단계다.

사다리의 마지막 가로대는, 지붕 꼭대기에 서서 주변 경관을 둘러

볼 때 그 모든 것을 통달한 자로서 더 이상 만화경의 변화하는 장면과 분위기에 동하지 않는 것이다. 그는 들어가거나 나오지 않는다. 이것이 자아 실현, 해방이다. 오로지 자아 실현을 목표로 명상을 시작한다면 진보할 것이다. 명상수련을 시작하기 전에 "깨달음의 경지(Buddhahood) 외에는 관심 없다."라고 다짐한다면, 당신의 명상은 성공할 것이며 순수한 영혼의 물이 당신의 얼룩을 씻어 내고 당신이 키운 고통을 치유할 것이다. 그러나 많은 이들에게 이 모든 것은 너무 요원한 꿈이다. 그러니 명상 초심자들이 갖는 몇 가지 좀 더 단순한 의문들을 다루어 보자.

> 나는 수많은 색과 얼굴을 보고, 여러 가지 소리와 보이지 않는 스승의 목소리를 듣습니다. 장면과 사건들이 내 정신적 눈에 보입니다. 이런 것들은 나의 전생을, 미래를 혹은 현실을 나타내는 것일까요?

명상 중에 떠오르는 생각과 경험은 세 가지 원천, 즉 의식적 마음의 기억과 근심, 잠재의식의 왜곡, 의식의 중심에 있는 깊은 실체에서 일어난다. 명상의 가장 큰 위험 중 하나는 모든 내적 경험을 영원한 경험으로 받아들이는 것이다. 흔히 환상적인 삶을 살고 싶어 하는 사람들이 시인이나 소설가의 몫으로 남겨질 허구세계로 도피하려고 명상을 이용한다. 이런 경험들을 다루는 가장 좋은 태도는 단지 그것들을 인식하고 완전히 무시하는 것이다. 특정 경험이 반복되면, 어느 단계에서 무엇이 일어나는지에 대한 전문 지식과 경험을 가지고 있는 스승 곧 영적 안내자와 상담하는 게 좋다. 그렇지 않으면 초의식의 맑은 호수로 뛰어들지 못하고 환상의 늪에 빠지기가 쉽다. 이것이 요가에서 초의식이란 용어의 의미가 칼 융의 해석과 다른 관점의 하나다.

> 명상적 경험에 대해 수없이 들었지만 내게는 아무 일도 일어나지 않습니다. 나의 명상이 잘못된 것일까요?

그 모든 방해로부터 자유로운 당신에게 축하를 보낸다! 휘황찬란하게 번쩍이는 빛을 찾는다면 토요일 밤에 번화가로 나가면 된다. 우레와 같은 소리를 듣고 싶다면 고속도로 옆에 서 있으면 된다. 명상은 멜로드라마나 연극이 아니다. 당신이 추구해야 할 유일한 명상 효과는 몸의 이완, 침묵, 고른 호흡, 마음의 평안 그리고 내면의 에너지의 느낌, 생명력, 의식의 힘 등에서의, 초기에는 점진적이고 나중에는 절대적인 고요함이다. 명상은 마음이 완전히 각성하고 의식이 고도로 자각하는 것을 즐기는 동안 몸이 있다는 것조차 잊어버리는 상태다. 이런 명상에서 눈을 떴을 때, 당신이 자리에 앉아 있으며 다양한 사물의 세상이 여전히 당신 곁에 있는 것을 보고 놀라게 된다.

> 그런 확신은 분명 고무적입니다. 빨리 그런 경지에 도달하고 싶습니다. 어떻게 해야 할까요?

여기서 당신의 에고가 다시 작동한다. 그곳에 도달하는 길은 인내, 인내, 인내라는 세 가지 길뿐이다. 조급해지는 순간 당신은, 그 길에 공간의 장애물을 놓고 새롭게 인과의 사슬을 시작하는 시간의 힘을 인식하게 된다. 감정을 정화하지 않으면 영성의 피뢰침이 당신을 깨닫게 하기보다 충격만을 줄 것이다.

집중하기 위해 초와 향을 사용하는 것은 어떻습니까?

"신"이라는 말조차도 필요 없다. 신심은 말 속에 들어 있는 것이 아니기 때문이다. 과학적 사고를 하는 무신론자도 명상을 할 수 있으며 신이나 천국이라는 말로는 표현하지 않을 내면의 평화를 경험하게 될 수도 있다. 그러나 숭고한 목적을 위해 외적 대상을 사용하는 삶의 철학에 동조하거나 그런 전통에 당신이 속해 있다면 신전, 제단, 구루나 신의 그림, 꽃, 향, 초 등 모든 것이 적합하다. 이런 것들과 의미 깊고 섬세한 떨림의 영적 음악과 찬송 소리는 의식적 마음을 진정시키는 데 도움이 될 수 있으며, 의식적 마음을 숭고한 수준으로 드높이고, 명상을 이끄는 심리상태를 일으킬 수 있다. 비록 어떤 단계에서는 이 모든 의례적 도구도 소용없어질 것이지만, 당신의 현재 반응 단계에서 당신의 영혼이 이런 종류의 환경과 수련을 추구한다면 명상 스승에게 조언을 구해야 한다. 스승이 전통 안에서 잘 수련한 사람이라면, 요가전통에서 수 세기 동안 사용되어 온 검증된 처방법과, 명상으로 경배하는 형식을 안내해 줄 것이다.

6
명상에서 문제를 일으키는 생각

구도의 길에 일어나는 문제를 알지 못하면 원인을 제거할 수도, 결과를 치유할 수도 없으며 그것들이 발생하는 것을 막을 수도 없다. 예상을 못하니 준비도 안 되어 있다. 이러한 장애물은 인성이 얼마나 정화되었는지와 상관없이 거의 모든 사람의 구도의 길에 나타난다. 주된 문제는 다음과 같다.

질병 : 이전에 저지른 그릇된 행위(karma)의 결과로 자아와 육신 사이의 바른 관계를 망각한다. 이 망각의 결과 분별하는 기능인 '붇디(buddhi)'는 통제력을 상실하여 몸과 마음 모두에 해가 되는 즉흥적인 행동을 하게 된다. 질병은 공기, 담즙, 점액 등 세 가지 기질의 불균형이다. 이 불균형은 다양한 감각에서처럼 몸의 일곱 가지 요소인 분비선과 소화액, 혈액, 피부(땀), 골수, 뼈, 지방, 성액(정액) 등의 분비에 그 이상의 불균형을 야기한다. 쓸데없는 정신적 불안뿐만 아니라 불균형

하고 무절제한 식습관, 수면, 성교는 불균형한 기질의 원인이 되고 그 결과 질병을 일으킨다.

나태한 마음 : 의지가 있으면서도 수련을 하지 않거나 주의를 기울이지 않고 불규칙하고 드물게 수련한다.

의심 : 내가 수행할 수 있을지 없을지, 그리고 수행하더라도 내가 어떤 것을 성취할 수 있을까? 혹은 명상수련에 과연 이로움이 있을까? 다른 방법이 더 좋지 않을까? 등으로 표현된다.

신체적, 정신적 무기력 : 신체의 점액 등의 불균형 또는 마음속 타마스의 지나침과 지배로 인해 명상의 결실이 거의 없다.

이 밖에 다음과 같은 문제들이 일어난다.
- 명상 중에도 마음이 대상과 감각에 쏠린다.
- 잡다한 정신적 훼방 때문에 명상이 더 높은 단계에 이르지 못한다.
- 높은 단계에 이르더라도 오래 머무르지 못한다.
  수련지는 온갖 고통과 번민, 슬픔과 한탄 그리고 두려움과 신체적 장애, 불필요한 동요를 경험한다.
- 마음속 불안과 좌절
- 팔다리의 불안정
- 호흡의 불안정

이것은 모두 인내와 규칙적인 수련을 통해서만 극복될 수 있다.

사람의 평상시 성향 때문에 명상 중에 마음에 일어나는 생각을 몇 가지로 구분한다. 이것을 '니와라나(nivarana)', 장애라고 한다.
- 감각의 욕망
- 악의
- 게으름과 무기력
- 불안과 걱정
- 의심

어떤 학파는 다른 모든 장애가 이 다섯 가지에서 나온다는 견해를 가지고 있다. 수행자는 서서히 이 모든 장애와 방해물과 마음의 껍질을 없애는 작업을 해야 한다.

모든 명상학파에서는 수련자들이 명상과 생활 양쪽에서 생각의 네 단계를 수련하겠다고 열망하기를 권한다. 그것은 다음과 같다.
1) 떠오른 그릇된 생각을 멈춰야 한다.
2) 아직 떠오르지 않은 그릇된 생각은 막아야 한다.
3) 아직 떠오르지 않은 바른 생각은 떠오르도록 해야 한다.
4) 떠오른 바른 생각은 지속되고 강화되고 발전시켜야 한다.

명상 중에 왜 온갖 생각이 떠오를까요? 그것을 어떻게 막을 수 있을까요?

이는 명상 초심자들의 가장 흔한 질문이다. 그러므로 조금 상세한 설명을 해야 할 것이다. 우리는 앞에서 반영이고 반응인 생각의 재료에 대해 이야기했다. 반응은 마음 표면에 칠해진 여러 색의 혼합에서 일어나는데, 이때 마음이라는 거울에 비친 반영은 왜곡된 것이다. 생각이 일어나면 거기에 아무 대응도 하지 말라. 이것이 위 질문의 정확한 답이다. 생각은 다른 곳이 아닌 당신 내면에서만 일어난다. 모든 대상에는 물질과 정신이라는 두 가지 측면이 있다. 물질적 측면은 마음으로 관찰하고 정신적 측면은 관찰자 즉 자아가 관찰한다. 깨어 있는 동안에 우리는 거의 물질적 측면과 그 측면에 대한 정신적 반응에 매여 있다. 끊임없는 반영과 반응, 자극과 응답의 과정이다. 이 책을 읽는 동안에도 마음속에 많은 생각들이 일어난다. 눈을 통한 자극과 그에 대한 마음의 반응이 일어나는 것이다. 동시에 많은 여타의 작은 자극-반응 과정이 계속된다. 몸에 옷이 닿는 것을 경험했을 것이다. 차를 마시고 입을 헹구지 않았다면 입에 남은 차맛을 느낄 것이다. 많은 사람이 신체적 준비 없이, 입을 헹구지 않고, 발과 손과 얼굴을 씻지 않고, 목의 열을 식히지 않고, 피부에 온갖 자극을 일으키는 화학섬유를 걸치고 명상을 하려고 앉는다. 그러고는 "왠지 불편해."라고 말한다. 많은 이들이 마음에 근심걱정을 안고 명상을 하겠다고 자리에 앉는다. 그러니 정신적 상황과 조건, 그리고 다양한 종류의 자극들이 생각을 일으킨다.

소리와 시각 등의 외부환경에 대한 생각을 거두어들이면 곧 몸을 자각하게 된다. 자리가 적당하지 않으면, 옷이 부적절하면, 몸을 씻지 않았다면 이 모든 것이 감각으로 경험된다. 예를 들어 몸이 근질거리기 시작한다. 이는 방에 홀로 남겨져 벽을 더듬어 문을 찾는 장님의 이야기를 상기시킨다. 화학약품이 몸에 뿌려져 있어서 그는 계속 몸을 긁어댄다. 따라서 장님은 방 안의 벽을 따라 돌고 돌지만, 심하게 가려운 몸을 두 손으로 긁느라 매번 손으로 문을 찾지 못하고 만다! 그러니 하타 요가 수련과 바른 자세를 통해 몸이 잘 준비되지 않으면, 바르고 적절한 자리가 준비되지 않으면 몸은 절대 안정되지 않을 것이다. 몸이 안정되지 않으면 마음은 편안하지 않을 것이다. 라자 요가에 이런 전통이 있다. 3시간 36분 동안 완전히 안정된 상태로 앉아 있을 수 있다면, 그 사람은 '사마디'에 이를 수 있다. 그러나 보통사람은 많은 준비 없이 그 경지에 이를 수 없다.

더부룩한 위, 긴장한 근육 등의 신체상태는 더욱 문제가 된다. 틀린 자세는 발목과 무릎에 쓸데없이 통증을 일으킨다. 이런 문제는 전통에서 가르치는 체계적 이완법 수련으로 극복할 수 있다. 마음을 통증과 불편함을 느끼는 부위에서 서서히 멀어지도록 훈련해야 한다. 신체가 완전히 준비된 후에야 마음이 안정되기를 배울 수 있다.

안정된 마음은 텅 빈 마음이 아니다. 마음으로 뭘 해야 할지 모르면 눈과 귀를 닫는 감각 차단도 기껏해야 불편할 뿐이고, 최악의 경우 통제되지 않는 환상과 환각을 일으키게 한다. 많은 정신생리학 실험에서 감각차단이 그런 결과를 가져오는 것이 증명되었다. 피실험자는 눈을 가리고, 촉각 자극, 소리 등이 없는 감각차단상태에 한참 동안 놓여 있었다. 모든 입력 기관이 이렇게 차단되면, 마음은 균형을 유지하기 위해 습관적으로 의지하던 모든 것을 잃는다. 이런 식으로 생각해 보라. 마음은 눈과 귀와 다른 감각들을 잇는 끈과 갈고리를 가지고 있으며, 이것으로 물질적이고 경험적인 실체를 붙잡고 있다. 그런데 이 갈고리가 갑자기 제거되고 끈이 끊어지면, 마음은 자급자족을 하며 자신의 기억을 끌어내고 생각의 재료를 외부가 아닌 내면으로부터 얻으려고 애쓰면서 어두운 방에 있게 된다. 마음은 자신의 팔다리를 게걸스레 먹는 최악의 식인종이 되는 것이다. 이것은 반드시 막아야 한다. 이런 이유로 초의식 명상수련에서는 생각의 대상을 갑자기 제거하지 않는다. 수행자가 초월적 실체에 대한 최상의 의식상태, '무상삼매(asamprajnata samadhi)'를 경험할 수 있을 때까지 마음은 의지할 것, 기댈 것, 의존할 것, 유지할 것, 붙잡을 것 등 '지지대(alambana)'를 필요로 한다. 그러면 마음은 '모든 파동이 멈춘 상태(niruddha)'가 아니라 '한 점에 집중한 상태(ekagra)'가 된다. 그러므로 감각차단만으로 마음이 안정되지 않는 것이 분명하다. 감각차단은 마음을 더 동요시킬 수도 있다. 눈과 귀를 닫고 몸을 움직이지 않더라도 마음이 준비되지 않은 채로 있으면 명상상태는 일어나지 않을 것이다. 이런 이유에서 마음이 집중할 대상으로 특별한 빛이나 소리, '차크라(chakra)', 즉 의식의 중심이 주어지는데, 무엇보다 만트라가 집중하는 대상으로 주어진다. 그러면 마음은 닻도 없이 폭풍우 치는 바다에 표류하는 배가 되지 않고, 하나의 대상, 단어, 소리로 가득 차서 감각으로 경험되는 외부 실체의 해안에서 아주 멀리 벗어나 한 점에 고정된다. 따라서 만트라는 명상의 바다에서 닻이 되고, 깨어 있는 부두가 된다. 악한 것을 보고 듣고 말하는 원숭이(마음)의 감각을 막을 수는 있다. 그러나 눈과 귀와 입이 막히자

마자 마음은 분별없이 모든 사악한 생각을 하기 시작한다. 마음이 감각 대상에 의존하는 것에서 벗어나는 길을 알지 못했을 때 인위적으로 감각을 차단하면 만트라같이 마음을 지지해 주는 것이 즉시 물러가고, 마음은 온갖 상상과 생각, 단어와 연상을 만들어 내기 시작하면서 두개골 속을 기어다니는 무시무시한 전갈과 거미들이 보이기 시작한다!

생각은 마음에, 기억의 재료와 잠재의식에, 의식의 표면에 있기 때문에 외부에서가 아니라 마음에서 일어난다. 항아리에 담아둔 것은 뚜껑을 열면 보인다. 이것은 커다란 쓰레기통에 밤낮으로 쓰레기를 던져 넣는 사람과 같다. 그렇게 몇 년이 흐른 뒤에 어떤 방문객이 그에게 쓰레기통 바닥에 귀한 다이아몬드가 있다고 말하자 그는 다이아몬드를 찾기 시작한다. 쓰레기통에 손을 넣고 찾아보지만 보이는 것은 전부 쓰레기뿐이다. 그렇게 5분 동안 쓰레기통을 뒤지다가 낙담하여 더러워진 팔을 빼내고, "내일 다시 찾아봐야지."라고 말한다. 그러고는 나머지 23시간 55분 동안 그 쓰레기통에 더 많은 쓰레기를 담는다. 다음날 아침 다이아몬드를 찾아 5분 동안 쓰레기통을 뒤지고 다시 쓰레기 담기를 계속한다. 하루 23시간 55분 동안 당신 마음에다 복잡하게 뒤얽힌 관계와 반사행동과 근심거리들을 담는다면, 5분간의 명상 중에 바로 그것들을 마주 보게 될 것이다. 명상을 정화하려면 삶을 정화하라. 많은 사람이 이런 생각들이 떠오르는 것이 두려워 명상하기를 꺼린다. 그러나 때로는 두려움을 이기고 이렇게 말한다. "좋아. 거기에 다이아몬드가 있는 게 사실이라면 나는 부자야. 해 보자." 그리하여 자신의 내면을 들여다보면서 20년, 30년, 40년의 삶에서 분별없이 마음에 담아둔 것들을 보게 된다. 감사하게도 이런 과정을 통해 생각들이 일어나며, 당신이 현명하다면 마음에 담겨 있는 것을 인지하고 해야 할 정화의 단계를 알게 된다. 명상 중에 두서없이 일어나는 생각들은 정화가 필요한 것의 일부로 여겨야 하며, 마음속에 달갑지 않은 생각이 있다는 것을 인식하면 곧 정화하는 과정을 더할 수가 있다.

명상 중에 마음에서는 다섯 단계에 걸쳐 생각이 일어난다. 한 단계씩 공부하자.

첫 단계는 두서없는 생각들이 떠오르는 것이다. 마음을 통제하는 것을 배우지 못했기 때문에 명상 중에 이런 생각들이 떠오르면 자신을 잃고 휘둘린다. 생각은 꼬리를 이어 나타나기 시작하고, 자유로운 연상으로 마음속에 한 가지 이미지가 만들어지고 이어서 또 다른 이미지가 나타난다. 한 단어가 떠오르고 한 문장이 만들어지면서 줄거리가 시작되고 계속된다. 푸른 셔츠가 생각나고, 그 옷을 입은 친구, 그리고 그의 캐딜락 자동차, 그런 고급차를 소유하기 위한 능력, 그리고 자신이 명상을 하지 않고 있다는 것을 미처 깨닫기도 전에 그 친구가 수퍼마켓을 운영하고 있다는 생각이 연이어 떠오른다. 눈을 뜨면 자신은 명상자리에 앉아 있다. 명상을 하면서 의사는 돈 많은 환자를 생각하기 시작하고, 심리학자는 심리분석을 시작하며, 아내는 남편과 다투고 남편은 아내와 싸우고, 학생은 종종 스승과 긴 언쟁을 한다, 바로 명상 중에. 명상 시간을 거의 꿈을 이루듯이 자신의 바람을 충족시키는 것으로 이용하는 사람도 있다. 때로 이런 백일몽과 환상은 대단히

'타마식'한 성질을 띠어 어둡고 무디고 우울해서 이런 사람은 두려워하며 명상을 그만두고 싶어진다. 때로는 '라자식'한 성향을 분명히 보인다. 초심자는 흥분하고 동요하고 안절부절못하며, 분노하거나 성적으로 각성되기도 한다. 이들은 때로 '사트빅'한 성향을 보이거나 이 세 가지 속성이 서로 혼합된 상태를 보인다.

많은 경우 이런 몽상과 환상은 실제 경험, 직관의 작용, 계시, 스승의 메시지로 잘못 받아들여진다. 자기가 위대한 스승이 되어 수많은 제자를 가르치거나, 세상의 운명을 예언하거나, 모든 사람의 마음을 아주 분명하게 보는 모습을 마음에 그린다. 전에 어떤 사람이 한밤중에 내게 전화해서 이렇게 말했다. "판디트지, 제가 선생님의 미니애폴리스의 일을 이을 후계자가 될 것이라는 선생님의 메시지를 방금 명상 중에 받았습니다." 나는 그에게 내 후계자는 나의 구루가 결정할 것이라고 말해 주었다. 그 후 다시는 그를 보지 못했다. 어떤 여자는 명상에 냉담한 남편이 어느 날 그녀의 얼굴에서 위대한 빛을 보고 깊이 감동되어 그도 명상하게 될 것이라고 생각한다. 그런 강력한 환상, 희미한 환상, 생각의 사슬 등은 주의 깊게 관찰해야 한다.

이런 것들은 마음이라는 거울의 표면에 칠해진 같은 용액, 같은 화합물에서 일어난다. 이것을 어떻게 통제할까? 이것에 맞서 싸워야 할까? 그냥 무시하는 것이 정답이다. 그런 것이 일어나는 것을 지켜보고 나서 마음을 그것들로부터 멀어지게 하라. 당신의 명상과정에만 주의를 기울이라. "만트라가 떠오르고, 구루의 영혼이 내 마음을 차지하고,

그것에 자신을 맡긴다." 달갑지 않은 생각을 감지하면 곧 그것이 새로운 생각의 출발점이 되지 못하게 하라. 연결을 그 자리에서 끊고 명상으로 돌아가라. 그런 생각이 일어났다는 사실에 주목할 뿐, 그 생각이 증식해서 새로운 생각을 만들어 내지 못하게 하라.

두서없는 생각은 늘 몸을 긴장시키고 긴장한 몸은 두서없는 생각을 일으킨다. 이렇게 관련되어 있어서 한쪽 없이 다른 한쪽만 있는 것은 불가능하다. 이런 생각들을 통제하고자 한다면 즉시 몸을 이완하고 호흡을 늦추라. 몸을 이완하기가 어렵다면 마음에 만트라를 떠올리라. 그러면 몸이 서서히 이완될 것이다. 여기서 한 가지 기억할 사실은, 명상과정의 초기단계에서는 마음의 명상과 몸의 이완이 상호의존적이라는 것이다. 그러므로 두서없는 생각들을 통제하고 생각의 사슬이 이어지는 것을 막기 위해서는 간단히 말해 다음 세 단계를 따라 한다.
- 두서없는 생각과 환상의 사슬을 무시하라.
- 곧바로 천천히 호흡하면서 모든 근육과 관절을 이완하라.
- 만트라를 마음에 떠올리라.

생각과 환상과 얼토당토않은 공상의 사슬이 점점 더 적게 일어날 것이다.

둘째 단계는 여전히 두서없는 생각이 일어나지만 생각의 사슬이 더는 만들어지지 않는 단계다. 씨는 싹트지만 나무나 풀로 자라지는 않는다. 억제되고 잠재되어 있던 것들이 이제 표면으로 떠올라 에너지를 매우 빠르게 소진하며 사라진다. 힘은 흩어져 버려 더 나쁜 영향을 끼칠 그 무엇도 무의식의 토양에 남기지 않는다. 이것은 숨은 '카르마'를 줄이고 '삼스카라'의 힘을 소진시키는 한 가지 방법이다. 그러나 여기서 만족해서는 안 되며, 일어나는 각각의 생각을 지켜보아야 한다.

첫 단계와 둘째 단계를 구분하는 경계선은 분명치 않다. 때로 제자가 스승에게 와서 이렇게 말한다. "이전보다 더 나빠지는 것 같습니다. 마음속에 많은 생각이 일어납니다. 저는 더 교만해지고, 질투하고, 화를 내게 되었습니다. 제 안에서 전에 없던 악의적인 기질을 봅니다." 스승은 그것이 실제상황이 아니라고 제자를 안심시킨다. 이런 분노와 악의적인 습관은 늘 있었으나 제자의 마음이 외부의 대상에 너무 매여 있어서 한 번도 자신의 인성과 마주하지 못했던 것이다. 명상 중에 두서없는 생각들을 지켜보기만 하는 숙련된 태도를 발전시키듯이 우리는 일상에서 마음의 습관도 바라볼 수 있게 된다. 그러면 자신의 다양한 기질을 알게 되고 그것을 정화하기를 열망한다. 다른 사람과의 관계를 개선하기 원하고 더 집중해서 '야마'와 '니야마'를 수련하기 원한다. 전체적으로 더 나은 인간이 되기를 원하며 자신의 행동을 주의 깊게 관찰한다.

이로 인해 발전의 셋째 단계에 든다. 명상을 방해하는 생각은 이제 잡다하지도 두서없지도 않고 매우 한정적일 것이어서 현재 의식적 또는 잠재의식적으로 마음을 특히 사로잡는 현실적인 문제들을 생각할 것이다. 이는 구도자에게 진보하려면 반드시 알아야 할 자기 삶의 실제 단계를 보여 줄 것이다. 이로 인한 부정적인 생각을 긍정적 마음자세로 바꾸고 이런 자세를 길러야 한다. 명상 중에 자신의 생각을 잘 읽는 것을 제대로 배웠다면, 이 상태는 전적으로 바람직하지 못한 상태는 아니다. 자신이 진정 어느 단계에 있고, 행복한 얼굴과 예절 바른 대화 뒤에 숨겨진 자기 인성의 실제 갈등이 무엇인지를 보여 주기 때문이다. 이런 생각들은 자신의 진보나 부족함을 알려 주는 척도가 된다.

마음에 드러나는 삶의 갈등만이 내적 해결을 기다리며 나타나는 게 아니라, 삶과 명상 사이의 갈등도 나타날 수 있다. 나는 더 깊은 명상을 갈망하며 더 많은 시간을 할애하고 싶지만, 내 배우자는 내가 수행에 시간을 보내는 것을 탐탁치 않게 여긴다. 나는 경제적으로 도움이 되는 일에 전념하는 것을 줄이고 싶다. 어떻게 하면 명상에 더 많은 시간을 보낼 수 있을까? 이런 갈등이 일어날 때 이것을 다루는 두 가지 방법이 있다. 하나는, 더 평화롭고 안정적인 관계를 이루는 데 도움이 되도록 자기 명상 경험의 효과를 삶 속으로 가져오는 법을 배우는 것이다. 명상과 삶을 따로 구분하는 이분법을 해소해야 한다. 명상에 잠기면서 삶을 버려두는 대신, 삶을 명상 수준으로 끌어올려 둘 사이의 격차를 줄여야 하는 것이다.

마음이 고양되고 내면의 인성이 변화하면, 삶에 대한 태도도 변한다. 이런 변화는 모든 행위와 상호작용에 조화를 가져온다. 이렇게 안정된 마음으로는 더 이상 성취할 것이 없다. 내면의 상태가 변화되면 갈등은 자연스레 사라진다. 외부세계도 더는 장애의 원인이 되지 않으며, 쉽게 자발적으로 조절이 된다. 관계를 변화시킬 필요는 없지만, 태도는 명상과 평온한 마음에 따라 변해야 한다.

　명상하는 사람은 남을 변화시키려고 하거나 남이 자신을 위해 변하기를 기대하는 대신에, 자기 내면의 인성을 넘어서야 한다. 남을 변화시키겠다는 생각은 가정과 밖에서 점점 더 갈등을 일으키는 에고가 투영된 것이다.

　어떤 관계에서도 당신이 그 관계의 반을 차지함을 잊지 마라. 흔히 문제는 사람에게 있는 것이 아니라, 잘못된 사고방식의 결과로 관계가 진행되는 데 있다. 아래 한 가지 예로 충분히 설명이 될 것이다. 초기에 우리 고등의식센터의 학생그룹은 마약 상용 문화를 외면하고 명상철학과 수련을 하려고 모인 젊은 구도자들이었다. 그들의 계속되는 불평은 그들 부모의 불신에 관한 것이었다. "우리는 부모님을 참여시키고 싶지만, 그분들은 이런 것에 관심이 없는 세대입니다."라는 것이 그들의 의견이었다. 얼마 후에 의사, 심리학자, 사업가들로 구성된 장년층이 명상적 삶에 합류하기 시작했다. 이 그룹의 불평은 그들 아이들을 참여시키고 싶지만, 젊은 세대가 이런 훈련에 관심이 없다는 것이었다! 이 두 그룹은 각각 그들만의 궤도에서 움직이는 듯이 보이고, 이전 관계와 마음자세의 타성이 전부 힘을 잃을 때까지, 마음의 전제조건들이 명상을 통해 제거될 때까지 두 세대는 만나지 않을 것이다. 문제는 이들 두 세대에 있는 것이 아니라 마음자세에 있다.

마음은 외부에서 구실을 찾고, 스승은 아버지 같은 존재며, 아버지의 훈육을 좋아하지 않았던 우리는 명상 훈련도 좋아하지 않는다. 우리는 지도받기를 바라지만 충고는 원치 않는다. 마음이 외부에서 핑계를 찾는 버릇을 포기하지 않는 한 결코 내면의 갈등을 해소할 수 없을 것이다. 삶과 관련된 갈등이 마음에 느껴질 것이며, 명상 단계를 알 수 없게 만들 것이다. 강한 영혼은 위기를 해결하고, 어려움을 피하지 않고 끌어안으며, 두 세력의 힘을 융합하여 적을 친구로 만든다. 여기에는 명쾌한 해결법도, 정확한 답도, 비법도, 처방도 없고, 구루의 어떤 충고도 도움이 되지 않을 것이다. 구루가 심리치료사가 되어 당신 일상의 감정들을 분석해 주기를 기대하지 말라. 인성의 한계와 외부환경의 제약을 뛰어넘는 자유의지로 선택하라. 잠재의식의 변덕에 지배당하는 의지는 자유의지가 아니다.

여기서 당신은 앞으로 어떻게 할 것인가 하는 삶에서의 선택의 문제에 직면하며, 선택이 확실해질 때까지 명상 중에 이 문제에 대한 생각은 계속될 것이다. 이 시점에 많은 이들이 영적인 삶을 포기하거나 수개월 또는 수년 동안 망설인다. 자신의 선택을 분명히 함으로써 삶의 위기를 해결하고, 자신의 궁극적 목적과 가치를 자각하는 것을 배우라. 삶에서 당신이 추구하는 것이 무엇인가? 당신은 결승선에서 다른 말들을 전부 앞지를 수 있는 경주마인가? 아니면 명상으로 성자가 되는 길에 서 있는가? 사람들은 대부분 결승선이 무엇이든 간에 거기서 모든 이웃을 앞지르기를 바라면서 경주마의 삶을 산다. 결승선은 아마도 회사 중역이 되거나 배우자보다 우위에 서는 문제일 것이다.

이런 것은 영적 목표나 열망과 조화를 이루지 않는다. 그러면 당신이 왜 이런 것에 유혹되는지, 그것에 어떻게 저항하는지를 알아야 한다.

이 문제는 유혹과 저항으로 나눌 수 있을 것이다.
1) 명상적 삶과 반대되는 것들에 끌린다.
2) 명상적 삶을 지탱하는 것들에 저항한다.

이런 유혹과 저항은 그릇된 동일시와 에고 때문에 생긴다. 33쪽의 도표를 참조하기 바란다. 순수한 경험을 얻고자 열망해도 이런 유혹과 저항이 명상 중에 일어난다. 명상자리에 앉아 마음속에 만트라를 염송하려는 순간에 이 방해하는 생각들이 일어난다. 마음은 극적인 다툼으로 공연이 시작되는 연극무대가 된다. "아, 그 인간! 어떻게 그럴 수가 있어. 내가 자기한테 얼마나 잘했는데 이런 배은망덕한 짓을 하다니! 다음에 만나면 이렇게 저렇게 말해야지! 어떻게 혼내줄까? 나를 이렇게 힘들게 하다니!"

"아니야. 이런 생각을 하면 안 되지. 나는 명상 중이야. 만트라를 시작하자." 호흡이 느려지고 잠시 만트라가 반복된다. 그러다 1분 뒤에 "정말 나쁜 놈이야!" 한다.

"안 돼! 마음아, 명상으로 돌아와!" 명상으로 돌아왔다가 1분 뒤에 또다시, "결혼할 때 그렇게 좋은 사람이었는데, 요즘 왜 그러는지 모르겠어!" 하게 된다.

그렇게 30초 명상하고 1분 30초 싸우고, 20초 명상하고 2분 씨름하고, 이 싸움과 씨름이 진보의 길에 장애를 일으키는 저항이다. 그렇지만 다른 사람들이 그렇게 피해를 주는 걸까? 그 사람의 행동이 당신과 얼마나 관련이 있는가? 비록 상대방 혼자서 그 상황에 모든 라자식하고 타마식한 요소들을 더했다 해도, 당신이 그런 요소들을 당신 인성에 받아들이지는 않았는가? 그 사람이 그렇게 생각하고 그런 말을 했다. 좋다! 그는 자신의 영적 삶에 어둠을 보탠 것이다. 그런데 왜 당신이 그 어둠을 당신 자신에게 쏟아부어야 하는가? 이웃사람이 당신에게 선물을 주었지만 받지 않았다면 그것은 당신 것도 아니고 당신하고 아무 관계도 없다. 당신이 크리스마스 때 누군가에게 선물을 주었다고 해서 부활절에 찾아가 "당신이 내 선물을 어떻게 했는지, 그 셔츠를 세탁했는지, 코트를 수선했는지 보러 왔소."라고 말하지는 않는다. 그것은 이제 당신이 관여할 일이 아니다. 상처를 주는 말을 한 사람이 있다면, 그 사람의 입과 당신의 귀 사이는 6피트(1.8미터 정도)나 그 이상일 것이다. 그러면 당신의 귀와 마음 사이의 거리는 얼마인가? 이 거리가 멀어지게 하라. 내면의 공간을 무한하게 하기 위해 이 거리도 무한대가 되게 하라. 그런 말들이 귀에서 마음으로 이동하지 못하게 하라. 그 말이 당신 귓등으로 흘러내리게 하고, 불쾌한 장면을 눈썹에서 땅으로 떨어뜨려 흩어져 사라지게 하라.

여기서 당신은 '내가 저항하는 것이 그 사람에게 있는 것이 아니라 내게 있는 것이 아닐까?' 하고 자신에게 물어야 한다. 명상 중에 분노, 상처, 좌절 같은 생각이 일어나면, 바로 그 순간에 생각의 근원을 내면에서 찾아보라. 당신 에고의 어떤 부분이 그 사람과 그 상황에 저항하는가? 당신에게 극심한 해를 입히려고 작정하는 사람이 극소수라는 것은 분명한 사실이다. 그렇다면 당신 마음속에서 방해하는 것은 무엇인가? 당신 마음의 일부는 말할 것이다. "그냥 그 사람은 나빠!" 또는 "그 사람은 끔찍해." 당신은 여기 있고 그 사람은 저기 있는데, 어떻게 그의 해악이 당신에게 영향을 주겠는가? 당신 마음의 또 다른 일부가 천천히 나서면서 말한다. "그래, 그자가 내 자존심을 상하게 했어. 내가 그보다 더 잘났다는 걸 보여 주고 싶어." 이런 생각이 일어나자마자 당신이 마주하고 싶지 않을, 자신에 대한 결론에 닿는다. 수많은 변명이 자신을 드러낼 것이다. 그것을 보게 되면 어느 정도 죄책감을 느낄 것이다. '약간'의 죄책감은 정죄(淨罪)와 정화의 훌륭한 도구다. 당신 차의 제동장치나 조향장치가 제대로 작동하지 않는 것을 알게 되면 차를 잘 관리하지 않았음을 깨닫는다. 하지만 보통 이런 상황에 처하면 잘못을 인정하면서 길가에 주저앉아 있지 않는다. 필요한 행동을 취하고 차를 고친다. 그러니 상황에 저항하고 있는 당신 인성의 이런 면을 살펴보는 중에 에고를 마주하는 순간 자신에게 냉정해져야 한다. 제동장치와 조향장치를 고치기 위해 햇빛 아래 또는 빗속에서 작업해야 한다는 것을 잊지 말라. 에고의 뒤틀림을 전부 태워버리기 위해서는 약간의 고통 그리고 최후의 고통까지 견디어 낼 준비가 되어 있어야 한다. 당신이 영적으로 실패할 때마다 그 실패를 인식하고, 당신을 성공으로 이끌고 생각의 정화과정을 바른 단계로 이끄는 무언가를 당신이 가지고 있음을 잊지 마라. 당신의 가벼운 죄가 친구가 될 것이다.

그런 다음 그 가벼운 죄책감을 씻어버리고, 자존심을 겨루는 사람에게 당신이 자존심을 과시하려 했음을 인식하라. 당신 내면의 상황과 당신 자신에 대한 이 새로운 분석을 받아들이면 곧 타는 듯이 격렬한 고통을 경험할 것이다. 30초 동안 고통을 겪는 것이, 잠재의식에 더 깊이 썩어들어가는 늪을 만들고, 잘못된 방향으로 이끄는 추진력을 만드는 '삼스카라'를 계속 남겨 두는 것보다 낫다. 이 격렬한 고통은 문제가 되는 상황의 추진력을 태워 없앨 것이다. 그것은 자신에 대한 올바른 지식으로 당신의 카르마 일부를 태워버릴 것이며, 에고가 타버리는 고통의 30초가 지난 후에는 더 고요하고 맑은 명상을 하게 될 것이다.

이제부터 당신은 외부에서 모아들인 정보, 인상, 경험에 근거한 상황에 반응하지 않을 것이다. 당신은 감정에 휘둘리지 않고 차분하게 행동할 것이다. 내일 아침 당신이 일어나면 불쑥 어떤 생각이 마음에 떠올라 당신을 이끌 것이다. 명상 중에 또는 일상의 활동 중에라도 당신의 마음은 말할 것이다. "저 사람에게 말할 때, 이러저러한 긍정적인 말을 사용해야겠다." 그런 말은 반드시 긍정적인 응답을 이끌어 낼 것이다. 그렇지 않더라도 당신의 고뇌는 끝난 것이다. 외부상황의 내면화가 멈출 것이며, 마음은 흐르는 강물처럼 맑을 것이다. 명상에 문제가 되는 생각이 일어나는 가장 힘든 단계를 통과한 것이다.

넷째 단계에서는, 문제는 거의 일어나지 않고 답과 해결법과 지침이 나타나기 시작한다. 미완성이던 시가 완성될 것이다. 선생은 새로운 가르침을, 경구를 받을 것이다. 잊혀졌던 구절이 기억날 것이며, 교육 계획도 그렇게 5분 안에 퍼뜩 떠오를 것이다. 명상상태는 성공적이고 풍요로운 삶의 안내자가 될 것이다.

여기 또 한 가지 당신이 인식하지 못할 수도 있는 큰 위험이 있는데, 그것은 위장한 잠재의식의 욕구를 충족시키는 과정을 지나고 있는지 아니면 의식적인 마음을 도구로 사용하는 초의식의 진정한 영적 의지를 충족하는 과정을 지나고 있는지다. 하지만 당신은 곧 이 두 가지의 근원을 구분하기 시작하고, 당신 삶의 계획은 신성한 의지의 발현처럼 투명해질 것이다. 이제 당신의 에고는 당신이 위대한 사람이라고 말할 것이다. 당신이 위대한 사람이며, 신의 전령이나 예언자처럼 신을 위해 일하는 순결한 영혼이라는 생각이 드는 순간, 신이 당신 자부심의 도구가 되지 않게 하라. 하루의 명상을 마친 후에 당신은 방향과 해결법을 기록할 수도 있으며, 다른 사람의 영적 진보를 위해 이타적 관심을 기반으로 관계를 맺을 수도 있다. 깨달음의 경지에 도달하기 전에 미래의 부처가 완성해야 할 것 중 하나는, 사람들을 해방시키는 방법에 대한 전문 지식(upaya-kaushala)이다. 이것은 당신의 진보와 타인의 진보를 위해 대단한 인내심이 필요한 일이다.

다섯째 단계에서는 원하지 않는 생각은 일어나지 않으며, 초의식이 당신에게 말하게 하는 방법을 알게 된다. 넷째 단계와 다섯째 단계의 상세한 내용은 스승에게서 수제자에게만 주어지는 개인적 가르침의 몫으로 남겨 둔다.

7
명상을 깊게 하는 방법

즐거움을 추구하는 것은 인간의 본성이다. 명상수련을 즐거운 것으로 기대하지 않고 억지로 하는 수련이라는 생각을 멈추지 않은 한, 깊은 명상으로의 진보를 가로막는 수많은 저항 없이는 긍정적인 마음자세를 계발할 수 없다. 흥분의 즐거움과 평온의 즐거움, 두 종류의 즐거움이 있음을 기억해야 한다. 흥분의 즐거움은 모두가 잘 알고 있다. 파도타기, 성생활, 등산, 맛있는 음식, 마약 등이 온갖 흥분의 즐거움이다. 이 즐거움에는 언덕과 계곡이 있고, 파도의 고저가 있다. 당신을 흥분으로 끌어올리고 바닥으로 떨어뜨리고, 들뜨게 하고 우울하게 하며, 기운 나게 하고 지치게 한다. 흥분의 즐거움은 에너지를 소진하고 기진하게 만든다. 자극의 산이 높을수록 계곡은 깊어져서 오르락내리락하게 만든다.

평온의 즐거움은 깊은 바다 속 잠수부의 즐거움이다. 해저 15피트

(약 4.5미터) 아래에는 거센 파도가 없으며 바다의 영혼과의 진정한 친교가 있다. 명상은 유일한 평온의 즐거움이다. 거기에는 들뜸과 흥분은 없으나 차분함이 있고, 우울함과 탈진을 남기지 않는다. 이런 명상, 이런 즐거움을 날마다 기대하고 행하면 그것은 점차 훈련이 아닌 기쁨이 될 것이다. 깊은 잠에 빠지듯이 명상 속으로 서서히 흘러들어가는 것을 배우게 될 것이다. 계곡은 올라와 당신을 만날 것이며, 산은 내려와 당신을 맞을 것이다. 그러면 당신은 하늘과 땅을 편안하게 날아다니는 자유로운 한 마리 새가 될 것이다.

이제 더 세부적인 것들을 살펴보자. 명상을 깊게 하기 위해서는 명상의 가르침과 지침을 자기 것으로 만드는 방법을 반드시 알아야 한다. 스승은 제자를 지도하기 위해 여러 가지 방법을 사용하고, 제자는 자신의 감각과 마음을 지도하기 위해 여러 가지 방법을 택해야 한다. 즉 스승이 당신을 지도하기 위해 택하는 방법으로 당신의 감각과 마음을 지도하여 당신 마음이 명상하도록 점차 준비시켜야 하는 것이다. 여기에는 몇 가지 방법이 있을 것이다. 하나는 명상에 앞서 특정한 행위나 단어, 지침이나 생각으로 분위기를 만드는 것이다. 반복되는 같은 행위와 생각은 종종 잠재의식의 마음 전체 내용을 변화시키기에 충분하므로, 이로써 당신의 성향이 바뀌고 좀 더 명상에 가깝게 될 것이고 명상에서 장애가 덜 나타날 것이다. 이것은 명상에서 하듯이 대상에서 감각을 완전히 거두어들이지 않고, 명상에 도움이 될 만한 생각으로 대상의 경험을 제한함으로써 감각을 통해 이루어질 수 있다. 이것은 또다시 당신의 적을 친구로 만드는 원리다. 그 대상은 단어, 찬송, 그림, 집중, 기도, 예식 등 무엇이든 될 수 있다. 예를 들어 누구의 만트라는 '고빈다(Govinda)'이고, 다른 누구의 만트라는 '하리(Hari)'이며, 또 다른 누구의 만트라는 '나마하 쉬바야(Namah Shivaya)'다. 단체명상 전에 공동의 만트라를 찬송하는데, 왜 이렇게 하는가? 이렇게 하면 모두 하나의 관념을 받아들이고, 소리와 음악을 통해 자신을 그 속으로 완전히 몰입시키기 때문이다. 반복된 행위는 관념을 만들어 내고, 주어진 소리와 결합된 정신의 힘은 의식과 무의식의 마음에 스며든다.

우리의 감각은 밖으로 향하는 본성이 있으므로, 우리는 이 적들을 친구로 활용한다. 감각이 오랫동안 우리를 현혹해 왔으니 이제 우리가 그것을 현혹할 것이다. '마음아, 말하고 싶으냐? 그럼 말하라. 네가 말하는 것을 막지 않을 것이다.' 이렇게 타협하고 놀이를 하자. 너는 말하기를 좋아하고 나는 깊이 생각하기를 좋아하니, 내가 네게 생각을 주거든 너는 그것을 말하고 노래하라. 이것이 찬송이 된다. 손아, 움켜쥐고 움직이고 싶으냐? 내가 네게 만트라의 암송을 세는 구슬, '자파-말라(japa-mala)'를 줄 것이다. 마음아, 물과 불꽃을 생각하고 싶으냐? 그러면 불꽃의 의미를 바꾸자. '불꽃'이라고 말하는 대신 명상에 이르는 빛의 상징으로 하자. 불꽃을 바라보자. 앉아서 불꽃을 응시하면서 그 불꽃이 집중이 되게 하라. 어떤 사람은 불꽃을 시적이고 영감을 주는 것으로 생각하기를 좋아하며, 그것이 그들의 제단이 된다. 이렇게 저항 없이 당신의 감각들을 이롭게 전환하는 부드러운 방법이 있다.

찬송의 경우 어떤 만트라는 단체로 할 수 있는데, 입술이 노래하게 하고, 자신의 소리를 마음으로 들으면서 주변 사람들의 소리도 받아들인다. 당신의 입술이 만트라 찬송을 노래하게 하면서 같은 생각을 계속 반복하라. 서서히 찬송이 잦아들게 하면, 이것이 당신을 명상의 고요함으로 이끌 것이다. 어떤 마음은 찬송에 반응하지 않는다. 이때는 다른 방법이 있다. 스승은 정상에 서서 언덕을 오르는 모든 숲길과 오솔길을 볼 수 있으며, 각자 다른 길을 따라 올라오는 사람들을 볼 수 있다. 이들이 서로 참고하지 않고, 자신이 택했거나 주어진 길이 자신에게 적당한지를 깊이 생각하지 않고 자기만의 길을 오를 수 있도록 돕는 것이 스승의 일이다. 스승은 제자들이 각각 찬송의 길, 빛의 길, 의례, 과학 등을 통해 정상으로 오르게 이끌 것이다. 스승은 그런 길을 전부 잘 알고 있다. 그러나 당신에게는 당신만의 길 외에는 필요 없으니, 다른 길을 모두 피해 우회해서 자신만의 길을 가라. 찬송, 하지 마라. 제단의 경배, 하지 마라. 노래, 하지 마라. 불꽃에 집중, 하지 마라. 과학적이고 이성적인 방법을 이용하고, 직관을 사용하라. 남들에겐 모순처럼 보이는 것이 정상에 선 사람에게는 산을 오르는 또 다른 길로 보인다.

당신의 명상에 도움이 되는 여러 가지 방법이 있다.
1) 일정한 시간에 자신의 명상자리에서 혼자 하는 개인적 명상
2) 가족과 함께 명상하기
3) 장소는 다르지만 같은 시간에 마음이 맞는 사람들이 단체로 명상하기

여섯 사람이 각자의 집에서 동시에 명상하기로 약속할 수 있다.

4) 선생 없이 여럿이 모여 앉아 함께 명상하기

5) 선생의 지도 아래 단체로 명상하기

6) 선생과 함께하는 일대일 명상

제대로 입문한 선생은 사람들이 명상할 때 발생하는 특정한 침묵의 장(場)과 초의식적 생각에 민감하기 때문에 제자가 정해진 시간에 명상을 하는지 안 하는지를 안다. 선생은 또한 당신을 돕고 지도하기 위해 구루의 계보를 통해 신께 기도를 올린다. 선생이 멀리 떨어진 곳에서 당신이 명상시간을 잊을까 염려하여 깨우기도 한다는 것은 요가전통에서는 잘 알려진 일이다.

혼자 명상을 하면 심리적 도움을 구하지 않고 온전히 자신에게만 의존하는 것을 배우며, 이것은 그를 강화시킨다. 이것이 당신의 정상적인 과정이어야 한다. 가족이 함께 명상을 하면 가족의 집단적 '카르마'와 집단적 '삼스카라'가 함께 정화되고, 이때 발생하는 사랑의 장을 공유하면서 온 가족이 한 방향을 향하게 된다. 남편과 아내가 함께 명상하거나 따로 명상하더라도 명상 중에 서로간의 사소한 장벽이 많이 제거되고, 관계 속 긴장의 얼룩이 씻겨 나갈 것이기 때문에 그들의 관계는 반드시 좋아질 것이다. 부부가 명상에서 깨어날 때, 서로를 향한 말과 목소리는 더 부드러워지고 둘 사이는 더 긍정적이 될 것이다. 아이들은 아주 어린 나이에 부모로부터 명상을 배울 것이다. 아이들이 명상을 즐기게 되면 흥분을 가라앉히는 데 사용할 수 있으며, 부모의 명상을 방해하지 않을 만큼 그 중요성을 이해할 것이다. 명상을 깊게 하는 데 온 가족이 명상하는 것만 한 게 없다. 이는 함께하는 가족의 집단의식 때문만이 아니라, 명상생활과 가정생활 사이의 갈등이 줄어들기 때문이기도 하다.

똑같은 집단의식의 원리가 집단명상에 적용된다. 사람들이 함께 명상하면 서로를 지지하는 장이 만들어진다. 집단명상을 하는 일정한 시간은 구성원들의 합의나 스승의 조언으로 정할 수 있다. 이런 방법으로 그리스도교인들이 "그리스도의 지체가 되고 구성원이 되기"라고 표현하듯이 모두의 이익을 위해 자신의 개인적인 자유를 헌신하고 함께하는 것도 배울 수 있다. 구루의 영혼은 함께 명상하는 집단의 의식을 돕기 위해 자주 시공의 장벽을 초월할 것이다. 이것은 또한 그리스도교에서 말하는 "성인들의 중재", 요가에서 말하는 "구루의 은총"이 의미를 갖게 되는 것이다.

집단명상에서 의식의 통합이라는 원리가 실현될 뿐만 아니라, 스승이 함께하여 그런 명상을 이끌어 주면 두 가지 현상이 더 일어난다. 구루는 자신의 깊은 명상에서 나오는 소리로 말하기 때문에 이완되고 명상적인 목소리로 명상을 지도한다. 스승이 명상집단을 지도하기 전에 깊은 명상에 들 수 없다면 그는 적합한 스승이 아니다. 하지만 경지에 이른 스승의 목소리와 차분한 태도는 당신이 눈과 귀로 지각하는 수준을 높이는 데 도움을 준다. 스승의 고요함이 당신 영혼에 물든다. 더 나아가 올바른 입문을 거친 스승은 당신 마음의 가장자리를 살짝 건드려 고요함과 더 깊은 명상 쪽으로 밀어 주기도 한다. 일대일 명상에서도 같은 일이 일어난다.

선생과 함께 하는 일대일 명상에서는 당신의 수련에 맞는 기법을 배우게 되며, 당신 마음은 이 특별한 기법을 숙달하는 도움을 받게 된다. 선생과의 일대일 또는 집단명상 후에 제자들이 매우 부드럽게 말하고 태도가 온화해지는 것을 보게 되는데, 이는 마음이 고요해져서 큰 소리로 말하려는 욕구와 거슬리는 것을 전부 겉으로 드러내려는 욕구가 증발해 버리기 때문이다. 스승이 가능하다면 일주일에 한 번 스승과 함께 하는 집단명상을 강력히 권한다.

이제 집단과 별개로 하는 개인 수련을 살펴보자. 진행 방법은 아래와 같이 구분될 수 있다.
- 연습
- 방법
- 사하자(sahaja)
- 입문

초보자는 대부분 매일 아침 자리에 앉아 15분간 명상을 한다고 하지만, 온전히 15분간 명상하기보다 아마 겨우 2분 정도 명상을 할 것이다. 그 나머지 시간에는 비행기를 타고, 나비를 좇고, 승마를 하고 스키를 타고, 친구와 심하게 싸우거나 스승과 논쟁을 한다. 이것은 일반적인 현상이며, 이를 방지하고 겪어내는 방법을 앞에서 이미 설명했다. 이제 당신은 이런 방법으로 자신을 이끌어야 한다. 상급 스승은 많은 여러 가지 기법을 알고 있다. 사실 스승은 모든 명상학파의 기법에 통달해야 한다. 스승은 명상과학의 넓은 범위를 나타내기 위해 다양한 명상법으로 명상집단이나 학급을 이끌 수도 있다. 하지만 스승은 이런 조언을 강조할 것이다.

한 가지 방법을
- 지속적으로
- 정해 놓은 시간에
- 규칙적으로
- 깊이 집중하여
- 끈기 있게
- 오랜 기간 훈련한다.

당신이 20분 동안 앉아 있지만 실제 명상은 2분만 한다면, 앉을 때마다 실제 명상하는 시간을 점차 늘려서 2분에서 3분, 4분, 5분이 되게 하라.

앉아 있는 시간을 15분에서 20분, 25분 이런 식으로 점차 늘려라.

앉는 횟수를 늘려라. 하루 한 번 앉았다면 시간을 정해 놓고 하루 두 번 앉으라. 아프거나 여행 중이거나, 어린 자녀가 명상을 방해하는 경우가 아니라면 정해진 시간에 하라. 수련에 충실하라.

앉아 있는 시간과 횟수에 상관 없이 명상을 깊게 하는 법을 배우라.

더 많이 수련하고 더 오래 수련할수록 명상은 더 깊어질 것이다. 수련을 하면서 점차 어떤 안정된 경지에 다다를 것이며, 이것이 당신의 평소 명상수준이 될 것이다. 한 단계에서 다음 단계로 이르는 길에는 어려움이 나타나므로 스승의 도움과 안내에 따라야 한다. 어떤 경지에 다다랐을 때는 항시 미끄러져 떨어질 위험이 있다. 미끄러지는 느낌이 들더라도 인내심을 가지고 수련을 계속하면 한 주나 한 달쯤 뒤에는 다시 올라가기 시작할 것이다. 그 도달한 경지에서 절대로 미끄러지지 않을 때까지 같은 수련을 계속하라. 그 후에는 그 경지를 당연시하게 될 것이며 쉽게 그 경지에 이를 수 있을 것이다. 그리고 그 단계에서 더 진보하려고 수련할 것이며, 다음 단계가 확고해질 때까지 어려움을 만나고 극복하고 퇴보했다가 다시 복구하는 같은 과정을 겪을 것이다.

매 단계마다 진보된 방법을 전수받는 것이 중요하지 않으며, 그보다는 주어진 방법 안에서 진보하고 그것을 완전히 숙달하는 것이 중요하다. 진보의 길에 가장 큰 장애 중 하나는 인내심이 부족한 것이다. 많은 사람들이 나의 구루데바께 하소연하였다. "저는 전혀 나아가지 않는 것 같습니다. 어디에도 도달한 것 같지 않습니다." 그러면 구루께서 묻는다. "어디를 가고자 했더냐? 무엇이 일어나기를 바랐더냐?" 당신이 무언가를 기대했다면 당신은 명상을 한 것이 아니다. 어떤 집단에서 계속 그런 질문을 받은 뒤에 구루께서 한 사람에게 물었다. "명상을 시작한 지 얼마나 되었는가?" "6개월 정도입니다." "얼마나 앉아 있는가?" "25분입니다." "고요하게 앉아 있는가?" "예, 그렇다고 생각합니다." 구루데바께서 말씀하셨다. "훌륭하다. 6개월 전에 너는 25분 동안 고요하게 앉아 있을 거라 생각했는가? 왜 네가 진보하지 않았다고 생각하는가?" 명상에서 한 가지 특정한 방법에 숙달하였는지는 다음과 같은 사실로 판단할 수 있다.

1) 처음에는 할 수 없었는데, 지금은 고요히 앉아 있을 수 있고 그것을 즐긴다.
2) 고요히 앉아 있는 동안 몸과 마음과 신경이 이완된다.
3) 무분별한 생각, 환상 또는 허황된 공상이 점점 더 적게 일어난다.
4) 그런 생각들이 일어나도 점차 짧아지고 강도는 약해진다.
5) 점점 더 긴 시간 동안 – 처음에는 몇 시간이 아니라 몇 초 동안 – 마음이 그런 생각들을 벗어나게 된다.
6) 그 결과 명상 중에 그리고 명상에서 깨어난 후에 깊은 고요함과 평온함을 느끼게 된다.
7) 명상에서 깨어난 후에는 호흡 인식과 만트라의 반복뿐만 아니라 고요하고 평화로운 느낌이 일상의 활동에서도 계속 깊어지고 길어진다.
8) 명상자리에 앉아서 이전보다 더 빨리 어떤 경지에 다다른다.
9) 일상 중에 더 자주 명상으로 돌아가고픈 욕망을 갖는다.
10) 매일의 활동 중에 호흡 인식, 만트라와 명상상태 또는 침착함과 차분함이 자주 찾아온다.
11) 스승이 집단명상이나 일대일 명상을 지도하는 자리에서 경험하는 명상의 깊이가 처음에는 서서히 그리고 나중에는 분명하게 나 스스로 닿게 되는 깊이가 된다.
12) 명상이 깊어질수록 좀 더 평화로운 인간관계를 맺는 어떤 지침

을 갖게 된다. 도덕, 폭력, 비폭력, 식이요법, 그 밖에 다른 생활 양식에 대한 내 생각이 바뀌게 된다. 사소한 것에 방해받지 않고 작은 성공, 작은 성취, 작은 이득에 환호하지 않으며, 작은 실패에도 이전처럼 자주 실망하지 않는다.

또 다른 사실은 명상 중에 극적인 경험, 자극적인 광경과 소리 등을 바라거나 기대하는 마음이 줄어드는 것이다. 명상의 길은 평안과 고요의 길이지 모험여행이 아니다. 고요함에 이르러 무한을 더듬어 찾기 시작한다면 당신의 명상은 성공하고 있는 것이다. 자동차로 여러 도시를 여행할 때 그 도시를 대표하는 건물을 주목하듯이, 한 가지 명상법을 따라 수련하는 동안 당신에게 일어나는 경험을 주목하라. 그러나 모든 산을 사려 하거나, 모든 계곡에 집을 지으려 하거나, 지나는 모든 모텔에 들르려 하거나, 마을마다 운전하는 방법을 바꾸려 하지 마라. 그러니 더 앞선 방법들을 너무 갈망하지 말라. 다음 단계의 방법을 전수받으려면 우선 당신에게 스승이 필요하며, 그의 가르침을 받을 자격이 있다는 것을 수련으로 드러냄으로써 스승을 기쁘고 만족스럽게 하라. 그러면 스승은 당신을 위해 그 다음 단계의 가르침을 준비할 것이다. 하지만 스승이 지지대가 되어서는 안 된다. 그렇지 않으면 당신 혼자 힘으로는 결코 아무것도 이룰 수 없을 것이다. 이런 이유로, 당신이 좀 더 강한 자립심을 갖도록 종종 스승은 무관심해 보이거나, 당신을 멀리하거나 피하고 지적하며, 말이 아닌 행동으로 당신을 낙담하게 할 것이다. 스승은 자신이 이미 보여 준 깊이로, 자신이 이미 가르친 방법으로 계속해야 한다는 것 외에 할 말이 없다는 것을 이런 행동으로 말하고 있는 것이다.

제자들 대다수는 혼자 명상법을 적용해서 훈련할 때, 스승과 함께 할 때는 없었던 많은 정신적 장애를 만나게 된다고 말한다. 하지만 장애를 마주친다는 것은 이런 문제가 있음을 알게 되는 것이므로 좋은 것이다. 이제 학생은 그 장애를 극복하거나 친숙해지거나 다른 것으로 바꾸기 위한 노력을 시작한다. 당신이 어떤 지점에 계속 도달하지만 더 이상 앞으로 나아가지 못할 때 이를 지켜보는 스승은 당신 안에서, 당신이 앉고 걷고 말하는 방법에서 어떤 진보의 신호를 보고, 자연스럽게 다음 단계의 방법을 당신에게 알려 줄 것이다. 스승은 때로 미리 앞선 단계의 방법을 살짝 보여 줄 것이지만, 당신에게 직접 가르쳐 주지 않았다면 따라 해서는 안 된다. 이것을 반드시 지켜야 한다. 어떤 책에서 어떤 '차크라'에 대해 읽었든, 어떤 강의에서 어떤 집중에 대해 들었든 스승이 직접 "이제 이것을 너의 명상법에 추가하라." 하기 전까지는 전수받은 수련만을 계속하라.

혼자 명상수련을 할 때 진지한 제자가 연마해야 할 기초 단계는 무엇일까? 지켜야 할 다섯 단계는 이런 것이다.

1) 명상을 위한 환경, 신체, 정신적 준비
2) 명상에 들어가는 과정
3) 하나의 지점에 이르는 경험과 서서히 그것의 기반을 다지는 것
4) 주의 깊게 관찰하며 명상에서 깨어나는 과정
5) 방금 끝낸 명상을 반추하기

보통사람은 자신의 마음이나 의식상태를 관찰하는 훈련이 되어 있지 않다. 그러나 명상수련이 깊어지면 명상에서 얻은 이 재능으로 더 깊고 넓은 관찰력을 갖게 된다. 스승은 매순간순간 그의 의식에 일어나는 것과 이에 따른 생리적 상태를 정확히 관찰한다. 명상이 깊어질수록 관찰도 세밀해진다. 그러므로 위의 5번 단계에서 전 과정을 기억한다. 이것이 제자에게 전달되면 한 가지 방법이 된다. 제자는 아직 더 높은 지점에 도달할 만큼 훈련되지 않았으므로 자신을 준비시키는 가르침을 배우게 된다. 스승에게 자연스레 일어나는 것이, 주어진 방법의 반복수련을 통해 제자에게 일어난다. 이 반복수련은 우리를 '사하자(sahaja)'로 이끈다.

'사하saha'라는 단어는 '내재하는'이라는 뜻을 지니며, 'ja'는 '태어나다'는 의미의 동사 어근 'jan'에서 유래한다. '사하자'는 타고난 것, 고유의 것, 천성적인 것이다. 한 방법을 성실하게 수련하면 당신은 내면으로부터 흐르는 자연스런 명상, 당신에게 일어날 수 있는 최상의 의식상태인 '사하자 사마디(sahaja-samadhi)'로 이끄는 '사하자 드야나(sahaja-dhyana)'를 준비하는 것이다. 명상법은 거칠고 더 외적인 것의 저항을 줄여 심세하고 좀 더 내적인 것을 스스로 느끼게 하려는 목적이 있다. 고대의 선지자들은 자신 안에서 의식의 상태가 '사하자'로 발전하는 길을 관찰하였다. 선지자들은 또한 거친 단계에 있는 제자들에게서 저항을 보았다. 그래서 내면의 섬세한 원리가 지배하도록 제자들에게 저항에 맞서고 저항을 조금씩 줄이도록 가르쳤다. 그 방법은 오래된 차에 시동을 거는 것과 같다.

'사하자'는 내면의 점화장치를 켜는 것이다. 훈련수행은 인성의 외적인 면을 내면과 맞물려 조화를 이루도록 하고 더 깊은 내면의 요구에 귀 기울이게 해서, 내면에서 일어나는 섬세하고 미세한 진동이 외부 감각과 의식적 마음의 소음으로 인해 묻혀버리지 않도록 하는 훈련이다. 예를 들면 만트라가 다섯 단계에서 훈련된다. 처음에는 앉아서 손가락 끝이나 말라로 횟수를 세며 입으로 소리 내어 반복해야 한다. 그러나 저절로 암송되는 '아자파 자파(ajapa-japa)' 상태에 이르면 반복은 한 손으로 치는 박수소리와 같다. 이 비유는 모든 명상학파에게 친숙한 것이다. 부딪침이 없는 소리가 일어나고 정신의 진동이 느껴지며, 정신상태를 유도하는 외부 소리가 필요 없게 되면서 이 정신상태는 만트라나 신체상태 또는 호흡상태를 이끌어 낸다. 이것은 그 자체로 특별한 주제며 상급 교재에서 다루어질 것이다.

만트라와 쿤달리니 입문도 다른 교재에서 다루어질 것이다. 여기서는 입문이란 구루가 제자들이 추구해야 할 목표를 미리 보여 주는 깊은 내면의 경험이라고 말하는 정도로 족하다. 구루는 물리적 또는 물질적 수단 '없이' 제자에게 의식의 입문상태를 유도할 수 있는 존재다.

이제 지속적으로, 일정한 시간에, 규칙적으로, 깊이 집중하여, 끈기 있게, 오랜 기간 당신이 수행하기로 결심한 명상수련을 깊게 하는 몇 가지 간단한 방법을 살펴보자.
- 야심차게 아주 복잡한 기술이 필요한 부분을 하려고 하지 마라. 능력에 따라 수련하기에 가장 단순하고 쉬운 부분으로 시작하라.

마음을 그 부분에 집중하고 마음이 흩어지지 않도록 하라.

- 산만한 생각들이 떠오른다면 몸의 어떤 부분이 긴장되고 호흡이 고르지 못한 것이다. 즉시 긴장된 부분을 찾아 이완하고 다시 호흡을 고르게 한 다음 수련 중인 명상법으로 마음을 되돌리라. 신체의 긴장과 산만한 생각은 영원한 침입자다. 이것들의 연합을 깨버리면 힘을 잃을 것이다.

- 몸과 마음의 관계를 이해하라. 모든 감각 작용은 피부 아래 숨은 신경말단을 흥분시킨다. 이 순간적 긴장이 뇌로 전달되고 뇌는 자연스레 이런 자극에 반응하며 다시 근육과 신경에 긴장을 일으킨다. 초기단계에서 명상은 이 자극-반응 패턴을 차단하는 것으로 이루어져 있다. 외부자극을 차단하라. 반응 기관이 자극에 반응하지 않도록 하고, 자극을 알리는 기관이 신호를 보내는 것을 중단하게 하라.

- 호흡과 마음의 관계를 이해하라. 어떤 독자라도 시도해 볼 수 있는 간단한 연습으로 설명해 보자. 특정한 생각을 선택하라. 예를 들면 빨간 장미, 사랑하는 사람의 얼굴, 신의 이름 또는 다른 어떤 생각을 선택한다. 숨을 내쉬며 그것을 생각하고, 들이쉬며 같은 생각을 하면서 들숨과 날숨을 몇 번 계속하라. 그 다음, '한 호흡이 끝나는 때가 아니라 호흡 중간에 호흡을 멈추지 않고' 다른 단어나 생각으로 바꾸려고 해 보라. 이것이 불가능하다는 것을 알게 될 것이다. 호흡과 마음이 서로 얽혀 있기 때문이다. 이것을 알고 나면 명상 초반 훈련을 숙달하는 데 어려움이 없을 것이다.

산만한 생각들이 명상 중에 당신 머리 속에 슬그머니 나타난다. 벽에 구멍이 뚫렸는가, 아니면 생각들이 들어오도록 문을 열어두었는가? 그렇다. 사실 문은 호흡 사이의 공간이다.

천천히 부드럽게

갑작스러운 떨림 없이 호흡하라.

호흡 사이에 멈춤 없이 호흡하라.

횡격막으로 폐 아랫부분을 밀어 올리며 복부호흡을 하라.

호흡을 늘리되 할 수 있는 만큼만 하라.

그리고 끊임없이 콧속 점막을 스치는 호흡을 느끼라.

주어진 훈련의 일부와 연결해서 이 규칙을 지킨다면, 당신의 마음이 안정되지 않을 수 없을 것이다.

여기 명상을 깊게 하는 데 도움이 될 또 한 가지 훈련이 있다. 생각 하나를 선택하라. 그것은 당신의 만트라, 당신이 선택한 신의 거룩한 이름, 스승에게서 받은 소리의 결합 또는 당신 마음에 떠오르는 어떤 생각일 수 있다. 이 생각을 꼭 붙잡아라. 그리고 당신의 의지로 의식이 마음에 지시해서 이 생각을 뇌에 알리도록 한다. 그러나 뇌가 신경과 근육을 통해 지시선으로 메시지를 보내지 않도록 해서 입으로 말하는 것을 차단한다. 의지와 의식에서 나온 생각을 마음과 뇌에 알리는 과정을 반복하라. 이를 반복하며 과정을 관찰하라. 머리의 어떤 구석에서가 아니라 의식의 어느 단계에서 이 생각이 일어나는지 관찰하라. 그런 다음 날숨 동안 그 생각을 반복하고, 들숨 동안에도 반복하라. 처음 이 생각이 일어난 단계로 되돌려놓도록 하라. 이것을 반복하며 당신의 의식이 활기를 띠는 것을 지켜보라. 이 방법을 변형한 수많은 방법이 있다.

당신이 진지한 구도자라면 스승은 당신의 전 생애 동안, 이어지는 내세에도 더 깊은 가르침을 줄 것이다. 하지만 지금은 배운 방법에서 가장 단순한 부분에 숙달하도록 하라. 그러면 그것이 더 깊은 지식의 수문을 열 것이다.

> 많은 교재와 선생들이 항문 잠금(물라다라 반다)과 혀 잠금(케차리) 같은 특별한 자세와 훈련을 설명합니다. 저는 이것에 집중할 수 없습니다. 이것이 꼭 필요한 것인가요?

앞에서 언급했듯이 가장 단순한 부분에 숙달하고, 나머지는 여유로울 때 수련하라.

> 저는 이 방법들을 단호한 결심으로 해 볼 생각입니다.

제발 결심하지 마라. 가벼운 다짐 정도면 좋다. 힘으로 의식상태를 변화시키는 것은 때가 이르기 전에 꽃을 피우려고 봉오리를 삽고 흔드는 것이다. 당신은 잠을 자겠다는 굳은 결심으로 잠들 수 있는가? 그냥 자연스럽게 잠에 빠지는 것이다. 확고해질 때까지 천천히 한 부분, 한 단계를 완벽하게 수련하라. 그러면 다음 단계를 위해 애쓸 필요 없이 그냥 부드럽게 다음 단계에 들 것이다. 당신의 낮은 것을 더 높은 것에 내맡기라. 그러면 성공은 당신 것이다.

> '복종(포기)'은 정확히 어떻게 하는 것인가요?

아기가 양팔을 쳐들면 엄마는 아기를 안아 올린다. 의지를 정화하고, 목적을 알고, 그것을 확신하라. 그러면 당신의 여행은 짧을 것이다. 당신은 여정 내내 힘껏 밀고 나갈 것이다.

명상수련의 두 가지 요소는 방법과 사람이다. 제자는 사람일 뿐이지만, 구루는 두 가지를 다 구현하는 존재다. 삶을 정화하는 두 가지 방법은 행위와 은총이다. 명상을 깊게 하는 두 가지 방법은 노력과 복종이다. 이 둘은 하나다. 하지만 갈등을 느낀다면 사람을 택하라. 구루 안에 있는 신, 그분의 은총과 당신의 복종을 택하라. 강둑의 한계를 포기함으로써 강은 거대한 바다가 된다. 은총의 다이아몬드를 얻기 위해 에고의 하찮은 장신구를 포기하는 것을 두려워 말라.

난해한 복종 이론은 제쳐놓고, 높은 것에 대한 낮은 것의 복종(의탁)의 간단한 예를 들자면, 정신 집중을 준비하기 위한 신체적 이완이 그것이다. 흔히 육신과 영혼은 충돌한다고 말한다. 육신은 그릇이고 영혼은 거기 담긴 액체상태의 내용물이다. 그릇을 흔들면 담긴 것이 쏟아진다. 몸을 움직이면 마음이 집중을 잃는다. 몸을 강제로 못 움직이게 하면 몸이 저항한다. 몸에게 복종을 가르치라. 근육과 신경을 이완하고 마음에서 떠나게 하면, 마음은 육신의 한계로부터 자유로워진다.

이것이 마음에 대한 몸의 복종이다. 그리고 마음은 몸의 모든 변덕에 휘둘리지 않고 몸을 계속 돌볼 것이다. 이것은 명상을 배우면 일어나는 내면의 진보적인 복종을 묘사한 것이다.

외적 복종에 대해 말해 주세요.

감사와 개인적인 봉사가 외적 복종이다. 이것은 그릇된 에고의 축소를 필요로 한다. 제자는 가르침을 돈으로 살 수 있다고 생각해서는 안 된다. 지구상의 모든 금광도 영적 가르침에 적정한 대가가 아니며, 스승을 은총의 약속으로 구속할 수 없다. 당신 영혼의 열매가 준비되고 수확할 만큼 충분히 익었다고 생각되면 언제라도 스승은 말없이 또는 엉덩이를 걷어차거나 머리를 찰싹 때리며 수확할 것이다. 그는 대가를 바라지 않고 그렇게 할 것이며, 그것이 참된 스승의 징표다. 한편 참된 구도자의 징표는 스승과 그 가르침에 모든 정신적, 신체적, 물질적 자원을 다해 봉사하는 것 – 아무것도 없으면 자원을 만들어 내고 도구로서 봉사하는 것이다. 제자들이 일생 동안 스승에게 봉사하며, 지혜로 충분한 보상을 받는 히말라야에서는 제자에게 얼마나 오랫동안 스승에게 가르침을 받았는지 묻지 않는다. 제자들은 말한다. "스승의 옷을 20년 동안 빨고 나서 이런 비밀을 배웠다." "입문하기 전까지 30년 동안 스승의 발을 주물렀다." 영혼은 불멸이며, 영원의 시간은 지구의 2, 30회 공전과도 비견할 수 없다.

이런 마음가짐으로 아쉬람과 요가수도원의 진정한 구도자들이 자신을 연마하는데, 그곳에서 전적인 관대함으로 남김없이 자신을 내어주는 스승을 보기 때문이다.

그러나 당신은 지금 있는 자리에서 시작하고, 당신의 의지를 넘어서야 한다는 중압감을 갖지 마라. 명상이 깊어질수록 더 깊어지기를 원할 것이며, 위로 날아오를수록 더 높이 날아오르기를 희망하게 될 것이다.

8
명상법

> 명상법이 필요한가요? 그냥 앉아서 의식이 흐르게 하는 것으로는 부족한가요? 명상법을 따르지 않더라도 구도하는 영혼에게 신의 은총이 그 존재를 드러내지 않을까요?

내면에서 보다 높은 의식이 흐르도록 훈련하면 그렇게 될 것이지만, 인성은 초의식 앞에 놓인 가장 큰 장애물인 변덕스러운 잠재의식에 엄청난 영향을 받는다는 문제가 남는다. 눈을 감고 그냥 생각이 흐르게 하며, 떠오르는 것은 전부 잠재의식에서 나오는 공상과 환상이다. 훈련되지 않은 마음은 이 공상과 환상을 신의 메시지로 해석한다. 이런 것이 명상과 신비주의라는 이름으로 오늘날 횡행하는 일이다. 비술과 영매, 심지어 흑마술이 많은 관심을 끌고 있기도 하다. 이런 것은 대부분 사람들의 불안감에 뒤따르는 잠재의식의 깊은 암흑에서 비롯된 어두운 그림자일 뿐이다. 심지어 가장 숭고한 형식인 기도와 종교의식, 종교집회와 경배, 예배조차도 죽은 형식이거나 단지 심리적 욕구를 채우기 위한 시도가 되는 경우가 있다. 이것이 비술과 아편 상용 그리고 신비주의가 여러 마음속에 함께하는 이유다.

40세기에 걸친 입문과 수련의 경험을 전수받은 위대한 스승들은 잠재의식에서 일어나는 것과 초의식에서 내려온 것을 구분하는 방법을 구도자에게 훈련시킨다. 그것은 정신적, 영적 정화의 길이며 거기에는 영성을 약화시키는 다른 관심은 없다.

하지만 잠깐, 어떤 이는 이렇게 말할지도 모르겠다. 분명 자신의 영혼을 신께 개방할 준비가 된 참된 구도자들이 있다. 방법이 없다면 그들이 높은 의식을 찾지 못할까? 사실 참된 구도자는 길을 찾을 것이라고 우리는 답한다. 한 사람이 다른 사람에게 그 길을 말해 주면 그것이 방법이 된다. 길을 찾은 사람은 우리에게 그 길을 보여 준다. 내면의 영혼에 완전히 복종하고 싶은 사람일지라도 육신은 나약하며 감각의 창을 통해 끌려간다. 어떻게 육신을 정복하고 승화시킬까? 어떻게 바깥세상으로 향한 감각을 닫고 대령(大靈)에 복종시킬까? 어떻게 감정에게 지시하여 영적인 길에 온전히 헌신하게 만들까? 어떻게 호흡을 고르게 유지하여 기도와 명상에 방해가 되지 않게 할까? 어떻게 해야 건강하게 오래 살고, 잠과 게으름을 극복하여 영적인 것을 추구할 시간과 에너지를 더 많이 가질 수 있을까? 무엇이 잠재의식의 두려움에서 비롯된 것이고, 무엇이 신께 대한 경외심의 경험인지 어떻게 알 수 있을까? 정신의 우울과 영혼의 어두운 밤은 어떻게 다른가? 환각제에 의

한 뇌세포의 파열과 명상 중의 신성한 빛의 현시는 매우 혼동하기 쉽다. 적절한 방법을 통한 구루의 지도만이 이 모든 의문에 대한 답을 경험하도록 도울 수 있다. 사람들은 명상을 시작하지만 마음은 길을 잃고 헤맨다. 마음을 어떻게 통제할까? 명상 스승이 당신에게 그 길을 알려 준다.

> 당신의 방법과 수많은 다른 학파의 방법에는 어떤 차이점이 있나요? 당신의 특별한 점은 무엇인가요? 가야 할 길을 어떻게 찾을까요? 선과 초월명상은 어떻습니까?

이 질문에 대해서는 제1장에서 어느 정도 답하였다. 다시 말하지만 라자 요가는 역사적으로 처음이자 마지막 요가다. 선을 포함한 불교명상은 라자 요가에서 유래했다. 명상을 지칭하는 라자 요가 용어는 '드야나(dhyana)'고, 이것이 불교(팔리어)에서 '자나(jhana)'가 되었으며, 중국어 '찬(chan)', 일본어 '젠(zen)'이 되었다. 여러 스승은 다양한 문명을 여행하면서 그 당시 이미 오랜 전통이 된 이런 방법들을 가르쳤다. '선'이라고 알려진 것은 라자 요가에서 왔으며, 그 반대는 사실이 아니다.

'초월명상(Transcendental Meditation)'이라는 단어는 중복되는 말이다. 명상이 명상이 되려면 초월적이어야 한다. 명상은 몸, 감각, 의식, 잠재의식의 경험을 초월하는 상태다. 그것은 깨어 있음과 꿈과 잠을 초월하며, 원인과 결과와 순서를 초월한다. 이런 초월상태가 명상이다. 초월명상이라는 이름으로 가르치는 체계에는 그 효과에 대해 많은 주장이 제기되고 있지만, 그 효과는 초월명상만의 독점적인 것이 될 수 없다. 초월명상의 옹호자들은 전통이라는 광대한 바다에서 작은 물 한 방울을 가져다가 그것을 독창적인 발견이라고 칭했다. 라자 요가에서 참된 명상수련은 만트라 입문으로 시작된다는 것은 주지의 사실이다. 만트라는 지속적인 생각과 마음의 진동이며, 입이 아니라 정신으로 반복된다. 이것이 명상의 시작이다. 초월명상은 서양에서 초월명상을 대중화한 단체만의 전용 방법이 아니다. 초월명상은 효과적인 방법이지만 라자 요가의 작은 일부일 뿐이다.

다양한 명상학파들은 차별화한 방법을 강조한다. 인류 역사에서 가르친 또는 현재 계속 가르치고 있는 모든 명상법은 라자 요가 체계에 속한 것이며 역사적으로도 관련이 있음을 알아야 한다. 초의식 명상 체계에 속하지 않는 명상법은 없다. 어떤 학파는 빛 또는 소리에 집중하기를 가르치거나 다른 기법을 사용하기도 한다. 라자 요가와 초의식 명상의 스승은 가능한 모든 명상법에 숙달되어 있다. 특정 학파가 모든 사람에게 한 가지 특별한 방법을 설명할 수도 있겠지만, 전통에 완전히 숙련된 라자 요기는 이렇게 제시한다.

많은 방법 중에 한 가지를

일정한 수준의 깊이까지

일정한 시간 동안

그 사람의 인성 유형에 맞게

그 사람의 발전이 일정한 단계에 이르도록 가르치라.

더 큰 문제는 요가에 대한 글을 조금 읽고서 스승의 외투를 걸친 양하는 사람들이 어림짐작으로 만들어 낸 방법들이다. 그것들은 공상과학소설보다도 진실성이 덜하다. 많은 독자들이 이 책의 행간을 읽으려고 애쓸 것이 분명하지만, 규율을 준수하고 체계적으로 배우는 것에 매진한다면, 그것이 영적 진보에 훨씬 좋을 것이다.

> 영적 실현(깨달음)에 이르는 데 얼마나 걸리겠습니까? 빠른 길은 없나요? 그 모든 훈련을 전부 해야 하나요?

질문하는 사람의 배경, 능력, 열중하는 정도 등을 참고하지 않고는 이 질문에 답할 수 없다. 그의 영적인 면에 그가 쌓아놓은 먼지층이 얼마나 높은지, 수련에 매진하는 시간이 얼마나 되는지, 상급 단계의 수련을 위해 자신을 얼마나 준비시키는지 등 이 모든 것이 그가 '자격(adhikara)'을 얻는 데 도움이 되며, 그에게 발전을 위한 전제 조건을 제공한다.

초의식 명상법은 자아를 거쳐 진아에 이르는 자아의 여행이다. 그것은 껍질에 구멍을 뚫고, 힌 겹 또 한 겹 무지의 베일을 제거하면서 근원적 힘 – 순수의식의 사다리를 오르는 과정이다. 그것은 상대석으로 외적이고 더 거친 것에서 내적이고 더 섬세한 것으로 – 몸에서 호흡자각으로, 호흡에서 뇌와 마음으로, 그런 다음 가장 깊은 영혼으로 가는 길이다.

초의식 명상은 엄선된 스승들의 집단에 알려진 유일한 체계다. 이 전통은 35세기 이상 이어진 스승-제자 관계의 기록을 거슬러 올라간다. 이 전통체계를 대표하는 몇몇 인물은 베단타로 알려진 인도철학에서 가장 위대한 이름들이다. 7~8세기에 고빈다파다(Govindapada)와 가우다파다(Gaudapada) 그리고 그들의 제자인 저명한 샹카라차르야 같은 철학자이자 성자들에 의해 이 초의식 명상 체계가 집대성되었다. 그때부터 샹카라차르야라는 칭호가 영적 전통의 주요 다섯 직책에 이어져 내려오고 있다. 샹카라차르야는 인도와 네팔에서 모든 종교적, 영적, 철학적 문제에서 최고의 권위자로 여겨진다. 그들의 권위는 많은 수도원에까지 미치며, 각 수도원에서는 스승-제자의 전통을 철저하게 기록해 왔다.

베단타 철학의 지성적인 면은 상대적으로 많이 알려졌지만, 고빈다파다 학파의 명상전통은 선택된 소수에게만 전수되었다. 이 명상전통의 주요 교재는, 파탄잘리 수트라 다음으로 『아름다움의 물결(Saundarya-lahari)』인데, 인간의 인식의 기슭을 씻어 주는 초의식의 물결을 노래하고 있다. 이것의 철학은 사람을 주로 물질 형태로 보지 않고, 자기장의 선을 따라 배열하는 쇳가루처럼 몸이 스스로 배열하는 선을 따라 말아 올라간 영원의 뱀(Kundalini)의 코일, 의식 에너지(Chit-shakti)의 힘의 장(場)으로 본다. 이 전통의 방법은 이 잠자는 의식의 에너지를 일깨우고, 그 양과 강도를 높여 개인의 인식이 초의식의 힘의 장이기도 한 우주적 자아와 하나가 되도록 가르친다.

그 과정에서 이완, 몸의 조절, 마음 단련, 감정적 문제 해결 등을 배우는 중간단계를 거쳐 다른 길로 나아갈 때 필요한 자율 조절력을 확립한다.

이전 장에서 설명한 모든 훈련 내용이 절대적으로 필요하다고 여기지는 않는다. 하나하나 배워야 할 최소한의 기본훈련을 지금부터 설명한다. 상위 과정으로 가기 전에 반드시 하위 과정을 거쳐야 한다.

제1 과정
- 1단계
  a) 이완훈련 반복하기
  b) 바른 자세, 호흡훈련 준비, '통로 정화'로 알려진 교호호흡
   (네 가지)
- 2단계
  콧속, 콧대 속, 척추 속 에너지 통로의 선들을 따라 호흡자각 훈련하기
- 3단계
  만트라 입문. 입으로 소리 내지 않고 생각으로 호흡자각과 함께 반복하도록 음절이 결합된 적절한 어구가 입문자에게 수어진다. 내면의 어떤 정신적 에너지를 발산하거나, 특정 문제를 해결하기 위한 개별 인성 유형에 따른 특별한 만트라가 있다.

입문자가 진보하면 만트라를 이용하는 더 고급단계의 방법이 입문

과정으로 가르쳐질 것이다. 이전 만트라의 효과가 완전히 흡수되었다면 만트라가 변경될 것이다.

이러한 입문 순간부터 스승은 입문자가 일생 동안 전통과의 접촉을 유지하여 매 단계마다 지도받게 되기를 희망한다. 명상 중에는 많은 문제가 일어나 경험 있는 사람의 해법이 필요하다. 또한 입문자는 잠재의식으로 인한 경험과 초의식에 의해 일어난 경험을 구분하는 것을 배워야 하는데, 내면의 상태가 전부 불변하지는 않기 때문이다. 전문가의 지도는 문제를 해결하고 확실한 초의식의 경험을 알아보도록 도울 것이다.

입문자는 철학강의를 듣고, 감정적, 도덕적 훈련을 하고, 구전 전통을 따르는 산스크리트 원문의 가르침을 공부할 수도 있다. 이 구전 전통은 훌륭한 입문자에게만 전수되는데, 접할 수 있는 영어로 번역된 일부 원문은 대략적이고 부정확한 것이기는 하다. 제자는 아쉬람에서 생활하기를 선택할 수도 있고, 명상과 이와 결합된 훈련을 수행하면서 계속 일상 생활로부터 배우라는 조언을 받기도 한다.

제자가 준비되었다고 판단되면, 그는 아래의 더 진보된 길로 안내될 것이다.

제2 과정
명상과정은 바뀔 수도 있다. 쿤달리니는 신성한 빛과 초의식의 소리의 힘이다. 입문자는 다음에 집중하라는 지시를 받을 것이다.

- 빛
- 소리
- '차크라' 중 하나 또는 의식의 중심 쿤달리니

제3 과정

초의식 명상의 전통은 입문에 의해 이어진다. 입문은 구루의 의식에 있는 섬광이 제자에게 전달되는 것으로, 이것은 평범한 쇳조각을 자석에 연결해서 자석의 성질을 띠게 만드는 것과 같다.

이 과정에서 '차크라' 입문이 일어날 수도 있다. 숨어 있던 영적 에너지가 풀려나고, 막혔던 영적 길이 열리는 것이다. 이것은 제자 혼자 힘으로 해낼 수 없고, 스승의 은총으로만 이루어지는 것이다.

'차크라'와 쿤달리니를 열어 달라고 청하는 사람들이 많다. 입문에서 일어나는 우주적 규모의 엄청난 의식의 폭발을 믿기 위해서는 경험해야 하지만, 그 빛을 전달할 힘은 소수에게만 있다.

입문은 손의 접촉으로, 눈길로 또는 정신 에너지의 분출과 함께 주어질 수 있다.

입문의 수준과 강도는, 신성한 에너지의 충격을 견디고 수용한 다음 천천히 자신의 신경에너지와 일치시키는 제자의 능력에 달려 있다.

바가바드기타(11장)에서 아르주나는 스승에게 모습을 감춰 달라고 애원하였으며, 구약성서에서는 "내 얼굴을 보지는 못한다. 나를 본 사람은 아무도 살 수 없다."(탈출 33,20)라고 말한다.

제4 과정

영적 동굴에 들어가기. 과정으로서의 명상이 끝난다. 초의식의 목적은 달성되었다. 더 많은 설명을 시도하면 궁극의 침묵의 법칙을 어기게 될 것이다.

제2편

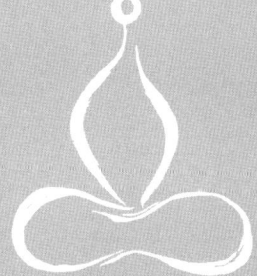

이 원고는 스와미 웨다 바라티지(Swami Veda Bharatiji)의 강의 녹음을 우리말로 옮긴 것입니다.

초의식 명상
1

이 자리에서 여러분을 만나게 되어 정말 기쁩니다. 여기 여러분이 읽어야 할 책 목록이 있습니다. 몇 분야로 나누어져 있는데, 첫 번째 목록에 읽어야 할 책들이 나와 있습니다. 그러나 여러분의 학습 정도에 따라 다른 분야의 책부터 시작해도 좋습니다. 원하는 책의 내용 일부를 복사해서 볼 수도 있고 주문할 수도 있습니다.

여기에 필독서 세 권이 있습니다. 스와미 라마(Swami Rama)의 『요가 강의(Lectures on Yoga)』 그리고 필명이 아르야(Arya)로 되어 있는 저자의 『초의식 명상(Superconscious Meditation)』 그리고 지금은 스와미 아자야(Swami Ajaya)로 알려진 알렌 와인스톡 박사(Dr. Allen Wienstock)의 『요가 심리학(Yoga Psychology)』입니다. 이 세 권의 책은 이번 과정에서 소화할 수 있을 것입니다. 그런 다음 필독서뿐 아니라 요가전통에 관한 고대 문헌을 읽음으로써 궁금하게 여기는 많은 의문에 대한 답변을 얻을 수 있으므로 여러분의 지식을 향상할 수 있을 것입니다. 이는 여러분에게 평생 할 공부가 될 수도 있고 취미가 될 수도 있으며, 일시적인 관심사가 될 수도 있습니다.

목록 뒷면에는 테이프에 관한 안내가 있습니다. 1번 테이프 '이완을 위한 호흡훈련(Tape #1101: Training the Breath for Relaxation)'은 오늘 밤 여러분과 한 이완과 명상 방법의 요약본입니다. 매일의 수행을 위한 것이라고 말할 수는 없지만, 가족 중 누군가 또는 회사 동료나 친구가 여러분이 몰두하고 있는 이 동양의 방식이 무엇인지 궁금해한다면 한 면이 8분 정도인 이 짧은 이완법 소개 테이프를 그들에게 주는 것도 좋겠습니다.

일상 수련을 위해서는 2번 테이프 '초급 이완을 위한 지침(Tape #1102: A Guide for Beginning Relaxation)'을 선택하세요. 이것은 오늘 밤 우리가 했던 것과 같은 내용을 담고 있습니다. 이제 여러분은 집에 가서 침대에 누워 "이마를 이완하고 뺨을 이완하고 어깨, 가슴을 이완하고 … 그 다음엔 어떻게 하는 거지?" 이러면서 순서와 과정을 기억하는 데 많은 어려움을 겪게 될 겁니다. 과거에는 요가와 명상을 가르치는 학교에서 학생은 선생과 함께 살았습니다. 때로는 오랜 기간에 걸쳐 한 단계를 완성하기 위해 선생과 함께 매일매일 반복했습니다. 요즘에는 그렇게 할 수 없어서 여러분이 쉽게 배우고 익히는 방법으로 테이프에서 지도하는 목소리를 따라 하는 것입니다. 내가 강력하게 권하고 싶은 것은, 연습하려면 그것을 즐겁게 하고 또 매일 하라는 것입니다. 매일

한 번씩 테이프를 따라 훈련하세요. 그러면 테이프의 목소리가 여러분을 인도할 것입니다. 그런 다음에는 테이프 없이 하루에 한 번 연습해 보세요. 테이프에 의존하지 않고 스스로 하다 보면 그 방법을 저절로 배우게 될 것입니다.

3번 테이프 '호흡의 역동성(Tape #1103: Dynamics of Breath)'은 호흡훈련 시리즈입니다. 여러분은 첫 번째 훈련 테이프 수련이 완성되면 다음 테이프로 넘어가고 또 그 다음 테이프로 넘어가면서 훈련하게 됩니다. 이 과정에서 알게 되겠지만 올바른 호흡을 익히는 것은, 이완과 명상, 자기 관찰과 감정조절에서 가장 어렵고 중요한 것 중의 하나입니다.

그러므로 2번 테이프는 매일 연습하기 위한 것이고, 3번 테이프는 자신만의 호흡 기법을 점진적으로 향상하기 위한 것입니다. 더 많은 다른 호흡 수련은 나중에 설명할 것입니다.

여러분이 수업에 결석하게 되어 강의를 놓쳤다면 전화하고 편한 시간에 들러서 강의 테이프를 녹음할 수 있습니다. 강의를 한 번 놓치면 연결된 강의의 흐름이 끊어져 다음 강의에서 혼란이 생기게 됩니다. 연결이 끊어지지 않도록 테이프를 듣고 강의에 나오세요. 반드시 그렇게 하기 바랍니다. 그리고 언제든지 명상 중에 생긴 문제에 대해 질문이 있거나 공개 장소에서 개인적인 문제를 묻기 꺼려진다면 메모를 남겨 저에게 개인 상담을 신청하세요. 자신이 생각하기에 자기에게만 일어나는 특별한 사항으로 여겨지는 문제가 다른 사람도 똑같이 힘들어

하는 같은 문제일 경우가 많습니다. 우리는 최선을 다해 여러분을 돕 겠습니다.

오늘 우리가 했던 훈련은 명상실습의 첫 번째 단계입니다. 오늘날 문명사회에서는 정해진 단 3일간의 짧은 태국 방콕 여행을 다녀온 후 그곳 사람들에 대해 글을 쓰고 태국 전문가인 것처럼 말합니다. 실제로 전 생애 동안 공부해야 하는 과학이라는 분야에 대해 대다수 사람은 어렵다고 느낍니다. 저는 과정의 첫날부터 여러분에게 어렵다는 말로 겁을 주려는 것이 아닙니다. 저는 이곳에 온 여러분의 존재를 소중하게 생각하고 있으며, 여러분이 선택한 요가와 명상이라는 공부를 오랜 세월 해 오고 있습니다. 그러나 여러분이 반드시 알아야 할 것은, 이 과정에서 배우는 요가와 명상 과학은 빙산의 일각도 되지 않는다는 것입니다. 이것은 첫 단계입니다. 인간이 자기 자신에 대해, 자신 안에서 할 수 있는 것에 관한 방대하고 상세한 지식 중 극히 작은 일부일 뿐입니다.

오늘날 우리는 우리의 문명 발달에 자부심을 느끼고 우리가 해낸 결과에 만족합니다. 그렇다면 우리가 이룩한 발전은 무엇일까요? 우주선을 외계 행성에 보내고 스위치 하나로 실내 온도를 조절하고, 원하면 여름도 만들고 겨울도 만들어 냅니다. 이 우주에서 여러분은 창조적 존재입니다. 인간은 이 행성에서 창조적 존재입니다. 여러분은 '의식'이라 부르는 본질을 지니고 있습니다. 강철이나 알루미늄은 의식이 없습니다. 강철과 알루미늄은 여러분의 손길에 의해 형상을 갖게 됩니다. 강철, 알루미늄, 동력, 전기, 그리고 전자와 자석은 우리 손길로 더 나은 어떤 것으로 만들어집니다. 여러분의 통제와 조절에 따라 거듭 태어나고 진보를 이룬 알루미늄과 강철은 운이 좋은 것입니다.

나는 당신이 이루어 낸 진보가 무엇인지 궁금합니다. 당신은 분노하는 순간에 마음을 가라앉히고 행복한 기분이 될 수 있는가? 화가 난 마음의 스위치를 끄고 편안해질 수 있는가? 우울하게 가라앉는 순간에 그 우울함을 떨쳐버리고 장미처럼 환한 미소를 지을 수 있는가? 호흡을 느리고 깊게 할 수 있는가? 심장 박동을 느리게 하거나 소화 기능을 촉진할 수 있는가? 추위를 느낄 때 손가락 끝 체온을 올릴 수 있는가? 머리가 아플 때 5분 내로 두통을 사라지게 하는 호흡을 할 수 있는가? 이들 중 어느 것도 계발한 적이 없을 것입니다.

여러분에게 진보란 무엇입니까? 당신은 머리부터 발끝으로 이루어진 바로 이 몸으로 어떤 발전을 이룩할 수 있는지요? 온전히 당신 의지로 인간관계를 개선할 수 있는가? 어떤 사람이 당신에게 험담을 퍼부을 때 마음이 분노하지 않고 들을 수 있는가? 온갖 동요와 흥분 속에서 동요되지 않고 마음의 평화를 유지하면서 그 평화를 평화롭지 않은 다른 사람에게 나눠줄 수 있는가? 이들 질문에 '아니요'라고 답한다면 여러분과 나, 이 행성에 있는 모든 사람은 발전을 이루어야 합니다. 확실한 진보를 보여 주어야 합니다.

우리는 옛날 사람만큼 서로를 사랑하지 않습니다. 어디에서 우리의 진보된 마음을 찾을 수 있을까요? 우리는 이제 친절하지도 않고 더 이상 서로에게 연민을 느끼지도 않으며 관대하지도 않고 서로 믿지도 않습니다. 부모와 자식, 남편과 아내의 관계만큼 가까운 사이가 있을까요? 그러나 가깝지 않다면 당신이 이루어 낸 진보적인 일이 무엇인지 말해 보세요. 당신이 발전을 이룩했다면 그것은 인간의 진보로 부를 수 있습니다. 다른 측면에서 보면, 그것은 그의 존재가 자연에 의존하여 살고 있다는 것을 충분히, 겸손하게 인식하는, 지구라는 행성의 주인, 현명한 존재로 자신을 생각하는 것이 아닙니다. 여전히 자연 전체에 자기 존재를 의존하기 때문에 인간의 진보는 아니라는 것입니다.

명상 과학은 자아를 인식하는 과학입니다. '나는 무엇인가?' '내 안에서 일어나는 혼란의 원인은 어디에서 오는가?'라는 것을 배우는 지식입니다. 내면이 아니라 외부에서 위대한 덕성이 길러지는, 교육이 사라진 교육체계에서 오늘날 우리는 태어나고 길러졌습니다. 우리의 순수한 감성은 어머니와 자식이 나눈 처음 6개월 동안의 교감에서 시작되어 교육받으면서 계속됩니다.

태어난 지 일주일이나 이 주일 된 신생아가 호흡하는 것을 본 적이 있는지요. 그들은 온몸으로 호흡합니다. 복부에서 횡격막까지 움직이며 호흡하고 있습니다. 온몸으로 호흡하면서 모든 신경세포로 숨을 보내고 있습니다. 그런데 아이가 한 살, 두 살, 세 살, 네 살이 되며 점점 커갈 때 부모의 무감각으로 인해 아이의 호흡이 달라집니다. 아이는 횡격막호흡을 그만두게 됩니다. 어른들이 그렇게 되도록 만들었습니다.

상상해 보세요. 여러분이 거인이 사는 집, 모든 가구가 거인의 몸에 맞게 되어 있는 집에서 산다면 여러분은 불편함을 느낄 것입니다. 거인의 목소리는 여러분의 머리 위에서 폭풍처럼 울릴 것입니다. 마찬가지로 우리는 아이의 머리 위에서 이처럼 우레 같은 목소리를 내려보내고 있습니다. 자신의 분노와 거친 감정을 날려 보내기 위해 아이를 이용합니다. 그리고 변명하지요. 우리가 소리를 지를 때 아이에게는 어떤 일이 일어날까요? 아이의 모든 감정 영역, 위장과 심장 부분, 몸의 중심에 충격이 전해집니다. 아이는 숨을 멈추고 바라봅니다. 우리는 아이에게 충격요법을 실시하고 있는 것입니다. 나중에 위장과 심장 부분 근육은 한쪽으로 쏠리게 되고 긴장하게 됩니다. 아이는 이제 가슴으로 호흡하기 시작합니다. 숨을 자연스럽게 내쉬고 이완하고 편안하게 있을 수 있는 내면의 깊은 감정의 배출구가 없어진 것입니다. 그렇게 35세쯤 되면 너무나 긴장된 상태가 되어 명상센터에서 돈을 내고 횡격막호흡을 하는 방법을 다시 배워야 합니다. 이렇게 부자연스러운 것을 왜 배워야 하는지 모르겠다고 말할지도 모릅니다.

요가의 가르침 중 하나는 '요가는 자연스럽다'입니다. 호흡을 예로 든다면, 여러분이 오랜 시간 복잡한 공간에서 쇼핑하고 피곤한 상태로 집에 돌아오면 가방을 내던지고 우선 소파에 몸을 던지면서 '후아아~' 하는 소리와 함께 숨을 내쉬고 이완합니다. 아주 간단한 반응이지요. 실내에서 졸음이 오면 어떻게 하세요? 자신도 모르게 하품하고 숨을 들이쉬고 내쉬며 긴장을 풀고 몸을 편안히 할 것입니다. 단지 몸의 작용을 관찰하고 알기 위해서라면 여러분은 여기에 올 필요가 없습니다.

집에서 편안히 횡격막호흡을 관찰하면서 즐기면 됩니다.

그러나 유감스럽게도 사람의 마음은 어떤 습관의 형태를 만듭니다. 그런 다음 그 습관의 형태를 따르는 것을 정상으로 생각합니다. 모든 사람이 그렇게 하고 있습니다. 그래서 그것을 정상으로 생각하고 우리는 그렇게 되어갑니다. 걸리버가 갔던 모든 나라에서 그 나라 사람이 하는 것은 전부 정상이고 걸리버가 하는 것은 비정상이었습니다. 그곳에서는 그들이 정상적인 사람입니다. 마찬가지로 우리는 어떤 형태를 만들어 놓고 그 형태에 갇혀 있습니다. 우리는 마음의 습관을 형성합니다. 그리고 그 특정한 마음의 잔물결에 반응합니다. 우리는 이런 습관의 노예가 되었습니다. 우리는 어떻게 이 홈에서 빠져나오는지 알지 못하기 때문에 여기에 모였습니다. 우리는 이제 더 편안해지고 더 현명해질 것입니다.

하루 일을 끝내고 나면 등근육이 뻐근해지고 목과 어깨가 긴장되어 있습니다. 여러분의 어깨근육이 원하는 소리에 귀를 기울이세요. 귀로, 마음으로 듣고 스스로 자기 몸을 이완하는 방법을 배우세요. 여러분은 마음에서 자신의 세포조직, 근육, 신경, 내장 기능 그리고 뇌 기능을 선택적으로 사용하나요? 잘 생각해 보면 우리는 많은 사람이 하는 것이라면 그것이 정상이라고 생각합니다. 자신보다 마음의 갈등이 많은 사람이 있으면 그는 비정상이고, 자신보다 마음의 갈등이 적은 사람은 조금 모자란 사람이라고 생각합니다. 그리고 오직 나와 너만 정상이라고 생각합니다. 정상이라는 말은 간단하게 정의할 내용이 아닙니다.

　우리가 이미 갖고 있는 명확한 결과와 원인이 있으므로 습관이 형성됩니다. 우리는 이 습관의 형태에 갇혀 빠져나오지 못합니다. 명상은 이런 습관에서 빠져나오는 과정을 훈련하고 경험하는 것입니다. 습관에서 빠져나오는 과정을 조금 다른 관점에서 다른 방법으로 바라보도록 하겠습니다. 여러분이 교통체증이 심한 곳에 있으면 그 차 안에서 어떤 일이 일어나는지요? 가장 중요한 일은 무엇인가요? 만약 헬리콥터가 내려와 당신을 들어올려 도로 상황을 위에서 내려다볼 수 있게 한다면 다른 관점으로 그 상황을 바라볼 수 있습니다.

　오늘 어떤 문제가 생겼습니다. 당신에게는 그 일이 세상에서 가장 중요한 일로 여겨집니다. 우리는 우리가 만들어 낸 그 문제를 풀기 위해 바쁘게 살아갑니다. 세상에는 '우리'와 '그들'이라는 두 종류의 사람이 있습니다. 저쪽에 있는 그들은 나를 혼란스럽게 하는 나의 어머니이거나 무서운 아버지입니다. 6년 전에 만났던 그녀는 자신을 혼란에 빠뜨린 바로 그 사람이지요. 그녀를 만나지 않았더라면 자기 인생이 더 잘 풀렸을 것으로 생각합니다. 그들을 바로 자신의 모든 문제를 일으키는 원인으로 생각합니다. 자신은 그 문제를 해결하려고 애쓰는 사람이고요. 여러분이 누군가를 손가락질할 때 당신 손에는 당신을 가리키는 나머지 세 개의 손가락이 있다는 것을 항상 기억하세요.

　명상철학은 자기 자신을 보라고 말합니다. '소-함(So-Ham)'이라는 단어는 '나는 그것이다(I am That)'라는 뜻입니다. 우리는 이 질문에 대해 더 깊이 들어가야 합니다. '그것이 나'라면 '그것'은 무엇인가', '나'라는 것은 무엇인가에 대해서는 점차 공부해 나가면서 이야기할 부분입니다.

내가 말하고 싶은 것은 이완, 호흡과 명상 과정은 여러분의 삶과 떨어져서 볼 수 없다는 것입니다. 여러분은 앉아서 명상하며 세상을 잊는다고 말하지만 그렇게 할 수 없습니다. 명상 중에 세상을 잊을 수 없다는 것을 알게 될 것입니다. 당신은 자신이 이완할 수 있고 명상할 수 있으며, 바로 오늘 밤 집에 가서 명상하고 멋진 환희를 경험할 수 있다고 생각합니다. 명상은 그렇게 되지 않습니다. 그런 종류의 즉각적인 깨달음의 길이 아닙니다. 이렇게 말하는 곳이 있습니다. "내 수업을 들어요. 그러면 3개월 안에 깨달음을 얻을 수 있어요." 안타깝게도 나는 그렇게 훌륭하지도 않고 여러분에게 그렇게 해 줄 수도 없습니다. 정말 그렇게 되는지 그런 곳에 가서 한번 경험해 볼 수는 있습니다. 3개월 동안 경험한 다음 "좋아, 지금까지 해 온 것은 이것이다. 이것이 깨달음이야!" 이렇게 말할 겁니다.

내가 제안하고 싶은 것은 여러분이 선택한 이 공부에 전념하고 자기 것으로 흡수하라는 것입니다. 그 길이 얼마나 멀리 이어지는지, 여러분을 얼마나 먼 곳으로 데려가는지 보세요. 그러나 자신의 명상을 일상생활과 분리하지는 마세요. 명상이 여러분의 일상에 강한 영향력을 미치기 때문입니다. 경험의 산물인 고요함은 인간관계와 가깝게 지속되어야 합니다.

　이전에 당신은 모든 다툼은 내가 아닌 다른 사람이 원인이고, 내 마음을 혼란하게 만드는 사람도 내가 아닌 다른 사람이라고 생각했습니다. 그러나 그런 논쟁의 한가운데에서도 이완하고 명상하고 나면, 그 사람에 대한 마음이 가라앉고 자신에게 이렇게 말합니다. "왠지 뭔가 고요해지고 목소리가 부드러워진 것 같아." 당연히 그렇게 되겠지요. 다른 사람도 달라진 당신의 모습에 놀랍니다. 이완과 명상 연습을 통한 당신의 변화에 놀랍니다. 이러한 변화를 여러분의 삶과 인간관계에 반영하세요. 그러면 자신의 일상생활에 변화가 생겨나고 명상으로 새롭게 일어나는 것이 무엇인지 발견하게 될 것입니다.

　사람들은 이렇게 말합니다. "명상하려고 앉아 있으면 온갖 생각이 떠올라서 할 수가 없어요." "옆집 잔디 깎는 소리가 시끄러워 명상에 집중할 수가 없어요. 이웃집이 도움이 안 돼요." '내가 명상하는데 하필 이 시간에 잔디를 깎다니. 만나서 내 명상 시간이 평화롭도록 신경 써 주면 좋겠다고 말해야겠다.' 이런 생각을 하면서 계속해서 날숨, 들숨을 반복하며 호흡하지만 잠시 후 차 소리가 나면 공기오염을 걱정하면서 호흡하는 데 괜찮을까 생각합니다. 이 생각 저 생각이 떠올라서 명상이 되지 않는다고 합니다. 그리고 '아르야 박사가 가르쳐 준 방법이 잘못된 것일까?'라고 생각합니다.

　명상 중에 일어나는 생각에 대해 좀 더 이야기해 보겠습니다. 이것은 우리가 마음으로 만든 습관입니다. 여러분이 항상 생각하고 있는 것이 이 생각이라면 마음은 도대체 무엇을 하려는 것일까요? 아주 어린 시절부터 여러분은 마음에게 말합니다. '마음, 너는 자유로워. 생각하고 싶은 것을 생각해. 보고 싶은 것을 봐. 감정, 부정적이거나 긍정적인 감정 무엇이든 키우고 싶은 것을 키워.' 여러분은 훈련되지 않은 개를 기르고 있습니다. 그 개를 처음부터 훈련하지 않고 오랫동안 기르다가 갑자기 8년 뒤에 훈련하려고 하면 훈련하기가 쉽겠습니까? 나는 그 개의 이름을 '마음'이라 부르겠습니다. 나는 그 마음을 아주 잘 훈련해서 '마음, 앉아!' 하면 앉고 가만히 있으라고 하면 그렇게 하도록 훈련하겠습니다. 자신의 마음을 그렇게 훈련해야 합니다. 명상이란 '마음'이라는 당신의 개를 훈련하는 것과 같습니다.

당신이 긴장을 느낀 그곳을 이완하는 법을 배우고, 당신이 부정적으로 생각한 그곳에 긍정적 감정을 심으면 시간은 걸리지만 서서히 변화가 일어납니다.

사람들은 매일 명상해야 하는지, 매일 얼마나 오래 해야 하는지 묻습니다. 그것은 우리가 잠을 자고 밥을 먹고, 씻고 샤워하는 것과 같습니다. 명상수련은 이를 닦는 것과 같고 빨래하는 것과 같습니다. 여러분의 마음도 좀 더 깨끗하고 순수하고 고요한 상태에 있도록 만들어 보세요. 그런 다음 세상 속으로 다시 돌아가 "자, 내 마음은 텅 비어 있으니 얼마든지 무엇이든 들어오고 싶으면 들어와 봐." 이렇게 말해 보세요.

마음의 습관을 바꾸는 데는 시간이 걸립니다. 주변 사람들에게 반응하는 방식, 그들과의 관계 등을 바꾸는 데는 시간이 필요합니다. 우리가 어떻게 반응하는가, 그것은 우리의 선택입니다. 요즘 사람들은 대부분 그들이 주변환경의 노예라고 생각합니다. 어떤 상황에서 그들이 갖는 감정적 반응이 무엇이든 간에 현재 드러내는 반응이 지극히 정상적이고 자연스럽다고 생각합니다.

여기서 말하고 싶은 것은 인간이란 자유로운 존재라는 것입니다. 자신의 감정이나 느낌을 선택하는 데 있어서 여러분은 자유롭습니다. 여러분은 무력하지 않습니다. 사람은 어느 때나 선택할 수 있는 존재라고 나는 학생들에게 말하곤 합니다. 당신이 집에서 가족과 언쟁하고 화가 나 있을 때 갑자기 전화벨이 울립니다. 직장 상사에게서 온 전화였다면 당신은 얼굴에 미소를 띠고 공손하게 전화를 받을 것입니다. 당신은 역할을 바꿨습니다. 항상 그렇게 할 수 있을까요? 당신은 어느 때나 선택을 할 수 있는 존재이기 때문에 자신의 힘으로 논리적 결론을 내린 것입니다.

당신은 혼자 어딘가에 멀리 떨어져 있습니다. 이 사실은 객관적이며 중립적 사실이고, 좋지도 나쁘지도 않은 일이며, 기쁘지도 슬프지도 않은 일입니다. 그저 객관적 사실일 뿐입니다. 이제 당신은 두 가지 감정 중 선택을 해야 합니다. 하나는 외로움을 느끼는 고통이고 다른 하나는 혼자임을 즐기는 것입니다. 이 선택은 의식적 선택이며 바로 자신의 선택입니다.

나는 많은 사람이 새로운 상황으로 또는 원하는 상황으로 걸어 들어가는 것을 봅니다. 원했던 직업, 원했던 결혼이라는 상황으로 들어갑니다. 그리고 곧 그 상황에서 괴로운 것이 무엇인지 찾아내고 그 순간부터 고통이 시작됩니다. 나는 어떤 상황으로 들어가면서 거기서 즐길 것이 무엇인지 찾아봅니다. 왜 내가 고통스러운 일을 고통스러워해야 하고 왜 내가 즐거워해야 하는 일을 즐기지 않아야 하나요? 그래서 나는 그 상황을 즐깁니다. 이렇게 하자면 훈련이 필요합니다. 다시 한 번 바라건대 명상하기를 꿈꾸세요. 아침, 점심, 저녁 언제든지 시간 되는 대로 앉아서 적절한 명상수련을 천천히 해 보세요. 이때 당신을 찾아오는 모든 생각, 감정, 불안, 문제에게 거기 문간에 서 있으라고 말하세요. 지금은 당신의 시간입니다. 모든 방문객에게 거기 있으라고 말하세요. 지금은 당신이 자신과 자기 내면과 함께 평화를 누리는 당신의 시간입니다.

마음은 아주 천천히 점진적으로 당신에게 순종하기를 배우게 될 것입니다. 의식적 마음보다 더 크고 감정의 무의식적 마음보다 더 위대한 것은 의식적 의지이기 때문입니다. 우리는 이 능력을 사용하는 법을 아직 배우지 못했습니다. 많은 것을 바라도록 배웠지만, 우리가 원하는 것을 의지의 힘으로 하는 것은 배우지 못했습니다.

나는 명상에서 호흡기술과 이완 그리고 명상의 문제점을 말하고자 합니다. 그리고 그 경험을 여러분의 일상에 적용하는 방법을 말씀드리고 싶습니다. 명상하려고 앉았을 때는 그 상태를 즐기세요. 첫날에는 아주 조용히 있거나 황홀하거나 신비스러운 경험은 없습니다. 그런 높은 기대는 하지 말고 그저 그 순간을 경험하세요. 그 순간을 경험해 보고 느껴 보세요.

나의 영적 스승님 스와미 라마께서 미니애폴리스를 종종 방문하셨는데 그때 그곳에 나의 제자인 어느 교수가 찾아왔습니다. 그 교수는 명상을 시작했는데 아무 일도 일어나지 않는다고 말했습니다. 스와미 라마께서는 그에게 명상에서 무슨 일이 일어나기를 바라는지 알아내서 다음에 알려 달라고 하셨습니다. 두 달 후 스승께서 다시 오셨을 때 그 교수는 같은 말을 반복했습니다. 스승은 6개월 후에 다시 오겠다 하셨고 그 교수는 다시 찾아왔습니다. 그는 여전히 열심히 매일 25분에서 30분간 6개월 동안 명상을 했지만, 명상에서 아무런 진전도 없다고 말했습니다. 스와미 라마께서는 그 사람에게 이렇게 말씀하셨습니다. "만일 6개월 전 당신 사무실에 어떤 사람이 와서 당신에게 25분 동안 꼼짝하지 않고 앉아 있으라고 했다면 당신은 그렇게 앉아 있을 수 있었을까요?" 그가 말하기를 "그렇게 하지 못했을 겁니다." 했다. 그러자 스와미 라마께서 "그러나 당신은 지금 25분에서 30분 동안 매일 고요히 앉아 있다고 말하고 있지 않은가. 어떻게 자신의 명상에서 아무 일도 일어나지 않는다고 말할 수 있는가? 많은 일이 당신의 명상에 일어나고 있어요. 당신은 실제로 고요히 앉아 있을 수 있으니까요."라고 말씀하셨습니다.

여러분은 천천히 점진적으로 자신을 고요하게 하기를 배우고 그것에서 당신은 세상의 평화를 공유할 것입니다. 명상할 때 한 가지 배워야 할 일은 이기적 자아를 잊는 것입니다. 명상할 때 당신은 키가 크지도 작지도 않으며 남자도 여자도 아니며 젊지도 늙지도 않고, 마르거나 뚱뚱하지도 않으며 잘생기지도 못생기지도 않은 형태입니다. 즉 외형의 몸이 아닙니다. 여러분은 생명력 그 자체인 존재이며 의식(Consciousness) 그 자체입니다.

여러분은 누워서 이완하고 있을 때 몸의 일부를 의식할 것입니다. 그러나 깊은 이완에서는 자기 몸을 의식할 수 없는 순간이 옵니다. 자기 몸 자체보다 훨씬 더 깊은 자신의 일부와 접촉하게 됩니다. 그때 여러분은 자기 몸을 느낄 수는 없으나 자신이 의식하고 있다는 의식이 없는 것은 아닙니다. 의식합니다. 그때 여러분이 의식하고 있는 것이 무엇인지 의문이 일어납니다. 이것을 우리는 자아를 넘어선 우주적 자아에 관해 배우는 첫 단계라고 말합니다. 개인의 자아는 조건이 지어진 것, 부과된 것입니다. 그러나 우주적 자아(Self)는 생명력이며 그 힘을 '개인의 자아를 넘어선 의식'이라 부릅니다.

초의식 명상
2

　호흡은 여러분의 감정상태를 나타내는 최상의 척도입니다. 호흡을 고요히 할 수 있다면 마음과 감정 또한 고요하게 할 수 있습니다. 일상생활의 잡다함은 감정을 편안하게 두지 않습니다. 호흡은 마음과 몸에 깊이 연관되어 있으며, 마음상태는 언제나 여러분의 호흡을 그대로 나타냅니다. 히말라야연구소(The Himalayan Institute) 본부 실험실에서는 다양한 감정상태에 따른 호흡의 변화를 연구하고 있습니다. 그 결과는 매우 의미심장합니다. 이상적인 호흡은 느리고 부드럽고 고요합니다.

　명상의 정의가 무엇입니까? 환상적이거나 꿈을 꾸는 것 같은 상태일까요? 여러분은 명상 중에 환상을 본 적이 있습니까? 명상은 꿈의 상태도 아니고 헛된 상상도 아니라는 것을 여러분은 알고 있습니다. 초보자를 위해 말하자면 명상은 호흡을 주시하면서 한 가지 생각을 끊어짐이 없이 흐르도록 하는 것입니다.

마음은 감정과 생각으로 가득 차 있습니다. 그런 생각과 감정이 되는 대로 일어나고 사라지는 것처럼 보입니다. 그러나 우리는 생각과 감정이 어떻게 일어나고 사라지는지 다시 생각해 보아야 합니다. 방향도 없이 조절되지 않은 거친 호흡과 감정은 호흡주시를 통해서 또는 부드러운 감정의 흐름을 통해서 호흡과 하나 되어 일관된 상태를 유지할 수 있습니다. 이때 우리는 생각을 고요하고 부드럽게 흐르도록 훈련할 수 있습니다.

고대 산스크리트 문헌에는 성공적인 명상상태에 대한 언급이 있습니다. 그것은 기름이 흘러내리는 상태로 비유된다고 합니다. 물방울이 튀는 물줄기가 아닌 순수한 기름의 줄기를 주시하고 그것의 매끄러움을 느끼는 것입니다. 여러분의 명상에서 호흡과 마음이 느껴야 할 것은 바로 이것입니다. 명상할 때 여러분의 호흡과 마음은 어떠한가? 명상할 때 왜 들숨과 날숨을 주시해야 하는가? 그것은 들숨과 날숨 사이에 멈춤이 없어야 하기 때문입니다. 끊어짐이 없는 호흡을 하기 위해 들숨과 날숨을 주시해야 합니다.

몸과 마음이 아주 밀접하게 연결되어 있다는 것을 알 수 있는 실험이 있습니다. 먼저 한 가지 생각을 떠올려 마음에 둡니다. 어떤 생각이든 지금 떠올리세요. 이제 생각을 다른 것으로 바꿉니다. 여러분은 두 가지 생각을 가지고 있습니다. 마음을 모아 호흡의 흐름에 집중합니다. 첫 번째 생각을 떠올립니다. 그 생각을 계속 유지하세요. 이제 호흡의 끝이 아니라 호흡의 중간에서 두 번째 생각으로 바꾸려고 해 보세요. 할 수 없다는 것을 알게 됩니다. 생각을 바꿀 때 호흡의 흐름이 끊어지는 것을 알 수 있습니다. 호흡이 끊어지는 곳에서 생각이 바뀌는 것입니다. 끊어짐이 없는 하나의 생각을 계속 유지하는 것, 끊어짐이 없는 호흡의 연속이 핵심입니다.

사람들 대다수는 명상이 좋다고 말하면서도 지금 당장은 하고 싶지 않다고 하거나 준비가 안 되었다든지 또는 바빠서 시간을 내어 수련하기가 어렵다고 말합니다. 수행이란 무엇인가요? 어릴 때 어머니는 밤마다 자기 전에 이를 닦으라고 말씀하셨지요. 하고 싶지 않지만 어머니는 닦지 않으면 입에서 냄새가 나고 충치가 생기니까 해야 한다고 하셨습니다. 우리는 이를 닦으러 갑니다. 이를 닦는 방법을 배웁니다. 정말 하기 싫은 일이었지요. 지금은 이를 닦으라고 말하는 어머니도 안 계시고 자유롭습니다. 이를 닦지 않고 3일, 4일, 5일, 그대로 지낼 수도 있습니다. 하지만 지금은 이를 닦지 않는 일은 상상할 수도 없습니다. 수행하는 일도 이 닦는 일과 마찬가지로 처음에는 힘들고, 어렵게 느껴집니다. 하지만 하루, 이틀, 한 달 계속하다 보면 그런 생각이 그치고 자연스러운 일상의 습관처럼 다가옵니다.

여러분이 이를 닦지 않고 지낼 수 없는 것처럼, 나는 명상하시 않고 지낼 수 없습니다. 여러분이 이를 닦는 훈련을 했던 것처럼 나 역시 명상 훈련을 그렇게 어릴 때부터 해 왔습니다. 다리가 저려서 힘들었던 기억도 생생합니다. 명상하지 않으면 마음은 어떤 상태에 있을까? 마찬가지로 이를 닦지 않으면 어떻게 될까? 마음을 매일 닦지 않으면 어떻게 될까? 매일의 일상에서 불러들인 불결함과 산만함, 집중할 수 없도록 만드는 쓸데없는 생각들로 가득 차게 되겠지요. 여러분이 매일 이를 닦는 습관이 있는 것처럼 명상은 나에게 매일의 습관입니다.

여러분이 수행을 즐겁게 느낀다면 수행한다는 생각이 들지 않을 것입니다. 좋아하고 즐기면서 한다면 어떤 것이든 즐거움을 줍니다. 나는 내가 좋아하는 것을 합니다. 마음이 끌리는 것을 합니다. 내겐 수행이 힘든 일로 생각된 적이 없습니다.

그렇다면 어떻게 수행을 좋아하는 것으로 만들어 갈 수 있을까요? 여러분을 위해 나의 경험을 나누겠습니다. 나는 어떤 일에서 배울 점이 있거나 좋은 점이 있을 때 그 방법을 배우고 따르고 닮고 싶어 합니다. 나는 자신에게 이러이러한 사람이 되고 싶다, 이러이러한 행동을 하고 싶다, 이러이러한 일이 내 인생에 일어났으면 좋겠다. 이런 생각을 마음에 심어 놓고 반복해서 생각하고 그 생각을 키우고 발전시킵니다. 마치 씨를 뿌리고 물을 주고 영양을 공급해서 식물을 키우듯이 확고하게 만듭니다. 그 생각이 나에게 아주 친숙하게 될 때까지 아주 자연스럽게 떠오를 때까지 확신을 지니고 계속합니다. 어느 순간에 그 작은 생각은 아주 거대한 힘으로 다가와 내가 하고 싶은 일, 흥미로운 일이 됩니다.

때때로 사람들은 나에게 다가와 "아르야 박사님, 서양 문화에서는…."이라고 말을 시작합니다. 동과 서, 그리고 남과 북 등은 누구나

하는 말입니다. 그리고 "당신은 어떤 동양적 수행 방식을 가르치고 있습니까? 우리 서양 문화에서는 이러이러한 방식으로 합니다."라고 말합니다. 그래서 어느 날 나는 동쪽과 서쪽이라는 이 문제를 검토해 보기로 했습니다. 어디가 동쪽이고 어디가 서쪽인가요? 어느 곳이 동쪽의 시작이고 서쪽의 끝인지 찾아내기 위해 세계를 여행했습니다. 만일 내가 여기 서쪽에서 날아가 로스앤젤레스로 가고 거기서 계속 서쪽으로 날아가면 나는 하와이로 가고 계속 서쪽으로 날아가면 나는 일본에 있습니다. 그리고 더 멀리 계속 날아가면 인도에 있게 됩니다. 여러분은 '동쪽의 현자들'이라는 관용어를 아세요? 여러분은 중국에서 쓰는 똑같은 관용어를 아세요? 중국에서는 '서쪽에서 온 현자들'이라고 말합니다. 왜냐하면 대략 22세기나 23세기 전으로 거슬러 올라가면, 명상과 불교와 같은 것을 수행한 스승들이 인도에서 중국으로 건너왔기 때문입니다. 그리고 인도는 중국의 서쪽이므로 그들은 '서쪽에서 온 현자들'이라고 말합니다. 마르코 폴로(Marco Polo) 이후 그리스도교 선교사들이 중국에 갔을 때 중국인들은 이것을 불교처럼 서양에서 온 또 다른 종교로 생각했습니다. 내가 동쪽으로 간다면 같은 일이 일어납니다. 인도에서 동쪽으로 날아가면 중국에 이르고 더 나아가면 하와이로 갑니다. 더 멀리 동쪽으로 가면 로스앤젤레스 그리고 미니애폴리스로 옵니다.

동쪽과 서쪽이라는 생각은 날짜 변경선과 같습니다. 나는 1월 21일 오후 4시에 사모아(Samoa)를 떠났는데 한 시간 후 1월 22일 피지(Fiji)섬에 내렸습니다. 가는 중에 기장이 "지금 우리는 날짜 변경선을 지나고 있습니다."라고 말했습니다. 그래서 내려다보았지만 날짜 변경선은 없었습니다. 찾아보려고 창밖을 본다면 아마 바다를 가로지르는 선이 있겠지요. 내가 북쪽을 바라보고 서 있다면 나의 왼쪽 반은 서쪽이고 오른쪽 반은 동쪽이 됩니다. 그리고 몸의 중심, 몸 한가운데에서 동쪽과 서쪽이 만나는 선이 그어집니다. 내 호흡이 흐르는 바로 그 중심 즉 그곳이 동쪽과 서쪽이 만나는 곳입니다. 나는 동쪽과 서쪽을 분리해서 운항하는 노선을 본 적이 없습니다.

사람들은 명상이라는 단어를 뭔가 이상한 동양적 개념임이 틀림없다고 말합니다. 자, 여기에 영어 단어 'meditation'이 있습니다. 이것이 이국적 개념이라면, 어떻게 여러분이 이 단어를 갖게 되었을까요? Meditation은 라틴어 접두사 'medi'에서 왔습니다. 그 의미는 '한가운데(the middle)', '중심(the center)'입니다. 그리고 그 단어의 동사 어근은 '머물다'라는 의미를 지닌 'tare(to stay)'에서 왔습니다. 중심으로 오라, 한가운데로 오라 그리고 그곳에 머물러라. 요즈음은 동일한 의미로 중심(centering), 한가운데 머물기(medi-tare)로 표현됩니다. 중심으로 오라 그리고 그곳에 머물러라. 중심이란 무엇인가? 여러분 존재의 중심, 자신의 중심입니다.

고대 인도에서 4천 년 동안 이어져 내려온 이 전통의 언어 산스크리트 문헌에 같은 단어가 사용되었습니다. 여기에서 요가를 수련하는 사람은 '한가운데 머무는 자(madhyastha)'로 불립니다. 그는 와서 한가운데 머무릅니다. 부처님은 자신의 길을 '중도(the Middle Path, 中道)'라 했습니다. 이렇듯 이 단어는 보편적 개념입니다. 우리 내면에 있는 중심에, 시계추처럼 오른쪽 왼쪽으로 움직이지 않고 그 중심에 오도록 배웁니다. 우리 내면의 정확한 중심에 와서 그곳에 머무르는 것을 배우고, 그런 다음 그곳에서부터 외적 행위들을 하는 것입니다.

그러므로 명상수련을 할 때는 훈련처럼 하지 마세요. 당신이 즐거움을 느낄 수 있는 일을 왜 훈련으로 여기고 힘들어하나요? 먹는 것이 힘든 훈련이라면 사람들은 절대 먹지 않을 겁니다. 사랑을 하는 행위가 훈련의 일종이라면 아무도 사랑을 하지 않을 겁니다. 잠을 자는 것이 훈련이라면 아무도 잠을 자지 않을 것입니다.

사람들은 앉아 있는 것이 고역이라고 말합니다. 여러분은 피곤할 때 앉아 있지 않나요? 주변이 시끄러우면 오랫동안 말없이 있지 않나요? 여기에서 여러분은 조용히 앉아 있기를 배웁니다. 그러나 진정한 고요함이란 말 없는 고요함이 아닙니다. 진정한 고요함과 휴식은 마음의 휴식입니다.

처음 시작하는 사람은 마음을 가라앉히고 고요함을 느끼기가 어렵습니다. 마음이 아직 훈련되지 않았기 때문에 방황하고 그래서 좌절감을 느낍니다. 사람들 대부분은 명상하는 중이나 명상 이후에 좌절감을 느낍니다. '나는 내가 기대한 고요함에 이르지 못하고 있어. 나는 내가 원한 평화와 안정을 얻지 못하고 있어.'라고 생각합니다. 하지만 나는 이렇게 말하고 싶습니다. 아무리 얕은 단계의 명상이라 해도, 아무리

많은 혼란을 명상 중에 겪었다고 해도 명상을 끝낸 후 여러분이 자신을 세심하게 살펴본다면 처음 앉았을 때보다 한 눈금 정도, 가벼운 정도일지라도 자신이 고요해졌음을 알게 될 것입니다. 여러분이 더 깊은 고요함을 원했기 때문에 만족하지 못하고 좌절하는 것입니다. 그러나 아무리 얕은 단계의 명상을 했더라도 명상을 끝낼 때는 상대적으로 더 차분한 감정을 느끼게 됩니다.

여러분이 명상을 힘든 훈련으로 만들고 싶지 않다면 즐기는 법을 배우세요. 자신이 어디에 있든지 그 순간을 즐기는 법을 배우세요. 명상은 어떤 목표를 지향하는 것이 아닙니다. 여러분은 이 세상의 목적 지향적인 것에 익숙합니다. 그것을 넘어서야 합니다.

명상에서는 바로 여기, 바로 이 한가운데, 내 존재의 중심 바로 이곳에 머물러 있어야 합니다. 여러분은 아무 데도 갈 필요가 없습니다. 그냥 돌아오세요. 험한 세상에서 사냥을 끝낸 후 의식과 고요함의 고향, 집으로 돌아와 그곳에 머물며 쉬세요.

명상 경험은 개인적 경험입니다. 다른 사람의 명상 경험을 자기 경험과 비교하지 마세요. 자기 자신과도 경쟁해서는 안 됩니다. 자신이 어제 좋은 명상을 했어도 똑같은 명상을 오늘 하게 되지 않습니다. 여러분이 하고 싶다 결심해도 그런 일은 일어나지 않습니다. 예를 들어 아내나 남편에게 "나는 오늘 밤 당신보다 더 빨리 잠에 빠질 수 있다." 하고 경주해 보세요. 당신보다 더 깊은 잠을 잘 수 있을 거라고 말하고 그렇게 해 보세요. 아침 6시 자명종이 울릴 때까지 잠을 못 잡니다. 의식상태는 잠이 들거나 꿈을 꾸는 것처럼 아주 부드러운 방법으로만 변화시킬 수 있습니다. 이것은 격언입니다. 어젯밤에 꾼 아름답고 멋진 꿈은 오늘 밤 당신의 목표가 될 수 없습니다.

결심(determination)과 의지(will)의 차이점은 무엇일까요? 의지라는 말은 흔히 의지력(will power)과 혼동되어 쓰입니다. 이 둘을 혼동하지 않아야 합니다. 의지력이란 무언가 공격적이고 격렬한 의미를 갖는 단어입니다. 명상철학을 진지하게 따르는 사람은 힘이라는 관점에서 생각하지 않습니다.

의지작용(volition)은 또 다른 것입니다. 지금 여기에 앉아 있는 것은 여러분의 의지작용입니다. 그것이 여러분을 앉아 있도록 했지요. 의지력(will power)으로 노력한 것이 아닙니다. 의지작용은 아주 부드럽고 고요하고 저절로 내려와 무언가를 하도록 하는, 의식의 내재하는 속성입니다. 여러분이 자기 손을 들어올리는 것은 자신의 의지를 사용한 것입니다. 손을 내리는 것 또한 자신의 의지를 사용한 것입니다. 말하자면 여러분이 이완할 때 의지력을 사용한다면 이완되지 않을 것입니다. 이완은 아주 고요하고 부드러운, 의식의 내재하는 속성인 의지작용입니다. 아주 부드럽게 잠에 빠지는 것과 같습니다.

여러분은 마음의 아주 작은 홈을 발견하고 마음을 그곳에 두고 그 홈으로 들어갑니다. 그리고 부드럽게 명상상태로 미끄러지듯이 들어

갑니다. 그곳이 바로 여러분이 닿아야 할 곳이며 찾아야 할 곳, 작은 자리입니다. 나는 그곳이 두뇌의 어느 부분이라고 말할 수 없습니다. 그곳은 특별한 곳도 실재하는 곳도 아니기 때문입니다. 시간과 공간 속 어떤 것이 아니라 의식상태일 뿐입니다.

여러분은 잠에 빠질 때 두뇌의 어느 부분을 사용하는지요? 두뇌의 어느 부분이 잠드는 것과 연관이 있을까요? 여러분은 불면증 환자에게 수면 연구에 관한 수많은 논문을 제공할 수 있겠지만 그들을 잠들게 도울 수는 없을 것입니다. 히말라야연구소의 많은 의사들이 참여하고 있는 바이오피드백(biofeedback)과 같은 의학 연구에서 드러나는 의식상태와 생리적으로 상관관계가 있지만, 이 고요한 상태를 실제로 경험하기 위해서는 그런 것은 필요하지 않습니다.

어떤 사람은 너무나 간절하게 명상의 진전을 원합니다. 하지만 이것은 매우 부드럽고 매끄러운 과정입니다. 여러분이 오늘 밤 깊은 잠을 자기를 간절히 바란다 해도 그렇게 되지 않습니다. 그냥 편안히 있어야 합니다. 그것은 부드럽고 고요하게 옵니다. 어느 날 아침 여러분이 명상하려고 앉으면 어떤 일이 일어날 것입니다. 명상은 목적 지향적이지 않고 경쟁적이지도 않습니다. 다시 말하지만 명상은 아주 고요한 집중입니다.

사람들은 자신이 명상상태에 있다는 것을 어떻게 알 수 있는지 묻습니다. 이것은 아이가 엄마에게 "어떻게 하면 내가 잠이 오는 것을 알게 될까요? 내가 잠이 올 때 나에게 말해 주실래요?"라고 묻는 것과 같습니다. 여러분은 어떻게 아세요? 여기에 적합한 이야기가 있습니다. 인도에서 첫 아이가 태어나는 곳은 언제나 어머니의 집(외가)입니다. 여성들은 대개 임신 3개월, 4개월, 5개월, 때로는 6개월이 되면 친정으로 갑니다. 첫 아이는 언제나 그곳에서 태어납니다. 왜냐하면 친정에는 경험과 사랑과 보살핌이 있기 때문입니다. 여성들은 첫 아이를 가졌을 때는 임신이 처음이라 경험이 없기에 아주 힘이 들겠지요. 아이는 곧 태어날 예정이지만 그녀는 지쳐서 휴식이 필요한 상황입니다. 그래서 그녀의 어머니를 돌아보며 "엄마, 아이가 나올 때쯤 저 좀 깨워 주실래요?"라고 말했습니다. 어머니는 "사랑하는 딸아, 나는 너를 깨우지 않아도 된단다. 아이가 나올 때가 되면 네가 알게 될 거야."라고 말했습니다.

의식상태도 이와 마찬가지입니다. 고대의 명상 스승들이 이해한 것과 같이 이 원리는 의식상태가 곧 그 증거가 됩니다. 다른 증거는 없습니다. 그것은 외부 기관이 증명할 수 없으며, 다른 사람에게 정의해서 말하거나 설명할 수 없습니다. 의식상태를 경험해 본 적이 없는 다른 사람에게 전할 수 없는 지극히 개인적이며 내적인 경험입니다.

여러분이 평생 잠을 잔 적이 없다면 어떻게 잠을 분명하게 설명하겠습니까? 잠이 무엇인지 분명하게 설명해 보세요. 꿈을 꾼 적이 없다면 어떻게 꿈을 설명하겠습니까? 가장 높은 상태의 명상은 절대적 평화인 순수 자아의 빛남입니다. 우리가 생명력이라고 부르는 존재인 의식의 힘은 명상을 이야기하는 위대한 스승들이 이해하고 경험하고 깨달았던 그것입니다. 그러나 우리는 그런 경험이 없어서 그들의 경험을 전혀 이해하지 못합니다. 예수님도 이상하고 부처님도 이상하게 여깁니다. 그들이 경험한 것을 우리가 경험하지 못했기 때문입니다. 우리는 그런 신비로운 상태가 존재한다는 것을 기꺼이 받아들이지 못합니다.

이것을 조너선 스위프트(Jonathon Swift)의 걸리버 여행기의 또 다른 장면에 덧붙여 봅시다. 걸리버가 어떤 나라에 갑니다. 그 나라의 종교는 달콤한 것을 맛보지 못하게 금지하고 있습니다. 이제 걸리버가 자기 주머니에 들어 있는 각설탕을 꺼내서 그 나라 사람들에게 건네줍니다. 그 사람들이 "이 각설탕 맛은 어때요?"라고 묻자 "달콤해요."라고 답합니다. "달콤함은 무엇과 같습니까?" "오, 그건 아주 기분이 좋은 겁니다." "우리에게 그 느낌을 보여 주세요." "아니지요. 그건 당신들이 맛보아야만 아는 겁니다." "안 돼요. 우리는 맛보는 게 허락되지 않으니 어떤 느낌인지 설명해 주세요. 정말 어떤 맛이에요?" "좋아요. 말하자면 그것은 쓴맛과 반대지요." "오, 그래요? 그럼 소금같이 짠맛이군요?" "아니에요. 짠맛은 아니에요." "그럼 신맛임에 틀림없어." "신맛도 아닙니다." "세상에는 쓴맛, 짠맛, 신맛만 있어. 다른 맛은 있을 수 없어요. 이 사람 참 이상하네."라고 말합니다. 그러나 그들은 그것을 맛보지 않을 것입니다. 이해하시겠습니까?

또 다른 경우로 화성인을 예로 들어 봅시다. 화성인에게 단맛을 느끼는 미각이 없다는 것을 우리 지구인이 안다고 칩시다. 화성인 한 무리가 지구에 착륙합니다. 우리가 그들을 먼저 공격하지 않는다면-그럴 가능성이 높지만-이런 일이 생길 겁니다. 우리 종족 중에 친절하고 동정심이 있고 호의적인 어떤 일원이 그들 중 하나에게 거처를 마련해 주고 환대하고 한 잔의 차를 대접하면서 "설탕 넣으세요?"라고 물으면 그는 "설탕 그게 뭔지 설명해 주시겠어요?"라고 말하겠지요. 화성인들의 또 다른 특질은 그들이 깨어나고 잠들지만, 결코 꿈을 꾸지 않는다는 것입니다. 그들은 차를 마실 때 설탕을 넣는 것을 이해하지 못합니다. 그들은 맛을 보지만 다르게 느끼지 않습니다. 당신이 그들 차에 설탕을 넣거나 넣지 않거나 그들의 입맛에는 차이가 없습니다. 당신은 그에게 훌륭한 저녁을 대접하고 이제 잠자리를 제공합니다. 그리고 "그럼, 잘 주무시고 달콤한 꿈 꾸세요."라고 말합니다. "꿈을 꾸라는 것이 도대체 무슨 말이지요? 우리는 당신들의 소설에서 꿈에 대해 읽었는데 거기에 '달콤한(sweet)'과 '꿈(dream)'이라는 말이 나옵니다. 이 꿈에 대해 말해 주세요." "좋아요. 우리는 침대에 누워서 잡니다. 눈을 감고 말입니다. 걷고 말하는 것과 같습니다." "오, 당신은 잠결에 걸어다니는 몽유병을 말하는 건가요?" "아니요, 우리는 자면서 걸어다니지 않습니다. 꿈은 우리가 자는 동안에 마음에서 일어나는 어떤 것입니다." "아니요, 그런 상태는 있을 수가 없습니다. 이 행성에는 이상한 사람들로 가득 차 있군요."라고 화성인은 말할 것입니다.

　의식의 여러 상태가 생리학적으로 연관되어 있다는 사실에도 불구하고 의식의 상태는 주관적으로만 경험될 뿐 객관적 증거를 가지고 있지 않습니다. 여러분이 꿈 꾼 것을 나에게 증명해 보세요. 내가 한 번도 꿈 꾼 적이 없다면, 여러분은 그 상태가 존재한다는 것을 증명할 방법이 없습니다.

이전에 시체자세로 이완을 경험했을 때 여러분에게 다가온 느낌은 어떠했습니까? 이제 여러분은 누워서 아주 조금 이완의 시작 단계를 경험했습니다. 당신의 이웃이 왜 이곳에 가는지 물으면 당신은 이완하는 법을 배우러 간다고 말합니다. 그러면 그는 "나도 그거 해요. 나는 TV 앞에서 커피를 마시면서 이완하고, 수영하면서 이완하지요."라고 말합니다. 자, 이제부터 그들에게 여러분이 경험한 이완의 단계를 설명해 주세요.

내가 말하려는 것은 이 영역에는 아주 많은 단계가 있다는 것과 무엇이 최고 단계인지에 대한 것입니다. 그것은 진아(Self)의 경험입니다. 진아란 무엇일까요? 우리가 있는 이곳, 여기, 이 단계에서 이 순간을 즐기는 것을 배우는 것입니다. 여러분이 어디에 있든 지금 여기에 있는 것처럼, 여기에 지금 이 순간에 머물러 존재하세요. 또한 여러분이 명상수행을 하고 있을 때도 그 순간에 머무세요.

사람들은 명상 중에 너무도 많은 방해를 받아서 힘들어합니다. 그들이 방해받는 것은, 마음이 그들을 긴장시키고 두렵게 하는 모든 문제, 모든 어려움으로 방황하기 때문입니다. 여러분이 길을 걸어갈 때 전혀 알지 못하는 내가 미소를 보냈습니다. 어떻게 하실 건가요? '누구지? 왜 내게 미소를 보내는 걸까?' 그런 두려움과 긴장과 방어, 자기 영역을 보존하려는 본능이 일어납니다. 그러나 남의 권리를 침해하지 않고 물러서 있으면, 사람들은 외롭다, 아무도 자신에게 관심이 없다고 말합니다. 오늘의 이기적인 카르마는 '나'입니다. 나에 대한 오늘의 생각은 내일의 외로움입니다. '나'라는 이 말은 오늘의 당신을 만듭니다. '나'라는 것은 외로움을 키우는 식물의 씨앗입니다.

나는 인생의 많은 부분을 여행으로 보냈습니다. 여러 나라에서 일했고 많은 나라의 문화를 접했습니다. 나는 그 모든 것을 받아들였습니다. 나는 수많은 사람을 만났습니다. 그리고 내가 만난 사람들은 행복하지 않습니다. 어떤 사람도 "나는 행복해요." "나는 만족합니다." "나는 아내, 남편과 잘 지냅니다." 등의 말을 하지 않습니다. "나는 아이들과, 부모님과, 남편과 직장에서 이런 문제를 갖고 있어요." 이처럼 만족하지 못한 사람들이 나에게 문제를 일으키고 있습니다.

삶은 좋은 것입니다. 여러분에게 개인적으로 내 인생은 지금까지 계속 휴가를 즐기고 있다고 말하겠습니다. 왜냐하면 나는 내가 즐기지 않는 일은 절대 하지 않기 때문입니다. 무엇을 하든 나는 즐깁니다. 소득세 명세서를 볼 때도 나는 '아 여기 수치는 이렇고 저기는 저렇고' 하면서 그저 그 사실을 즐깁니다. 흔히 사람들이 돈을 따거나 잃거나 상관없이 라스베이거스(Las Vegas)에 가는 것에 흥분합니다. 소득세 명세서를 볼 때 나도 그렇습니다. 하지만 이런 즐거움은 매일매일 내 마음을 깨끗하게 씻어 내고 정화하는 시간을 갖기 때문에 오는 것입니다. 내가 있는 이곳에 기쁨의 원천이 있습니다. 내가 평화로운 상태에 있을 때 나를 둘러싸고 있는 모든 것이 평화롭고 골치 아픈 일도 없습니다.

많은 사람이 그들의 감정을 가지고 나에게 옵니다. 나는 그들의 감정을 건드리지 않습니다. 왜 그것을 건드려야 하나요? 전염되는 질병을 앓고 있는 환자를 치료하는 의사는 그 전염병을 자기 것으로 받아들이지 않습니다. 그는 전염병을 치료할 뿐, 자신을 동정심이 많은 사람으로 증명하려고 그 전염병을 자신에게 옮도록 하지 않습니다. 객관적으로 여러분에게 있는 모든 문제의 20퍼센트는 실제 그 문제고 80퍼센트는 그 문제에 관해 여러분이 마음속에서 만들어 낸 것입니다. 그 정신작용이 지속되면 당신은 그 문제의 해결책을 보고 있지 않기 때문에 혼란스럽습니다. 당신을 위해 명상으로 해야 할 일은 80퍼센트로 이루어진 그 정신작용을 멈추는 것입니다. 그러므로 여러분이 매달린 문제는 그 문제와 무관하며 그런 일은 붙들고 있지 않아도 되는 일입니다. 그 정신작용으로 일어난 문제를 머릿속으로 끌어와서 물을 주고 양육하면 그것이 자라나 당신을 무분별하게 만들어 버립니다. 그렇게 하지 않아야 합니다.

명상할 때는 반드시 이것을 기억하세요. 당신의 거의 모든 문제는 과거의 환영이거나 미래에 대한 환상입니다. 대부분의 불안과 혼란은 과거의 기억이나 미래의 환상에서 옵니다. 이미 일어난 일이거나 지금 여기에 없는 일, 즉 아직 일어나지 않은 일이어서 지금 여기에 없는 것입니다. 하지만 우리는 걱정하고 불안하고 고통스럽습니다. 어깨에 엄청난 짐을 지고 있습니다. 그 짐은 지금 여기에 없습니다. 과거에 지나

갔거나 아직 오지 않은 일을 짐으로 지고 있는 것입니다.

　이런 생각은 두 사람의 선승(禪僧) 이야기와 유사합니다. 두 선승은 아침 일찍 승원을 떠나 걸어서 그날 밤에 다른 승원에 도착해야 했습니다. 그들 중 한 사람은 나이가 들었고 또 한 사람은 젊은 선승이었지요. 알다시피 선승은 이성과 접촉하면 안 되는 전통을 따라야 합니다. 이른 아침 그들은 강을 건너야 했는데 강둑에는 아름다운 젊은 여인도 강을 건너려고 기다리고 있었습니다. 그런데 그녀는 강물을 무서워했습니다. 그러자 나이 든 아버지 같은 그 선승은 그녀를 안아 들고 건너편 강둑으로 데려다 주었습니다. 그녀는 그들에게 감사를 드렸고 각자의 길을 갔습니다. 그러나 젊은 선승은 충격을 받았고 분개했습니다. '오늘 같은 일이 승원의 전통에 생기다니 정말 화가 난다. 오늘 일만 해도 선배 스님은 우리 젊은 선승을 위해서 자제했어야 했다. 이 일이 수행 규율을 지켜야 할 선배의 행위라면 그들은 우리 젊은 선승에게 규칙을 지키라고 말할 수 없다.'라고 생각했습니다. 나이 든 스님은 젊은 선승이 속으로 무슨 말을 하고 있는지 전혀 눈치채지 못하고 그의 수행인 묵상보행으로 하루 종일 걸었습니다. 마침내 저녁이 되었고 목적지인 승원이 보였습니다. 선배 스님은 젊은 선승을 돌아보며 이제 갈 길이 얼마 남지 않았다고 말했습니다. 그때 그는 젊은 신승이 하루 종일 그 생각만 계속하고 있었다는 것을 알아채고는 멈추어 서서 말했습니다. "너는 아직도 그 여인을 데리고 있느냐?"

　살아오면서 어떤 사람이 어느 날 당신에게 한 말을 지금도 품고 있나요? 색안경을 끼고 세상을 보고, 자신의 인간관계, 모든 감정과 모든 미래를 보고 있나요? 과거에 일어났고 이제 존재하지 않는 어떤 것을 보고 있나요? 그런 것들로 오늘 당신의 인성을 만들고 있나요? 의식적으로 또는 더 나쁘게도 무의식적으로 그렇게 하고 있지는 않은가요? 아직도 그것을 짊어지고 당신의 일생을 그 환영을 보면서 판단하고 있나요?

명상수련은 이 순간을 기준으로 이 순간을 판단하는 데 도움이 되어야 합니다. 우리는 앉아서 그가 무슨 말을 할지, 그녀가 어떤 말을 할지 상상합니다. 이 상상 가운데 어떤 것은 자기 만족적인 예언이 됩니다. 당신이 다른 사람에게서 받아들인 것 절반은 당신이 심어 놓은 것입니다.

이 이야기는 다른 마을로 걸어가고 있는 한 여인의 이야기와 같습니다. 요즈음 인도 여성은 많은 양의 금으로 몸을 치장합니다. 그래서 그들은 몸에 금 장신구를 지니게 되는데 대부분 22K 금입니다. 금을 지닌 그들은 때로 곤경에 처하게 됩니다. 그 여인이 쉬려고 길가에 앉았는데 한 남자가 마차를 끌고 지나갔습니다. 그녀는 손을 들고 태워달라고 했지요. 그러나 그는 거절하고 가버렸습니다. 그가 떠난 후에 그녀는 '잘된 거야. 나는 금으로 치장하고 있으니 내가 그 마차에 탔다면 무슨 일이 일어났을지 어떻게 알겠어.'라고 생각했습니다. 그리고 그 남자는 얼마쯤 가다가 생각했지요. '그 여인이 온통 금으로 치장하고 있던데 그녀를 이 마차에 태워 주었더라면 금을 빼앗을 수 있었는데.' 그래서 그는 마차를 돌려 그녀에게 되돌아가 "당신이 태워 달라는 것을 거절해서 미안해요. 타세요."라고 말했습니다. 그러자 그녀는 "이것 보세요. 당신에게 부탁했던 그 사람은 이미 마음이 변했고 다시 와서 당신이 말하고 있는 그 사람은 당신과 함께 가지 않을 거예요."라고 말했습니다.

여러분은 어떤 생각이 먼저 떠올랐는지 말할 수 없지만, 인간의 마음 사이에는 보이지 않는 연결고리가 있습니다. 또한 다른 사람의 반응이 만들어지도록 우리가 암시하는 매우 미세하고 무의식적인 단서가 있습니다. 그것은 우리가 생각하고 있는 상상력의 종류에 따라 상호작용을 불러들이는 원인이 됩니다. 나는 정신감응(telepathy)을 말하는 것이 아닙니다. 몸으로 또는 표정이나 목소리로 우리가 사람들에게 보여 주는 대단히 미세한 무의식적 단서를 말하고 있는 것입니다. 우리는 그 단서를 아주 잘 읽을 수 있습니다. 우리는 그것을 무의식적으로 드러내고 상대방은 무의식적으로 알아차립니다.

여러분이 명상수련을 매일 하게 되면 그런 암시의 일부가 여러분의 내면에 변화를 가져올 것입니다. 매일 명상하고 매일 수행하세요. 그러면 자신의 인성을 발견하게 되고 새로운 습관을 형성하게 될 것입니다. 여러분의 몸과 말과 소통하는 방식으로 이어지는 마음의 관계와 고요함은 아주 미세하고 복잡합니다. 우리는 자신이 관계를 만들어 내는 창조자임을 깨닫지 못합니다.

몸과 마음의 관계에 대한 예를 하나 들어 보겠습니다. 사람들 대부분은 방에 들어가면 앉을 때 기댈 벽이나 소파를 찾습니다. 여기서 우리는 허리를 반듯하게 펴고 앉으라고 가르칩니다. 나는 의자와 자동차와 비행기 좌석이 전부 호흡을 제대로 할 수 없도록 만들어져서 아주 불편하게 여행하고 있음을 알게 되었습니다. 그 자리에 앉으면 허리가 구부정하게 되는데 그렇다면 호흡에는 어떤 일이 생길까요? 호흡이 얼마나 길게 내쉬어질까요? 대다수는 호흡하는 것이 아니라 헐떡거리며 숨이 찬 상태에 있습니다. 점점 의자 깊숙이 허리가 구부러지며 의자의 불편함으로 인한 호흡상태를 알게 되지요. 이런 현상에는 다음과 같은 정신적인 내용이 들어 있습니다.

우리가 삶을 살아갈 때 사람을 찾는 것이 아니라, 자신을 지지해 주고 받쳐 줄 벽을 찾고 기둥을 찾습니다. 나는 그런 관계에서 많은 지지를 기대했지만, 아무것도 얻은 것이 없습니다. 불확실한 마음상태는 우리에게 의존하는 마음을 키우게 하고 그것이 굽은 척추로 나타납니다. 자신의 규칙적이고 깊은 호흡, 명상, 마음의 고요함을 통해서 여러분은 자신을 지탱해야 합니다. 그렇게 되면 척추는 자동으로 곧게 유지될 수 있을 것입니다.

여러분이 나를 믿지 않는다면 또 다른 예를 들어 보지요. 누구나 약간의 걱정거리는 있습니다. 그렇다면 요즈음 가장 걱정스러운 일을 여러분 마음에 떠올리세요. 어떤 특별한 생각이든 지금 여기에 함께해 보세요. 어떤 생각이든 마음에 떠오르도록 두세요. 이제 마음이 어떤 상태이든지 상관하지 말고 그저 단순히 이마를 이완하세요. 여러분은 눈을 뜨고 있어도 이완할 수 있습니다. 그냥 이마를 이완하세요. 이마를 계속 이완한 채 걱정을 계속하세요. 무엇을 알 수 있나요? 이마를 이완한 채 걱정을 계속할 수 있나요? 그 걱정거리를 계속 유지할 수 없습니다. 이제 여러분은 마음과 몸의 관계를 이해한 것입니다. 걱정거리 때문에 이마가 찡그려졌는지 이마의 주름살 때문에 걱정거리가 생긴 것인지 알게 되지요. 이것은 여러분이 스스로 자신의 성격을 만들어 낸다는 것을 알게 해 주는 아주 간단한 실험입니다.

태어날 때는 누구나 주름 하나 없는 부드러운 이마를 갖고 있습니다. 하지만 걱정을 시작하고 조금씩 걱정거리가 늘어나면 아침부터 저녁까지 걱정하게 됩니다. 그리고 나이가 36세 정도 되면 새로운 이웃처럼 주름살이 다가와 말을 걸지요. 어느 날 아침 일어나 보니 주름살이 생긴 것이 아니라 우리가 계속 주름살을 만들어 왔던 것입니다. 바로 지금 이 순간에도 우리는 자신의 인성을 만들고 있고 자신이 받아들이는 생각으로 자기 인성을 바꾸고 변화시키고 있습니다.

사람들은 평화롭기를 그리고 고요하게 지내기를 원합니다. 생각이 혼란스러운 상태를 원하지 않습니다. 그들은 저녁 명상을 위해 10시 30분을 비워둡니다. 그리고 영화 '엑소시스트Ⅰ' '퓨리Ⅱ' '프렌지Ⅲ' 등을 보기 위해 나갑니다. 10시 30분쯤 집에 돌아와서 명상합니다. 그러면서 "스와미지 명상 방법은 좋지 않아. 나는 계속 혼란스러운 상태에 있어."라고 말합니다. 우리가 마음에 심어둔 그런 생각이 남아서 계속

순환하기 때문입니다. 어떤 생각은 그것과 유사한 또 다른 생각을 만들어 냅니다. 어떤 특별한 생각은 그와 같은 생각을 낳도록 돕습니다. 마찬가지로 여러분이 명상이라 부르는 고요한 생각의 씨앗을 심기 시작하면, 그 또한 걱정거리와 주름살이 여러분의 이마에 새겨지는 것과 같은 방법으로 아주 천천히 조금씩 자랄 것입니다.

하루 이틀 또는 한 달 만에 명상을 포기하지 마세요. 매일 이를 닦는 것처럼 매일 명상하세요. 명상하지 않은 날에는 이를 닦지 않거나 세탁하지 않거나 샤워하지 않는다는 약속을 해 봅시다. 여러분이 몸을 씻는다면 마음도 씻는 것입니다.

초의식 명상
3

요가는 종교일까요? 아닙니다. 종교를 가진 사람도 갖지 않은 사람도 모두 요가수련을 할 수 있습니다. 사우나에 가는 것은 종교인가요? 그래서 몸이 나아지나요? 테니스를 치거나 기술수련에 집중하기를 배우는 것도 종교인가요? 그런 것이 여러분의 영성을 향상할 수 있습니다. 종교적 배경에서나 특정 신앙 체계 밖에서도 자신의 영성을 향상할 수 있습니다.

여기에 온 사람 중에는 불교신자도 있고 가톨릭 신부와 수녀도 있습니다. 그들은 나름의 이유로 요가 명상 과정을 선택했습니다. 예를 들어 가톨릭 신부는 때로 그들의 기도 체험을 향상하기를 원해서, 마음을 고요하게 하는 방법을 알기 위해서 이 과정에 옵니다. 어떤 사람이 교회에 가면 신부님은 "우리는 이제 1분간 침묵을 할 것입니다."라고 말합니다. 그러나 그들은 그 1분 동안 마음을 어떻게 해야 할지 모릅니다. 그리고 옆 사람이 무슨 옷을 입고 있는지에 더 관심이 있습니다. 그래서 우리는 서로 다른 종교를 가지고 있는 사람에게 수련을 가르칩니다. 신앙을 가지고 있는 사람에게 우리는 그 믿음을 확신하고, 그 길을 따라 믿음을 강화해야 한다고 말합니다.

누구에게나 믿음 체계에 대한 질문은 아주 중요합니다. 그러나 요가에서는 여러분이 스스로 찾아내는 것이 중요합니다. 요가와 명상수행은 믿음으로 시작하지 않습니다. 종교에서는 먼저 믿고 그 후에 수행합니다. 당신은 믿음을 선언하고 나서 종교적 수련을 시작합니다.

한편 과학에서는 먼저 실행하고 나중에 믿습니다. 여러분이 화학이나 물리학 과정을 듣기 위해 실험실에 갈 때 문 앞에 서서 성호를 그으며 "나는 물이 H_2O라는 나의 믿음을 선언한다."라고 말하지 않습니다. 어떤 선서나 믿음 없이 실험실로 걸어 들어가면 교수는 "이 플라스크를 잡고 이쪽에 연결해. 그리고 이걸 저쪽으로 가져가서 이렇게 끓이고."라고 말합니다. 그러면 당신은 물이 H_2O라는 사실을 알게 되고 믿습니다. 이것이 종교와 과학의 차이입니다.

요가에서 높은 수준에 있는 사람은 우리에게 또는 자신에게 영성은 삶의 가장 중요한 부분이라고 말합니다. 명상에서 나의 개인적 목표는 긴장을 이완하거나 세속적인 성공 그런 것이 아닙니다. 가장 소중한 것은 내 마음의 소중함입니다. 나는 신을 믿지 않는 사람이 신을 믿도록, 신에 대한 그들의 개념을 바꾸려고 여기 있는 것이 아니라, 그들이 스스로 선택한 길을 따라가도록 돕기 위해서 여기 있는 것입니다.

여러분이 규칙적인 명상수행을 하면서 진전하는 중이라면 어떤 지점에서 긴장이 사라지고 몸이 이완되면서 몸을 거의 의식하지 못하는 일이 일어납니다. 이때 자신이 몸 이외의 존재라는, 자신에 대한 완전히 다른 개념을 경험하게 됩니다.

하지만 여러분은 이것을 믿어야 한다고 생각해서는 안 됩니다. 사실 오랜 세월 동안, 이 과정의 첫 수업에서 나는 한 가지 조건을 말하곤 했습니다. 그것은 내가 말하는 것을 한 마디도 믿지 말아야 한다는 것입니다. 그저 연습하고 노력하고 또 노력하면서 연습을 강화하고 마음에 홈을 깊이 파 내려가야 합니다.

그러다 보면 어느 날 여러분이 명상에 잠겨 있는 어느 때, 마치 모든 물리적 실체, 우주의 한계, 자신의 인성이 일순간 사라지는 것처럼 느껴집니다. 그것은 마치 완전한 고요의 상태에서 무한의 가장자리에 닿은 것과 같습니다. 이런 일이 일어날 때 여러분은 이 몸 너머에 무엇인가 존재한다 아니면 존재하지 않는다는 판단을 내리게 됩니다.

당신에게 '신'이라는 말이 케케묵은 단어로 생각된다면, 그것을 'X'로 부르도록 하지요. 이것이 수련 체계입니다. 나름의 이유로 명상하러 오는 과학자나 심리학자들은 명상 체계를 자신이 특별히 필요한 곳에 적용하고 그들이 원하는 만큼 나아갑니다. 그곳에 모순은 없습니다. 명상은 모순과 대립을 벗어난 자유로운 마음상태입니다.

명상이란 무엇인가? 여러분이 명상을 경험할 때까지는 처음 시작하는 초보자가 명상을 정의하기는 정말 어렵습니다. 1단계에서 2일 또는 3일, 4일 수련을 경험한 여러분은 어떻게 명상을 정의하시겠습니까?(이때 어떤 학생이 "명상이란 자기 자신을 들여다보는 능력입니다."라고 대답한다) 이처럼 여러분은 자기 경험에서 나온 정의를 말할 수 있습니다.

명상에서 요점은 다른 사람의 철학을 받아들이지 않는 것입니다. "여기에 이렇게 적혀 있어요." 또는 "나의 스승님이 말씀하시길…" "스와미 라마께서는…" 이런 말이 아니라 여러분이 직접 명상을 경험하고 그 경험에서 나온 자신의 철학과 자신의 언어를 발전시켜 명상을 정의하는 것입니다. 다른 사람의 명상 경험은 그 사람만의 경험이기 때문입니다.

누가 자기 경험에서 나온 말로 명상이 무엇인지 대답해 보시겠어요?(한 학생이 "명상은 마음을 깨끗하게 하기"라고 대답한다) 좋아요. 이런 정의가 많은 도움은 되지만 명상은 경험이 중요합니다. 명상을 경험하기 전까지 '마음을 깨끗하게 하기'가 무슨 의미인지 사람들은 모를 것입니다. 당신이 말하는 명상은 진공청소기로 머릿속을 깨끗하게 비우는 것이 아니라 완전한 고요를 경험하는 마음상태일 것입니다. 마음을 비우는 것이 아니라 고요하게 하는 것입니다. 생각과 이해관계가 서로 얽혀 있는 것이 아닌 마음의 평화로움입니다. 이때 마음은 단 한 가지 의식의 흐름을 따릅니다. 끊임없이 마음의 통로를 따라 흐르는, 끊어짐 없는 생각의 흐름입니다.

명상이 깊어지면 명상에 대한 정의도 변할 것입니다. 전 우주는 여러 층을 가진 실체입니다. 명상 경험은 여러분 내면의 실체를 경험하는 것입니다. 명상상태의 경험은 여러분이 진보함에 따라 달라집니다.

처음 명상을 시작하는 사람은 단순히 몸을 주시합니다. 그 다음 몸의 이완상태를 느끼고 고른 호흡의 흐름을 봅니다. 이것은 한 가지 생각과 하나의 대상에 집중하면서 마음에 일어나는 평화로움과 고요함에 연결됩니다. 우리는 지금 이 과정의 주말에 진아(Self)의 개념에 전념하고 있습니다. 진아란 무엇일까요? 명상은 외부의 어떤 것에 의지하지 않는 이 진아를 탐구하는 것입니다. 외적인 것들의 가치는 생명력의 내적 현존, 우리 내면의 의식의 힘과는 아무 상관이 없습니다.

우리가 지닌 열등감, 갈등, 좌절 등은 대부분 우리 외부의 것들을 기준으로 하는 가치평가에서 생겨납니다. 다이아몬드는 스스로 가치 있다고 말한 적이 없습니다. 그것은 의식도 없고 자각도 없으며 어떤 가치도 만들어 내지 못합니다. 사람들이 죽은 사물인 다이아몬드에 가치를 부여하는 것입니다. 다이아몬드를 가지고 있거나 그렇지 않거나 우리는 여러분의 외부 조건보다는 여러분 자신을 소중하게 생각합니다.

사무실에 놓인 책상과 의자의 위치를 보면 그 사람의 사회적 지위를 알 수 있습니다. 어떤 사람이 사무실에 걸어 들어갈 때 그 안에 있는 사람이 그냥 자기 의자에 앉아 있다면 그의 지위는 어느 정도 높을까요? 그가 의자에서 일어나 자리를 권한다면? 또는 그가 일어나서 책상 너머로 손을 내밀어 악수를 청한다면, 그가 책상을 돌아 나와서 악수한다면 또 다른 상황이 되겠지요.

평범한 물건은 의식도 없고 자각도 없는데 그 물건에 가치를 부여하는 것은 우리입니다. 살아 있는 존재나 의식 있는 존재로 가치를 부여하거나 부여하지 않는 것은 우리가 하는 것입니다. 명상가는 주변 사물에서 자신의 가치를 끌어내지 않습니다. 그는 외부의 어떤 것도 가치 기준으로 삼지 않으며, 자기 경험으로 이루어진 가치 체계를 기준으로 주변 사물을 다룹니다.

자기 자신을 평가할 때 키가 크다, 작다, 마르다, 뚱뚱하다, 여자, 남자 등으로 인식한다면, 여러분은 조건에 갇히게 됩니다. 대다수 사람은 키가 작은 사람들과 함께 있지 않을 때 자신이 키가 크다는 사실을 인지하지 못합니다. 명상 중에 '나는 키가 크지 않다, 나는 키가 작지 않다, 나는 남자가 아니다, 나는 여자가 아니다, 나는 영혼을 가진 존재다, 나는 빛의 힘을 지닌다, 나는 크기가 없는 무한한 의식의 수호자다.'라고 생각하세요. 개미의 영혼은 개미 크기, 코끼리의 영혼은 코끼리 크기가 아닙니다. 명상은 조건을 제거하는 것이라고 말할 수 있습니다.

어떤 주식 중개인이 나를 찾아와 자신의 고민을 털어놓습니다. 그는 직업 스트레스가 있다고 하면서 주식이 오르고 내림에 따라 자신의 스트레스도 오르고 내린다고 합니다. 여러분이 주식을 가지고 있다면 여러분도 그렇겠지요. 자신이 주식 시세와 다른 존재임을 느끼세요. 자기 존재 그것을 찾으세요. 여러분이 어떤 위치에 있어도 여러분 자신이며, 물건이나 대상, 주변 상황, 대인관계 등은 여러분을 위해 거기 존재합니다. 그러므로 당신 내면으로 그것을 들여놓지 말고 그것과 자신을 동일시하지 마세요. 그것은 주변에 불과할 뿐임을 기억하세요.

명상상태는 이런 잘못된 동일시에서 자유롭습니다. 이것은 전제된 조건을 제거하는 것입니다. 그렇게 되면 명상에서 깨어날 때 순수하고 빛나는 평화로운 존재가 됩니다. 이제 그것을 일상에서 누리세요. 대다수 사람은 명상을 시작하고 얼마 지나지 않아 명상을 일상생활과 통합하지 못하기 때문에 그만두고 맙니다. 명상의 새로운 가치를 일상과 일치시키지 못하면 명상은 힘겨운 일이 됩니다. 세상의 많은 일을 머릿속에 가득 채우고 명상하면, 그 시간은 당신을 힘들게 할 것입니다.

사람들은 명상하는 것이 정말 힘들고 어렵다고 합니다. 그렇다면 무엇이 쉬운 일인가요? 현재 여러분이 일상을 꾸려나가는 일은 쉬운가요? 미루지 마세요. 우리는 명상수행을 일상생활에 통합하는 방법을 배워야 합니다. 테니스나 기타를 치러 가야 해서 명상할 시간이 없다고 생각한다면, 그 취미생활을 할 때 마음상태를 잘 관찰하는 습관을 들이세요. 그것이 곧 명상이 됩니다.

나는 사람들을 버터와 물, 기름과 물, 우유와 물의 세 가지 유형으로 구분합니다. 이건 일종의 재미없는 나의 유머감각입니다. 명상을 관심있게 시작하는 대다수 사람은 섞이지 않는 기름과 물처럼 이쪽도 저쪽도 아닌 상태에서 기름과 물에 들어갔다 나왔다 합니다. 그러나 우유와 물은 어느 것을 먼저 부어도 서로 잘 섞입니다. 명상할 때는 일상적인 것에서 벗어나세요. 명상상태는 세상에 전혀 관심이 없습니다.

지금부터 15분 동안 여러분은 세상의 짐과 고통에서 보호받을 것입니다. 걱정하지 마시고 돌로 만든 새처럼 움직임이 없이 앉아서 자신을 이완시키고 호흡을 주시하세요. 하나의 일관된 상태를 계속해 보세요. 그리고 명상을 마친 다음 자신을 관찰해 보세요. 여러분에게 얽혀 있던 세상의 일들이 정리된 생각으로 떠오르는 것을 발견할 것입니다. 그 다음 그것을 내려놓으세요. 여러분이 비록 명상하는 동안 내내 생각에 빠져 있었더라도 명상하기 전보다 더 고요하게 되었을 것입니다.

여러분의 명상이 어느 정도 방해를 받았을지라도 명상을 시작한 때와 끝난 때에는 질적인 차이가 있습니다. 명상을 끝낸 다음까지 남아 있는 산만한 생각이 여러분을 실망시키겠지만 "괜찮아. 이 정도면 잘 했어. 이 고요함을 조금 세상 속으로 가져가야겠어."라고 자신에게 좀 더 부드럽게 말할 수 있을 것입니다.

우리가 속한 세상에는 명상을 방해하는 많은 장애물이 있습니다. 여러분의 명상을 방해하는 것들은 명상을 계속함에 따라 서서히 줄어들기 시작합니다. 그 힘과 영향이 힘을 잃고 줄어듭니다. 이렇게 되지 않더라도 명상을 계속하세요. 하룻밤, 한 달 사이에 사라지지 않더라도 계속 시도하세요. 내적 고요함이 일어나지 않더라도 꾸준히 계속하세요. 포기한다면 변화는 일어나지 않습니다.

갈등과 대립을 겪는 많은 사람이 명상을 시작하면서 그런 것들을 해소하는 데 관심을 두고 명상합니다. 하지만 남편과 아내가 명상에 대해 다른 관점을 갖기 때문에 갈등이 생기기도 합니다. 오래전 나에게 만트라를 받았다는 어떤 남자가 내게 편지를 보내왔습니다. 그는 아내 때문에 명상을 할 수 없다고 호소하며, 그가 직장에서 돌아와 좋아하는 명상에 빠져 눈을 감고 있는 것은 그녀를 멀리하기 위해서라고 생각한다는 것입니다. 내가 그를 만나 하루에 몇 시간 정도 잠을 자는지 묻자 6시간 정도라고 말했습니다. 물론 아내도 그 정도 잠을 자겠지요. "당신이 눈을 감고 잠을 잘 때는 당신 아내가 자신을 멀리한다고 생각하지 않겠지요? 그렇다면 당신이 30분 정도 눈을 감고 명상하는데도 그녀가 그렇게 생각할까요?" 이 사람의 명상 태도에서 무엇이 잘못되었는지 생각해 봅시다. 아주 단호한 태도로 지나치게 열심히 몰두하는 것이 문제입니다. 여러분은 끊임없이 배우고 갈등에 직면하는 사회에 살고 있습니다. 사람은 어떤 것이든 갈등과 귀찮은 문제짐을 가지고 있다고 생각합니다. 또한 그들은 개인 생활의 갈등 속에서 명상하게 되지요.

여러분이 차에 조용히 앉아서 호흡을 세고 있다면 다른 사람은 이 일을 알 필요가 없습니다. 말하지 않고 조용히 있고 싶은 당신을 누가 막을 수 있을까요? 당신이 "나는 지금 호흡을 세고 있으니 조용히 하세요."라고 말한다면 오히려 이상하게 생각하겠지요. 여러분의 명상 경험을 일상생활로, 일터로, 학교로 가져올 수 있습니다. 지금 있는 곳에서 자신을 생각하면서 계속 의식을 강화하세요. 그 상태를 굳건하게 만들어 자신의 존재를 인식하세요.

명상할 시간이 없다고 말하는 사람에게 묻습니다. 집에서 여기까지 오는 동안 차 안에서 무엇을 하나요? 일터에서 집으로 오는 동안 어떤 마음으로 운전하면서 돌아오나요? 운전할 때의 마음은 어떤가요? 집으로 돌아오는 길의 교통체증과 지겨운 하루를 보냈다는 생각에 기분이 나쁘지요. 나는 차가 막혀 움직이지 않을 때 신께 감사드립니다. 지금 나는 차 안에 있고 그 안에서 온전히 혼자만의 시간을 갖게 되기 때문입니다. 사람들은 어떤 일에 늦어지면 마음을 졸이고 시계를 보고 기적을 바라면서 차를 더 빨리 몰게 되지요. 내 경우에도 강의나 약속에 늦을 때가 있습니다. 그러나 나는 그곳에 빨리 도착하기 위한 어떤 방법도 없다는 것을 압니다. 늦었다는 것을 인정하는 것이 하나의 방법입니다. 조바심을 내면서 시계를 본다고 해서 상황이 달라지지 않습니다. 이때 자신을 위해 할 일이 무엇인지를 생각하세요. 조바심이 나고 마음이 바쁘고 무엇을 하든 시간은 흘러갑니다. 마음을 편안하게 하세요. 그렇게 하면 늦어져서 어수선한 상황에 직면하더라도 그 상황을 차분하고 긍정적으로, 적극적인 태도로 처리할 수 있을 것입니다.

교통이 혼잡하여 정차해 있을 때도 나는 수도원의 기도실에 혼자 있는 것처럼 좋습니다. 그 상황을 즐기는 것 외에 할 수 있는 일은 아무것도 없습니다. 의자에 몸을 편안히 기대고 손을 핸들 위에 가볍게 올려놓고 호흡을 세거나 만트라를 하세요. 긴 행렬의 차에 탄 사람들 가운데 당신만이 미소 지으며 집에 도착하게 될 것입니다. 핸들과 씨름하고 욕을 하면서 속을 태우는 것보다 훨씬 나은 일이지요.

버스를 기다리며 서 있는 경우도 마찬가지입니다. 끊임없이 차가 언제 올지 생각하면서 도착시간을 바라본다고 버스가 더 빨리 오는 건 아닙니다. 그곳에서도 여러분은 3분, 5분 또는 15분 정도까지 자신만의 시간을 가질 수 있습니다. 서서 호흡을 세어 보세요. 여러분이 이곳에 누워서 이완하고 앉아서 40분을 보내는 시간과 버스 정류장에서의 30분은 같은 시간입니다. 시간이 어떻든, 언제라도 버스는 당신을 태우기 위해서 올 것입니다. 이렇듯 우리 마음은 충분히 많은 시간을 가지고 있습니다. 시간을 낭비하지 마세요.

여러분은 내가 운전하면서 명상한다는 말에 혹시 사고가 나지 않을까 걱정된다고 하십니다. 그렇다면 여러분은 보통 운전할 때 무슨 생각을 하나요. 사람들은 자신의 하루가 바쁘다는 것을 마음속에 두고 있기 때문에 아침에 눈 뜨기 전부터 피곤한 하루를 떠올리면서 일어납니다. 사람들은 여러 가지 이유를 가지고, 예를 들면 사랑에 빠졌을 때나 버림받았을 때, 이웃과 화해하러 갈 때, 부모님을 뵈러 갈 때 자동차를 몰고 갑니다. 십대 청소년을 둔 부모라면 자녀와의 관계에서 해결할 일들 때문에, 수많은 생각이 연결되어 운전 중에 머릿속을 스쳐가는 생각이 많아집니다. 하지만 명상에서는 일관된 생각이 흐릅니다. 일관된 생각으로 인해 사고가 생길까요? 당신이 운전 중에 명상한다면 더 고요해지고 한 가지 생각에 더 집중하게 될 것입니다. 여러분이 결심해야 할 일은 마음을 사용하여 생활방식을 결정하는 것입니다.

마음을 다루는 방법에 대해 좀 더 이야기해 보겠습니다. 나는 선생들에게 다른 사람의 부정적 감정에 자신을 들여놓지 말라고 말합니다. 그런 감정은 당신 안에 부정적 감정이 생기게 만듭니다. 그것은 그의 마음이지 당신의 마음이 아닙니다. 다른 사람의 좌절감이나 열망, 그들의 성냄이나 격정 등을 그대로 받아들여 자신에게 두지 마세요. 그것이 여러분을 산만하게 하고 방해하며 우울하게 만듭니다. 그러나 여러분이 그들의 화를 가라앉힐 수 있다면 그렇게 하세요.

명상이란 앉아서 눈을 감고 세상에서 벗어나는 것입니다. 이는 무언가 이기적인 것처럼 보이지만, 우리는 우리가 가진 것만을 세상에 줄 수 있으므로 명상합니다.

세상의 전쟁은 지금, 이 방안에서 시작됩니다. 지금 여러분의 뇌파에서 내보내고 있는 생각과 함께 시작됩니다. 이것은 어떤 것에도 방해받지 않는 개인의 부정적인 생각입니다. 마음속에 있는 약간의 빛과 빛 사이에서 마음은 오직 나만 비추고 있다고 모두 말합니다. 당신이 어떤 사람인지 상관없이 마음은 자신을 아주 좋은 사람이라고 생각합니다. 이런 생각은 편견이 되고 이런 개인들의 생각이 모여 집단주의가 되며, 이기적 당리당략이 되고 국수주의나 제국주의가 됩니다. 그러므로 각 개인의 생각은 세계평화에 책임이 있습니다. '보잘것없는 내가 세상을 위해 무엇을 할 수 있을까?'라고 생각하세요? 거슬러 올라가면 세계평화는 개인이 만듭니다.

어떤 왕이 국민을 위해 물 저장고를 만들었습니다. 새로 만든 저장고를 우유로 가득 채워 다음날 개통식을 할 때 우유가 나오도록 하자는 신하의 제안에 왕은 그날 밤 모두 원하는 만큼 각자 우유를 가져와 채우라고 명령했습니다. 신하들은 생각하기를 '이 어두운 밤에 나 하나쯤 우유가 아닌 물을 한 통 부어도 다른 사람이 우유를 많이 가져오면 아무도 모르겠지.'라며 물을 부었습니다. 다음날 우유가 나왔을까요? 맑은 물이 나왔습니다. 모든 신하가 같은 생각을 했기 때문입니다. '누가 내 작은 우유통을 주시하겠어? 누가 내 우유통을 세어 보겠어?' 우리는 각자 자기 위치에서 저장고를 채우는 일을 합니다. 물로 가득 채우면 세상의 대립과 갈등이라는 저장고에 공헌하는 것이며, 우유로 채우면 세계평화에 공헌하는 것입니다.

다른 사람의 이익을 위해서, 세계를 위해서 우리가 해야 할 일은 바로 여기에서 시작됩니다. 내가 화를 내면 나는 세상을 향해 화를 내는 것이며 내가 분노하면 세상을 향해 분노를 쏟아내는 것이 될 것입니다. 내가 평화롭다면 나는 세상에 평화를 줄 것입니다. 세상에서 가장 헌신적인 일은 평화를 나누는 것입니다. 이것은 그의 내면에서 자신만의 평화를 발견하는 것입니다. 그가 내면의 평화로 자신을 가득 채울 때 그가 사는 세상의 평화에 공헌하게 됩니다. 여러분의 몸짓 하나도 평화에 공헌합니다. 내면에 평화가 깃들어 있을 때는 부드럽게 말하게 되지요. 갈등이 일어나는 상황에서도 긍정적 태도를 보이게 될 것입니다.

여러분이 명상할 때 가장 중요한 것은 자신의 마음상태지만, 또한 중요한 것은 주위 환경입니다. 명상하려면 시간을 맞추고 몸과 호흡과 마음을 그날의 리듬에 따라 해야 합니다. 우리는 이 리듬을 무시한 채 생활을 이끌어 갑니다. 여러분이 정해진 자리에 앉아 시간을 내어 규칙적으로 명상한다면 천천히 점진적으로 자기 삶 전체의 리듬이 영향을 받게 되어 조금씩 변화를 갖게 될 것입니다.

교호호흡은 가능한 한 하루에 세 번 해야 합니다. 명상하는 시간이 몇 분이든 상관없이 규칙적인 명상을 할 때 하루에 한 번은 반드시 하세요. 그런 다음 하루에 한 번, 두 번의 기회로 늘려 나가세요. 아침에 명상하면 마음이 고요해지고 평화로워집니다. 그러나 명상에서 나와 다시 세상으로 들어가면 몇 시간 후에 세상은 당신의 마음을 차차 어둡게 만들 것입니다. 바쁜 일터에서 마음의 긴장을 키우지 않도록 잠시 시간을 내어 심호흡하세요. 이것은 사소한 일이지만 명상을 위해 몸을 반듯이 펴고 시간을 맞춘 다음 일터에서의 짧은 휴식을 자신만을 위한 시간으로 만듭니다. 이렇게 하루일과를 끝내고 나면 긴장이 사라지고 기분은 나아질 것이며 감정도 달라질 것입니다.

명상하는 자리에 대해 이야기하자면, 어디에서 어떻게 살든 오늘 밤 집에 돌아가면 호흡을 주시하고 흐트러진 마음을 이완하세요. 그런 다음 집 안에서 가장 편안한 곳을 찾아 조화롭게 주위 환경을 정리하고 그곳에 명상할 수 있는 자리를 마련하세요. 항상 고정된 그 자리에서 명상하세요. 앉는 곳은 작은 카펫 위나 마루, 어느 곳이나 좋습니다. 당신이 좋다고 생각한다면 약간 높은 곳도 괜찮습니다. 앉았을 때 허리가 구부러지고 몸이 가라앉는 푹신한 방석이 아니라 납작하고 약간 단단한 방석이 좋습니다. 그리고 발목이 눌리지 않도록 한두 개의 담요를 접어서 그 자리에 두고 앉으세요. 최소한 하루에 한 번은 그 자리에 앉아 명상하세요.

자신의 종교 성향에 맞게 분위기를 꾸며도 좋고, 향을 피우거나 촛불을 켜도 좋고, 좋아하지 않으면 안 해도 됩니다. 여러분이 편안하다고 느끼는 것은 무엇이든 두어도 좋습니다. 종교적이든 아니든 자신만의 장소로 만드세요. 자신만의 성(城)으로 자기 영역으로, 평화와 고요의 공간으로 그곳에 두세요. 여러분이 그 자리로 가까이 갈 때는 세상일을 잊어버리고, 편안하게 마음을 이완하고 이제 자신만의 평화로운 공간으로 들어가서 자신이 원하는 만큼, 그만두고 싶을 때까지 오랫동안 명상하세요.

내 경우 나는 그 자리에서 많은 일을 합니다. 여러 해 동안 때때로 나는 명상하는 자리에서 잠을 잤습니다. 그러나 당신이 그 자리에 있을 때 지켜야 할 것은 방해가 되는 일은 그곳으로 가져오지 않는 것입니다. 그렇게 한다면 당신은 그 자리에서 가장 편안한 분위기를 갖게 될 것입니다.

사람들은 그들이 앉았던 자리에 진동을 남긴다는 것을 알고 있나요? 호텔이나 모텔의 방 또는 누군가의 방에 문을 열고 들어갔을 때 그곳에서 무언가를, 좋다, 나쁘다, 기쁘다, 슬프다는 설명할 수 없는 무언가를 느낀 적이 있을 겁니다. 그것은 그곳에 있던 사람이 남긴 정신적 진동입니다. 이렇듯 명상수련을 하는 자리에서 당신은 당신 고유의 진동을 만들어 낼 것이며, 그 자리와 당신만의 관계가 형성될 것입니다.

한 가지 규칙은 누구도 그 자리에 앉게 해서는 안 된다는 것입니다. 그 자리는 당신의 자리입니다. 나는 내 아이들에게만 그 자리를 허락합니다. 아이들은 어디나 앉을 수 있습니다. 아이들은 가장 맑고 깨끗하고 순수한 마음을 가지고 있기 때문입니다.

나는 아이들에게 명상을 가르치는 것을 좋아합니다. 그들은 물고기가 물을 만난 듯 수업을 받아들입니다. 나는 내 아이들이 세 살 정도 되었을 때 이완하고 잠드는 것을 가르치기 시작했습니다. 두 아이가 어릴 때 내가 여행에서 늦은 시각에 돌아오면 잠들기 전에 이야기해 달라고 합니다. 그러면 내가 지금 피곤한데 함께 이완하자고 말하지요. 그들은 어릴 때부터 이완하는 방법을 시작했기 때문에 내가 이완법을 시작하면 아주 잘 잡니다. 잘 받아들이지요. 아이들은 어느 곳에서나 환영받아야 합니다. 당신은 아이들이 방해가 된다고 생각하지만 사실 어른이 더 방해가 됩니다. 나는 아이를 무릎에 앉혀 놓고 명상하기도 합니다. 다시 말하지만, 당신의 명상자리에 아무도 앉지 않게 하고 그 자리에서 적어도 하루 한 번은 명상하세요.

사람들은 강해지고 싶으면 바위처럼 되라고 하면서 바위의 철학에 대해서만 말합니다. 그러나 바위보다 강한 것은 물입니다. 마음은 물의 과학입니다. 수 세기에 걸쳐서 물은 바위를 자갈로 만들고 모래로 만들었습니다. 해변의 수많은 모래를 보면 그것이 바로 물의 힘인 것을 알 수 있습니다.

초의식 명상
4

　순간이란 어느 정도 긴 시간일까요? 지금, 바로 여기 있는 순간의 몇 초 사이를 말하는 것일까요? 여전히 의문이 남아도 우리는 순간을 경험할 수 없습니다. 여러분이 존재하는 곳에서 순간을 찾으려 해도 그곳에 없을 것입니다. 이러한 생각은 여러분을 고요하게 만들 수 있습니다. 고요해지면 마음은 과거의 기억과 미래의 환상으로 혼란스럽지 않고 자신이 할 수 있는 만큼 짧은 어떤 순간에 머물게 됩니다. 그러나 마음은 그렇게 아주 짧은 순간조차 머물도록 제대로 훈련되지 않았기 때문에 방황합니다.

　그런 상황과 힘들게 맞서지 마세요. 여러분은 그 자리에 앉아 잠깐의 순간을 느끼고 바로 그 순간을 측정하고 있지만 경험하고 있지 않기 때문에 여러분의 자리로 돌아와 자신을 그곳에 그대로 두어야 합니다. 마음속에서 무엇이 떠오르더라도 그대로 두고 무엇을 느끼더라도 아주 자연스럽게 지켜보세요.

여러분이 어디에 있든 삶 속에서 배우세요. 마음이 끊임없이 과거와 미래에 머문다면 마음의 평화를 결코 얻을 수 없습니다. 이러한 방황과 혼란으로 가득 찬 마음을 가지고 있으면서 우리는 마음으로 산다고 말합니다. 그리고 정말로 그러한 마음을 보지만 그들은 마음 안에 없습니다. 여러분은 지금 여기에, 이 순간에 있습니다. 무엇이 당신의 문제인가요? 1971년으로 되돌아가 또는 미래의 어떤 장소 어느 시간에 어떤 사람이 당신에게 말한 것이나 말할 어떤 일이 당신의 문제인가요? 그 어떤 문제가 지금 여기에 있나요? 이제 그곳에서 짧은 이 순간으로 들어와 잠시라도 즐기세요.

사람들 대부분은 이러한 망상과 환상으로 인한 고통을 선택하지만, 이 고통을 넘어서는 방법을 모릅니다. 당신은 플로리다의 바다나 아열대의 섬을 사랑하는데 어떤 사람이 여기 북쪽 미네소타 호수로 당신을 데려옵니다. 당신은 호숫가에 서서 "나는 바다를 좋아해. 나는 바다를 더 좋아해. 바닷가에 있으면 좋겠어."라고 말한다면, 바다는 현재 여기에 없으므로 즐길 수 없고 여기 있는 호수마저 즐길 수 없습니다.

당신이 있는 그곳을 즐기세요. 대다수 사람은 어떤 상황에 놓이면, 그것보다는 다른 상황이 더 좋을 것 같다고 생각합니다. 사람들은 나에게 이렇게 말합니다. "저는 직장을 그만두려고 합니다." "왜요?" "상황이 좋지 않아서 그 일을 잘할 수가 없어요." "그렇다면 당신은 뭘 하려고 하세요?" "네, 좀 놀며 지내다가 좋은 일이 생기면 해 보거나 한 3개월 정도 쉬려고 합니다." 나중에 그가 일을 찾았다고 하면 나는 보증인이 있냐고 묻습니다. 그는 무엇 때문에 보증인이 필요하냐고 묻지요. 나는 당신이 그 직업에 싫증나지 않도록 만들기 위한 보증인이라고 대답합니다.

우리는 흐르는 물의 강한 힘처럼 자신을 발전시키지 못했기 때문에 마음의 나약함은 일을 쉽게 그만두도록 만듭니다. 우리는 삶의 탄력성을 개발하지 못했고 그 상황을 받아들여 어떻게 그것을 즐기는지 배우지 못했습니다. 우리는 "여기 즐길 일이 뭐가 있는지 보자."라고 하기보다는 어떤 힘든 일이 있는지 그것을 먼저 생각합니다. 그리고 그 상황에 직면하기도 전에 지겹다, 힘들다, 정말 답답하다 등 온갖 그럴듯한 말로 그 일에서 빠지고 싶다고 말합니다.

"내가 그 상황에 있다면 행복해질 것이다. 모든 것이 장밋빛으로 바뀔 것이다."라며 다른 방향으로 생각을 전환합니다. 다섯 살일 때는 유치원이 싫지만, 1학년으로 올라가면 좋아질 거야. 8학년이 되었고 이번 학기에 좋은 성적을 얻을 수만 있다면 내년은 더 나은 시간이 될 거야. 부모님 집에서 독립한다면 내 문제가 전부 해결될 거야. 이렇게 생각한 적이 있지요. 지금은 어떻게 되어 가고 있나요?

그녀와 결혼할 수만 있다면 좋겠다고 그렇게 바라던 사람이 있었습니다. 3년이 지난 후 그를 만나 그녀와 결혼해 잘 지내는지 물었더니

"지겨워요. 내가 어떤 실수를 했는지 알겠어요. 그녀와 이혼할 수만 있다면 좋겠어요."라고 말했습니다. 또 다른 예를 들면 "저는 남편과 잘 지내지 못해요. 다른 면에선 좋은 사람이긴 하지만 그는 이런저런 문제를 갖고 있어요. 그는 좋지 않은 기질과 감정이 있고 아주 의존적이랍니다. 나는 그와 잘 지낼 수 없어요. 내가 그와 관계를 유지해야 할까요, 아니면 빠져나와야 할까요?" 이 말은 무엇을 의미하는지요? 이런 각 상황에서 우리는 장미와 낙원의 약속을 기대합니다.

많은 사람이 이럴 때 영적 지도자나 구루에게 가는 것을 봅니다. 스와미 라마께서는 누구나 전화로 문의할 수 있도록 히말라야연구소에 전화를 설치해 두었습니다. 사람들은 전화를 걸어 오늘 아침에 빨간 옷을 입어야 하는지 파란 옷을 입어야 하는지 묻습니다. 대부분은 그들의 요가와 명상 스승을 그런 정도의 위치에 둡니다. 당신이 마음속으로 빨간 옷을 입으려고 했는데 스승이 파란 옷을 입으라고 말하면 스와미 라마는 그들의 마음에 들지 않는 사람, 자기가 원하는 바를 이해하지 못하는 사람이 됩니다. 대다수 사람이 모든 관계에서 이렇게 합니다.

우리는 감정의 동요 없이, 우리 안에 부정적 감정을 불러일으키는 다른 사람의 감정에 영향을 받지 않고, 그것에 대해 큰 소동을 일으키지 않고도 해야 할 올바른 일을 느낄 수 있는, 냉정한 저수지에 감정을 깊게 가라앉히는 것을 배우지 못했습니다. 때때로 내가 세계 여러 나라 사람에게서 느끼는 것은 아주 작은 문제에 많은 감정을 담는다는 것입니다. 그런 다음 그들은 이 작은 일을 안대처럼 그들 눈에 대고 안대의 색을 통해서 관계 전체를 보기 때문에 그들 관계의 좋은 부분을 모두 잊어버립니다. 부모와 자녀의 관계에서처럼 아주 작은 일이지만 자신이 생각하는 감정에 따라 좋거나 싫은 관계가 되는 것과 같습니다.

옛날 중국의 한 철학자가 나비가 된 꿈을 꾸었습니다. 그는 깨어나 깊은 생각에 잠겼습니다. "무슨 생각을 하십니까?" "음, 내가 나비였던 꿈을 꾼 것 같은데 도무지 알 수가 없어. 그것이 인간인 내가 나비꿈을 꾼 것인지 나비인 내가 인간꿈을 꾼 것인지 말이야." 마찬가지로 자기 자녀가 더 나빠진다고 생각하는 부모와 부모가 더 나빠진다고 느끼는 자녀가 있습니다. 우리는 자신에 대해 알지 못하기 때문에 이런 세대 차이나 갈등과 대립을 겪게 됩니다.

내가 미네소타대학에 산스크리트 교수로 처음 왔을 때 학과목 외에 명상을 가르치기 시작했습니다. 이때는 1960년대 후반에서 1970년대 초반으로 히피 시대의 절정이었습니다. 여기 있는 몇몇 분은 기억할 겁니다. 대학 캠퍼스에는 온갖 부류의 젊은이가 있었고 그들은 끼리끼리 어울려 다녔습니다. 그 당시 초의식 명상 첫 수업을 들으려고 줄 서서 기다리는 학생이 400명 정도였습니다. 많은 이들이 마약을 상용했고, 명상이 마약 경험과 연관이 있다는 일종의 오해를 하고 있었습니다. 하지만 그들이 명상 수업을 들은 후에는 마약과 멀어지기 시작했습니다. 그들은 "여기 와서 이완과 명상을 하니 정말 좋아요. 부모님도 여기 오셨으면 좋겠네요. 모시고 올 수 있으면 좋겠는데, 부모님 세대는 그들 방식에 너무 매여 있어서 제가 가는 곳에는 절대로 오지 않아요. 그분들은 마음이 열려 있지 않아요."라고 말했습니다.

부모에 대한 부정적 생각과 마찬가지로 그 지역에는 젊은이들이 모여서 마약을 흡입하는 장소가 있다는 이야기가 들려왔습니다. 그래서 마약에 의존하는 사람을 돕는 상담자와 부모들이 명상 수업에 오기 시작했고 나는 그들을 위한 수업을 마련했습니다. 그들 또한 "여기에 와서 이완과 명상을 하니 정말 좋군요. 우리 아이들도 여기 데려오면 좋을 텐데. 아이들이 너무 힘든 시간을 보내고 있거든요. 그래도 여기는 오지 않을 거예요. 마음이 닫혀 있어요. 데려오면 좋을 텐데."라고 똑같이 말했습니다. 이것이 내가 경험한 세대 차이입니다.

우리는 다른 사람, 모든 사람에 대한 자기 생각에 갇혀 있습니다. 그 생각 너머에서 일어나는 감정을 알아차리지 못하도록 닫혀 있습니다. "어머니와 저 사이에 심각한 문제가 있어요. 저는 여기 명상센터에 오려고 하고 어머니는 교회에 갑니다. 그리고 어머니는 저도 교회에 가기를 바랍니다."라고 말합니다. 그러면 "무엇이 문제인가요? 교회에 가세요. 왜 갈등을 일으키는 선택을 해야 하나요? 당신의 삶에 두 개의 풍부한 경험을 포함시키세요."라고 나는 말합니다. 그러나 사람들은 이것을 선택하면 저것을 가질 수 없을 것으로 생각합니다. 이것은 우리의 내적 저항입니다. 우리는 마음속에서 일어나는 이런 저항을 없애는 방법을 배워야 합니다.

이런 식으로 관계에서 행복하지 못한 사람들은 나를 찾아와서 남편과 잘 지낼 수 없는데 그와 헤어져야 하는지 묻습니다. 나는 그런 사람에게 헤어지라거나 불행을 계속 이어 가라고 말하고 싶지 않습니다. 이렇게 찾아오는 사람들에게 나는 네 가지를 물어봅니다. "그 사람에게 좋은 점은 없나요?"라고 물으면 "네, 좋은 사람일 때도 있어요. 다만 이런저런 단점이 있고 잘못이 있습니다."라고 말합니다. "그렇다면 좋아요. 하지만 이제 당신이 결정하세요."라고 말하고 나는 질문을 합니다. "당신은 그 사람의 어떤 면을 바꾸고 싶어 합니다. 첫째, 당신이 부정적 감정 없이, 손가락질하면서 비난하지 않고, 차분한 음성으로 좋은 마음으로 그에게 그 점에 대해 말한 적이 있는지 묻겠습니다. 싸워서 이기려는 것처럼 하는 것이 아니라 사실에 근거해서 알리려고 한 적이 있냐는 것입니다. 둘째, 그 사람이 당신을 위해 변하기를 원할 만큼 당신을 사랑한다고 생각하는지 묻고 싶습니다. 셋째, 그 사람이 당신이 바라는 대로 변했다면 그것이 그의 노력으로 변화된 것인지 묻고 싶습니다. 이것이 나의 세 가지 기본 질문입니다. 넷째는 당신이 힘들다는 것을 그에게 알려 주었지만, 그가 변하기를 원치 않거나 변화할 역량을 가지고 있지 않다면, 그래도 여전히 그의 좋은 면에 이끌려서 관계를 계속 유지하고 싶은지, 아니면 관계를 끝내고 나서 당신이 그를 그리워할지 묻고 싶습니다."

어떤 사람들은 직장에서 아침부터 저녁까지 자기 아내 흉을 봅니다. 그런 말을 들으면 나는 그들 아내에게 "그가 아내에게 너무 의존하기 때문에 당신 생각을 하지 않으면 하루도 견딜 수 없어서 그렇답니다."

라고 말합니다. 남편의 험담하는 습관으로 아내가 힘들어한다는 것을 남편이 알게 된 상황인데, 남편은 변하기 싫거나 변화할 역량을 가지고 있지 않습니다. 그러면 단점이 있음에도 불구하고, 당신이 처음에 이끌린 장점을 여전히 가지고 있는 이 괜찮은 사람과 관계를 지속하고 싶을 만큼 그 장점에 충분히 만족하는지요? 당신은 여전히 남편 곁에 남아 있기를 원하나요? 당신이 남편을 떠나고 싶다면, 이때 행동지침은 많은 고통을 남기지 않고 관계를 끝내는 것입니다. 당신이 어떤 관계를 끝내야 할 때는 상대방의 마음에 아픔을 남기지 않도록 애쓰세요. 적어도 당신 쪽에서는 고통을 남기지 않는 온화한 방법으로 관계를 끝내세요. 당신이 남긴 고통이 당신의 마음을 따라오기 때문입니다.

하지만 상대방의 잘못에도 불구하고 관계를 끝맺고 싶지 않다면 즐길 것을 찾아 즐기세요. 고통을 찾아 고통스러워하지 말고, 기뻐할 것이 있다면 무엇이든 기뻐하세요. 당신이 어떤 관계나 상황을 지속해야 한다면 고통이 있어도 고통스러워하지 말고 기뻐할 일을 찾아서 즐기세요. 이것을 당신 마음속에 심어 두고 언제나 기억하세요. 그리고 당신의 마음을 이 생각에 놓아두세요. 이 생각을 고양하고 향상해서 이런저런 순간, 기쁨 그리고 좋은 일, 함께 있었던 그 사람과 자신을 떠올립니다. 인내와 더불어 시간이 지나서 이런 좋은 면은 좋지 않은 부분을 극복하도록 격려할 것이며, 당신은 그것을 누리는 자가 될 것입니다.

명상에 관한 것보다는 삶에 관해 더 많은 얘기를 했군요. 여러분은

6주간의 이 과정을 택하면서 이제 자신이 깨달음을 얻을 것이라는 기대를 하고 여기 왔습니다. 그러나 깨달음은 잘 얻어지지 않습니다. 나의 스승님께서는 나에게 맞는 명상법을 주셨습니다. 그분은 나의 명상을 바꾸고 싶을 때 나를 불러 명상법을 바꾸십니다. 그러나 그분은 나에게 삶을 향상하라는 어려운 과제를 함께 주십니다. 그 과제는 나와 다른 사람과의 관계를 개선하기, 에고와 저항, 자만과 자기파괴적 성향 버리기, 그리고 이런 감정들이 깨어나 뒤따르는 결과를 감당하기 등입니다. 대체로 마음이 하루 종일 긍정적인 즐거움으로 가득 차 있으면 명상할 때 자신도 모르게 축복이 넘치는 30분을 보내게 될 것입니다. 그리고 명상은 당신에게 힘을 줄 것입니다.

사람들은 언제나 "명상 중에 계속 일어나는 잡다한 생각을 어떻게 해야 하나요?"라고 묻습니다. 당신이 할 수 있는 일은 아무것도 없습니다. 그 생각들은 당신이 만들어 낸 것입니다. 내가 쓰레기통을 갖고 있다면 하루 24시간 동안 쓰레기를 담고 뚜껑을 덮을 것입니다. 그런데 한 친구가 와서 그 쓰레기통 바닥에 다이아몬드가 있다고 말하면 얼른 손을 집어넣어 휘젓다가 찾지 못하고 5분 정도 지나면 "내일 찾아봐야지."라고 합니다. 그런 다음 계속 더 많은 쓰레기를 넣습니다.

어떤 사람은 밤에 잠을 잘 수 없다고 합니다. 밤에 명상하는 것을 좋아하지만, 마음이 혼란스러워서 명상할 수 없다고 합니다. 이것은 당신이 그날 본 공포영화 때문입니다. 집에 돌아와서 명상하고 싶지만, 공포영화가 마음의 화면에 즉시 모습을 드러냅니다. 따라서 우리는 마음에 담아야 할 것을 까다롭게 선택해야 한다는 것입니다. 그러면 눈을 감고 의식적인 마음이 이완될 때 올라오는 것은 즐거운 느낌이 될 것입니다.

몇 년 전 92세에 돌아가신 스와미가 있었습니다. 스와미가 되기 전 그는, 인도 펀자브(Punjab) 주 수도였지만 지금은 분리되어 파키스탄(Pakistan)구역이 된 라호르(Lahore)시의 일간신문 사장이며 편집장이었다고 나에게 말했습니다. 그는 대단히 영성 지향적인 사람이기도 해서 일 년에 두 달 휴가를 내어 명상하러 가는 오두막을 갖고 있었습니다. 아무도 그와 오두막이 있는 곳을 몰랐습니다. 그는 "어느 해 그곳에 갔는데 명상할 수가 없었습니다. 내 마음은 혼란과 분노와 동요로 가득 찼어요. 나는 그것을 보면서 나 자신에게 물었지요. '이 혼란은 어디에서 오는 것일까?' 그리고 그것의 근원을 찾아냈습니다. 나는 다음 기차를 타고 고향으로 되돌아가서, 집으로 가지 않고 다툼이 있었던 이웃집으로 갔어요. 그때는 누가 옳고 누가 그른지 중요하지 않았지요. 나에게 중요한 것은 내 마음의 평화를 다시 찾는 것이었습니다."라고 말했습니다.

대부분의 관계에서 여러분이 이겨야만 마음의 평화를 얻는 것은 아닙니다. 관계에서는 이기는 것이 지는 것입니다. 꼴찌가 첫째가 되고, 첫째가 꼴찌가 될 것입니다. 모든 관계에서 이기려고 하면 당신은 패자입니다. 이겼더라도 당신은 패자입니다. 당신은 사람을 잃은 것입니다. 당신이 일부러 진다면 당신은 승자입니다. 그렇게 해 보세요. 그것은 용기와 겸손이 필요합니다. 의도적으로 굴복하세요. 그리고 어떤 일이 일어나는지 보세요. 말했듯이 우리가 원하는 사람이 된다는 것은 용기가 필요하고 힘든 일입니다. 최고가 되고 싶을 때 자신을 낮추세요. 자주 그렇게 자신을 작게 낮게 겸손하게 만드세요. 스스로 자신에게 겸손하게 말할 수 있을 때 다른 사람의 눈에 당신은 최고로 보일 것입니다. 나는 여러분이 그렇게 될 것을 확신합니다.

그 스와미는 "나는 집으로 가지 않았어요. 다툼이 있던 이웃에게 갔지요. 그리고 나 자신을 작게 만들었습니다. 나는 누가 옳고 그른지 개의치 않고 사과했으며 그와 화해했습니다. 그런 다음 다시 기차를 타고 오두막으로 돌아와서 그해의 남은 두 달 간 아름다운 명상 시간을 가졌습니다. 행복했어요. 내 마음이 맑아졌으니까요."라고 말했습니다.

사람들은 다른 사람에게 불편한 느낌이 들기 시작할 때 어떻게 해야 하는지 묻습니다. 나는 많은 관계를 맺고 삽니다. 단체 안에도 많은 관계가 있지요. 단체의 책임자와 학생들 그리고 여러 나라를 다니며 여행하고 강의하는 곳에서 알게 된 사람들도 있습니다. 사람들은 모두 나처럼 자신만의 약한 부분이 있습니다. 어떤 사람은 당신의 온화함을 연약함으로 여기고 이용하려고 합니다. 온화함은 연약함으로 오해 받기 쉽습니다. 이런 일이 일어날 때, 흔히 일반적이고 자연스러운 생각은 이렇습니다. '내가 그렇게 잘해 주었는데 지금 그자가 나한테 하는 것 좀 봐. 그가 내 선한 마음을 이용하고 있잖아.' 그리고 당신은 화가 나기 시작합니다. 자기 마음에 독을 넣어 마음이 혼란스러워지고 동요가 일어납니다. 내가 어떤 사람을 나쁘게 생각하게 되는 상황에서 나는 실험적으로 나 자신을 훈련하면서 수년 동안 애를 썼습니다. 내가 누군가를 나쁘게 생각하거나 혼란과 분노를 겪고 있다는 것을 자각하면 나는 그 사람을 위해 좋은 일을 합니다. 누군가 "그 방법이 효과가 없으면 어떻게 하지요? 그가 반응을 보이지 않으면요?"라고 나에게 물었습니다. "그게 무슨 말인지요? 나는 반응을 기대하고 그렇게 하는 것이 아닙니다. 내 감정을 바꾸기 위해서 합니다." 이 세상 삶에서 가장 중요한 일은 좋은 감정 상태에 있는 것입니다. 뭔가 좋은 일을 하고 있을 때 내 기분은 그에 따라 좋아지고 나쁜 일을 하고 있으면 기분도 나빠집니다. 그러므로 나 자신을 행복하게 하고, 감정 상태를 바꾸고, 내 생각을 알리기 위해 나는 가서 그 사람에게 즐거운 일을 합니다. 그러면 명상하려고 앉아서 그를 비난하지 않게 됩니다. 사람들은 명상하려고 앉아서 자신이 다른 사람에게 베풀었던 모든 선행을 헤아려 봅니다. 또한 다른 사람이 자신에게 불친절하게 했던 일을 기억하고 세어 봅니다. 인생의 행복을 위한 다음 네 가지 공식이 있습니다.

기억하세요! 당신이 다른 사람에게 했던 모든 불쾌한 일을.
Remember all the bad you have done to others.
기억하세요! 다른 사람이 당신을 위해 베풀었던 모든 좋은 일을.
Remember all the good others have done for you.
잊으세요! 당신이 다른 사람을 위해 베풀었던 모든 좋은 일을.
Forget all the good you have done for others.
잊으세요! 다른 사람이 당신에게 했던 모든 나쁜 일을.

Forget all the bad others have done to you.

두 가지 일은 기억하고 두 가지 일은 잊어버리세요. 이것은 하루아침에 실천할 수 있는 게 아닙니다. 오랜 시간이 지나야 할 수 있습니다. 그러면 여러분의 인성이 서서히 달라질 것입니다. 이 공식을 따른다면 당신이 어디에 있든 사람들은 당신에게 호감을 느낄 것이며, 그들의 사랑이 당신을 향해 흐를 것입니다. 이것은 내 경험에서 나오는 말입니다.

나는 고국이 여러 군데 있는 사람입니다. 비행기에 오르면 나는 내가 가는 나라의 언어와 그들의 행동양식에 따라 나를 바꿉니다. 무엇이든 그 나라에 맞춰 나 자신을 돌려놓습니다. 비행기에서 내리면 '아, 고국에 돌아와서 참 좋다.'라고 생각합니다. 그렇게 하면 그 나라 사람 모두가 나를 그곳에 사는 사람처럼 대합니다. 그 나라를 떠날 때면 사람들은 슬퍼하며 눈물을 흘립니다. 고국을 떠난다는 건 언제나 힘이 듭니다. 나는 다시 비행기를 타고 다음 나라로 갑니다. 그곳에 내리면 또다시 "고국에 오니 정말 좋다."라고 말합니다. 많은 사람에게 사랑을 받는 것은 나에게 엄청난 행운입니다. 이런 일은 내가 품은 생각들을 내 삶에서 시도했기에 이루어졌습니다.

나는 인도를 떠나 수십 년 동안 여행을 하고 있습니다. 공항에서 세관원은 내가 무엇을 가지고 나오든 세관 검사에서 내 가방을 열어 보라고 한 적이 없습니다. 1년 전에 가족을 데리고 여행을 갔을 때도 마찬가지였습니다. 어떻게 그렇게 운이 좋으냐고 묻겠지만 운이 좋은 것이 아니라 다른 어떤 것이 있습니다. 나에게는 상대방이 경찰이거나 의사 아니면 평범한 남자거나 여자 또는 세관원이거나 여러분과 다르지 않습니다. 나는 개인을 봅니다. 그리고 그 개인을 한 사람으로 사랑합니다. 입고 있는 옷이나 그의 성공이나 실패 같은 이력에 나는 관심을 두지 않습니다. 그가 한 나라의 수상이든 경찰이든 한 개인으로 봅니다. 여러분이 이렇게 조건을 배제한 마음으로 살 때 이름, 나라, 인종에 국한되는 마음을 넘어서게 되고 친밀한 대인 관계를 지속할 수 있습니다. 여러분이 그 자리에 서 있는 것은 그 자리에서 그 사람과 대등한 관계에 있는 것입니다. 하지만 어떤 저항도 없어야 하고 여러분이 어느 위치에 있든지 관계를 만들 수 있어야 합니다. 관계 속에서는 어떤 두려움도 방어도 없어야 합니다. 나는 두려움이나 방어 태세를 갖지 않고 세관원에게 갑니다. 그리고 그는 그것을 압니다. 나는 무의식적으로 그런 반응을 읽습니다. 그래서 그들은 내 가방을 열어 보라고 하지 않습니다.

　이 이야기는 나에 관해서 말하고 싶어서 하는 것이 아닙니다. 내가 삶에서 시도한 것의 결과를 여러분과 수업에서 나누고 싶어서 말하는 것입니다. 물론 이런 결과는 오로지 명상에서 나온 것입니다. 여러분이 명상수련을 할 때는 마음이 맑아야 합니다. 마음이 혼란할 때는 삶에서도 길을 찾을 수 없을 것입니다. 때때로 사람들은 결정을 내리기 위해 몇 년씩 기다리고 앉아 있습니다. 그래도 길을 찾지 못하고 꾸물거리다가 결국 어디에도 이르지 못합니다.

대부분의 결정은 발끈하고 화를 내며 이루어집니다. "나 그만두고 나갈 거야!" 그런 다음 "당신이 나를 화나게 했잖아!" "너 때문에 그런 거야!" 하고 구실을 찾습니다. 화가 났을 때는 어떤 결정도 내리지 마세요. 그 대신 호흡을 세어 보세요. 그러면서 자기 자신을 느끼세요. 마음이 호수처럼 고요해지는 것을 관찰하세요. 호수가 거센 파도로 일렁일 때는 호수에 비치는 달이 깨진 파편으로 보입니다. 호수가 잔잔할 때는 보름달이 호수에 있는지 하늘에 있는지 알 수 없습니다. 명상을 하면 마음이 완전히 고요해질 수 있다고 생각하세요. 그렇게 되도록 훈련하세요. 그것은 가능한 일입니다. 나는 사람들에게 언제라도 자기 마음상태를 선택할 수 있다고 말합니다. 그러므로 사람들은 어느 때든지 마음의 고요함을 경험할 수 있습니다. 명상할 때 혼란스러운 생각이 일어난다면 그것은 여러분이 마무리하지 못하고 남겨둔 생각이라고 이해하세요. 사람들은 '내가 이 도시를 떠나 멀리 산속 오두막에 산다면 얼마나 좋을까? 나는 아주 고요한 침묵을 경험할 거야.'라고 생각합니다. 그러나 복잡한 마음을 지닌 채 고요한 숲으로 가도 숲은 그를 침묵하게 만들 힘이 없습니다. 그가 숲 속을 시끄럽게 만들겠지요. 그 모든 소음은 어디에서 온 것일까요? 누가 그 소음을 만들어 냈을까요? 누군가 "선생님, 저는 고속도로 근처에 삽니다. 소음이 너무 심해서 명상을 할 수가 없습니다. 어떻게 해야 할까요?"라고 묻습니다. 나는 "당신만의 침묵의 섬을 만들어 보세요."라고 말해 줍니다. 여러분의 마음은 자신을 위한 침묵의 섬을 만들어 낼 능력이 있습니다. 당신을 위해서 그렇게 할 수 있습니다.

옛날에 어느 보석 세공사가 정교한 보석 세공을 하고 있었습니다. 그의 마음은 온통 그 일에 몰입해 있었지요. 그때 왕의 군대가 지나가며 트럼펫을 불고 화포를 쏘아 올렸습니다. 한 관료가 그에게 다가와 "모든 시장 사람이 일어서 있는 것을 모르는가? 왕과 그의 수행원이 지나가고 있는데 너는 경의를 표하지 않고 앉아 있느냐?"라고 말했습니다. "무슨 왕이요?" 그는 무엇이 지나가는지 몰랐습니다. "제 마음이 다른 데 있어서 듣지 못했고, 제 생각도 다른 곳을 향하고 있어서 보지 못했습니다."라고 말했습니다. 여러분도 자주 이렇게 말하지 않습니까? "내 마음이 다른 데 가 있었어. 그래서 보지 못했어. 내 마음이 다른 곳에 있어서 듣지 못했어." 이것은 여러분이 눈으로 귀로 보고 듣는 것이 아니라 마음으로 보고 듣는다는 것입니다. 고속도로의 소음이나 집에서 아이들이 떠드는 소리도 같은 방법으로 할 수 있습니다. 누군가는 명상하려고 앉아서 명상 중에 잔디를 깎습니다. 누군가는 잔디를 깎으면서 비로소 명상을 생각하고 있습니다. 명상하는 중에 잔디를 깎지 마세요. 그러나 잔디를 깎으면서 명상할 수는 있습니다. 이렇게 여러분은 자기 인식을 할 수 있습니다. 어떻게 그렇게 할 수 있는지 묻는다면, 여기에는 알아차림(awareness), 마음 챙김(mindfulness), 자아 인식(self-awareness)이라 부르는 원리가 있기 때문입니다.

* 이 강의 이후 부분은 교호호흡 방법과 실습내용으로 이어집니다.

초의식 명상
5

　사람들은 명상에서 무엇을 기대해야 하는지, 자신이 명상상태에 있다는 것을 어떻게 알 수 있는지 그리고 명상에서 무엇을 찾아야 하는지 묻습니다. 그 대답은 만약 여러분이 무언가를 찾고 있다면, 여러분은 명상하고 있지 않다는 것입니다. 아무것도 찾지 마세요. 어떤 사람들은 '번쩍이는 불빛을 보고 모두가 들을 만큼 큰 천둥소리를 듣는 게 아닐까?'라고 생각합니다. 명상에서 그런 것은 없습니다. 그것은 명상의 목적에서 벗어난 것입니다. 번쩍이는 불빛을 원하세요? 토요일 밤 언제든 시내 헤네핀 거리(Hennepin Avenue)로 가세요. 천둥소리를 듣고 싶은가요? 고속도로 옆에 서 있으면 됩니다. 밖에서 보고 들을 수 있는 것을 왜 내면에서 찾나요? 왜 잠재의식의 온갖 쓰레기를 더 늘리고 싶어 하나요? 그것은 온갖 종류의 혼란과 환상입니다.

　부처님은 구도자들에게 "깨달은 후에 형체가 있는 세상에 집착하는 것은 위험하다. 하지만 더 위험한 것은 형체가 없는 세상에 집착하는 것이다."라고 말했습니다. 이런 집착은 훨씬 더 미묘하고 간파하기 어렵습니다. 많은 사람이 신비주의와 마리화나에 대한 막연한 개념으로 온갖 환상과 두려움을 갖습니다. 그래서 누군가는 심령술사가 되고 싶어 하고 누군가는 점성가를 찾고 싶어 합니다.

"아르야 박사님, 저는 큰 진전을 이루었습니다. 저는 환상 여행을 할 수 있습니다. 박사님도 하실 수 있는지요? 어느 날 저는 침대에 누워 있다가 환상 여행을 했는데, 그때 캘리포니아에 있는 제 여동생이 빨간 가운을 입은 것을 보았습니다." "글쎄요, 전화해서 여동생이 무엇을 입고 있는지 알아낼 수도 있었을 텐데요. 그것이 당신의 에고를 높이고 강화하는 것 외에 어떤 도움이 되었을까요?" 사람들은 환각제 복용이나 손금을 보고 나서 이상한 생각을 많이 합니다. "세상의 종말이 오고 있나요?" "새로운 시대의 시작인가요?" "우리는 특별한 시간에 살고 있는 것인가요?" 세상의 끝은 없습니다. 특별한 시간도 없으며 새로운 시대의 시작도 없습니다.

있는 것은 이곳에, 지금 당신 안에 있습니다. 우리가 말하는 이 길은 완전한 순수의 길입니다. 곡물에 겨를 섞어서는 안 됩니다. 그것은 정화한 마음의 길이며 모든 외부 조건과 집착에서 벗어난 자유의 길입니다. 세상의 종말이 가까웠다면, 그것은 이 순간에 끝나고 지금 바로 또 다른 세계가 시작된 여러분만의 개인적인 세계입니다. 새로운 시대의 시작이라면, 그 또한 여기 당신에게만 일어나는 일입니다. 여러분이 자신의 새로운 시대를 만드는 것입니다. "나에게 무슨 일이 일어날까요? 수상가여, 내 손금을 봐 주세요. 점성술사여, 내 별자리를 읽어 주세요." 이런 것은 모두 불안에서 비롯합니다. 나는 카르마(karma)를 믿습니다. '카르마'는 자신의 행위를 의미합니다. 오늘날 사람들은 카르마를 지난 세기에 숙명(kismet)이라고 불린 것 그리고 수세기 전에 예정(predestination) 또는 운명(fate)이라고 불린 것의 동의어로 해석합니다. 카르마는 여러분의 행위, 여러분의 행동, 결정, 의지작용입니다. 이것이 이 순간에, 이 순간부터 여러분이 자신의 인성에 방향을 제시하고 있는 것들입니다. 왜냐하면 지금 이 순간의 당신, 당신의 인성은 살아오면서 생각한 모든 생각의 총합체이기 때문입니다. 그것이 당신의 전부입니다. 5년이 지나면 지금의 총합체에 5년간의 생각을 합한 것이 여러분의 인성이 될 것입니다.

자신이 원하는 상황을 여러분에게 끌어당길 수 있는 자석을 스스로 만들어 보세요. 어떤 별과 행성도 거기에 앉아서 당신에게 "이렇게 해라. 저렇게 하지 말라."고 명령하지 않습니다. 만약 내 삶이 행성과 별들에 의해 운영된다면, 행성과 별들의 삶은 누구에 의해서 운영되나요? 나는 마음이 내 인생을 직접 운영했으면 좋겠습니다. 그래서 나는 지금 이 순간 마음에게 "마음, 당신은 이런 생각을 해야 합니다."라고 말해야 합니다. 여러분도 이렇게 할 능력이 있습니다. 앞으로 5년 동안 여러분은 어떤 생각이든 할 것이고, 그 5년 동안 그로 인한 상황이 일어나고 여러분을 둘러싸게 될 것입니다.

여러분이 어떤 위치에 있거나 어떤 삶을 살거나, 주부이거나 기술자 또는 정치가, 공무원, 무엇이든 나는 내가 엄격한 규율을 지키며 수련하고 매진해 온 그 길을 스승님의 지도 아래에서 여러분에게 가르치고 있습니다. 사람들은 "그 설교자는 별로 훌륭하지 않았어요. 그는 내게 구원을 가져다주지 않았어요." "그 선생은 나를 제대로 가르치지 않았어요."라고 불평합니다. 그런 불평을 하기보다는 여러분이 내면의 평온을 경험하도록 이끄는 근원을 여러분 안에서 찾아야 합니다. 초심자인 여러분이 명상에서 추구할 것 한 가지는 평온함입니다. 완전한 평온함을 경험하는 것, 이것이 전부입니다. 명상하는 동안 여러분이 완전한 평온을 경험하고 그 평온함의 일부가 하루 종일 여러분과 함께 한다면 그것으로 충분합니다. 그것은 대단한 일입니다. 마음이 고요하고 안정되고 즐거워지는 것, 그것은 당신이 이룬 성과입니다. 여러분의 마음은 즐거움으로 채워져 있고, 여러분 안에 평온함이 있으므로 마음속에 고통스러운 생각이 남아 있지 않습니다. 그러면 동요하고 고통스러운 상황에서도 그 마음의 즐거움을 꺼내어 주변에 나누어 줄 것입니다. 여러분은 그렇게 할 수 있습니다. 그것은 여러분 손이 닿는 곳에 있고 여러분은 결심하면 됩니다.

하지만 내년에 나는 지금 이 교실에 있는 서른 명 중에서 네 명도 보지 못할 것입니다. 지금 여러분은 마음속으로 '나는 계속할 거야.'라고 말하지만, 여러분은 실제로 결심하지 않았습니다. 안타깝게도 여러분은 진심으로 결심하지 않았습니다. 지금은 결심했다고 생각하지만 실제로는 그렇지 않습니다. 앞으로 6개월 후에 알게 될 것입니다. 그때

거리에서 내가 여러분 중 누군가를 만나 "안녕하세요?"라고 인사하면 "아, 아르야 박사님." 하면서 먼저 내 눈을 피하거나 조용히 모퉁이를 돌아갑니다. 하지만 그렇게 피하지 않는다면 우리는 우연히 길에서 마주치고 내가 "안녕하세요? 한동안 뵙지 못했습니다."라고 말하면, "아, 네, 음, 저는 명상수련을 하지 않았습니다. 명상센터에 가지 않아서 죄책감을 느낍니다."라고 말합니다.

여러분을 위해 정리해 드리겠습니다. 나는 죄책감이라는 말을 하지 않습니다. 나는 28년 동안 서양에서 일해 왔지만, 아직도 이 단어의 의미를 알 만큼 충분히 적응하지 못했습니다. 죄책감이란 무슨 의미인가요? 나는 그게 뭔지 모르겠습니다. 당신이 도로에서 차를 운전하다가 브레이크가 고장 나면, 도로 한쪽에 차를 세우고 죄책감을 느끼며 앉아 있나요? '나는 정말 형편없어. 차 유지도 잘 못 하고. 브레이크 점검을 받았어야 했는데. 다시는 운전하지 않을 거야. 이제부터 걸어서 다닐 거야.' 이렇게 운전을 포기할 정도로 죄책감을 느끼나요? 아니면 일어나서 걸어가 브레이크 점검과 수리를 받고 계속 운전하나요? 당신을 물러서게 하는 문제의 그 죄책감은 무엇인가요?

사랑이 있으면, 사랑은 용서하기 때문에 죄책감이 없습니다. 사랑은 당신 자신뿐만 아니라 다른 사람도 용서합니다. 만약 셔츠가 더러우면 나는 그것을 세탁소에 가지고 갑니다. 나는 죄책감을 느끼지 않습니다. 세탁소 직원이 "이런 더러운 셔츠 좀 봐!"라고 말할까요? 내가 아파서 의사에게 가도 나는 죄책감을 느끼지 않습니다. 왜냐하면 의사는 "몸이 또 안 좋아지셨군요."라고 말할 것이기 때문입니다. 여러분이 매일 하는 명상에서 마음의 평온을 경험하지 못한다면, 여기 내가 있습니다. 그것이 내 일입니다. 나는 여러분의 세탁을 맡은 사람입니다. 나는 여러분의 마음을 돌보는 의사입니다. 들르세요! 우리는 다시 함께 앉아서 명상할 것입니다. 당신이 명상하고 있다면 오지 않아도 됩니다. 명상하지 않고 있다면 이곳에 오세요. 한 가지 분명히 할 것이 있습니다. 이것을 이해하고 기억하세요. 여기 이곳에 십 년 동안 우리와 함께할 사람들이 있습니다. 그들은 계속 성장합니다.

내가 완전히 풀지 못한 한 가지 문제는 명상 중에 일어나는 생각과 불안 문제입니다. 내가 쓴 책, 『초의식 명상(Superconscious Meditation)』을 가지고 있는 사람은 그 책에서 '명상에서 문제를 일으키는 생각'이라는 제목의 장(제6장)을 볼 수 있을 것입니다. 여러분의 문제에 대한 생각이 아니라 명상에서 문제가 되는 생각입니다. 이런 생각들이 일어나는 이유는 우리가 그것들을 그곳에 두었기 때문이라고 이야기했습니다. 생각을 만드는 주체는 우리 자신입니다. 우리가 받아들인 것과, 우리가 원한 감각, 선택한 경험, 읽은 책, 사람들에게 반응하는 방식, 만나는 친구, 부정적이거나 긍정적인 느낌의 감정과 감상 등에서 우리 마음에 전달한 것이 우리 안에서 자라도록 허용하고 마음에 각인되도록 만듭니다. 감정을 선택하는 주체가 자기 자신임을 잊지 마세요. 나는 이 말을 계속 반복하고 있지만, 우리는 "내 감정을 어떻게 할 수가 없어요."라며 때때로 무력해집니다. 나 개인적으로 단언하건대 사람은 언제든지 어떤 기분도 선택할 수 있다는 것입니다. 당신은 당신 마음의 주인입니다. 하지만 우리가 읽은 책, 영화, 주변을 채우는 사물 이런 것이 전부 우리 생각의 재료를 만듭니다. 그래서 우리가 눈을 감으면 생각이 일어납니다.

내가 좋아하는 악몽 중 하나는 어느 날 어디선가 공중 위생국 장관이 명상은 건강에 해롭다고 판정했다는 내용을 읽는 것입니다. 그렇게 발표가 되면, 그들이 명상을 연구할 것이기 때문입니다. 오늘날 많은 사람이 석사, 박사 학위논문을 쓸 때 하는 그런 연구를 합니다. 그들은 연구하고 백 명의 명상가에게 같은 질문을 합니다. 그런데 백 명 중 다섯 명이 "네, 실제로 앉고 나서 3분 이내에 피부가 가렵기 시작합니다."라고 말합니다. 그걸 아세요? 조심하세요. 명상은 해롭습니다. 앉으면 3분 안에 피부가 가려워집니다. 여기저기 온통 가렵습니다. 때로 사람들은 몸에 꼭 끼는 옷이나 여러 화학섬유로 만든 옷을 입고 요가 수업에 옵니다. 여러분의 가장 큰 단일 호흡기관은 피부고, 피부는 여러분이 입고 있는 옷의 섬유 재질 때문에 숨을 쉴 수 없습니다. 그것이 피부를 자극하는 것입니다. 명상을 위해 화학섬유보다 조금 덜 문명화된 것을 선택하세요. 여기 요가복으로 불리는 것이 있습니다. 손으로 짠 부드러운 면은 피부에 공기가 닿게 해 줍니다. 명상할 때는 몸을 깨끗이 씻고 앉습니다. 지금 우리는 우리 몸의 표면을 의식조차 하지 않습니다. 여러분이 명상하려고 앉으면 물질세계에 있던 마음이 여러분에게 돌아옵니다. 당신에게 돌아와서 마음의 표면을 만지고, 당신의 피부에서 자극점을 찾아냅니다. 그래서 가려움을 느낍니다. 몸의 가려움이 가라앉으면 마음의 가려움이 시작됩니다. 과거 경험에서 얻은 그 모든 잔여물이 올라오기 시작합니다. 이제 이 잔여물이 올라오기 시작하면 마음은 호흡에서 흔들립니다. 마음은 매우 교활해서 방심할 수 없습니다. 명상 지도자에게서 여러분은 끊어짐이 없는 열두 번의 호흡은 가장 높은 의식으로 들어갈 수 있게 한다고 들었습니다. 그것은 명상에 관한 고대 문헌에 나와 있습니다. 열두 번의 호흡으로 가장 높은 의식상태에 도달할 수 있습니다.

'오늘 나는 만트라 소함에 집중해서 끊어짐이 없는 열두 번의 호흡을 할 것이다.' 하면서 당신은 숨을 내쉬고 들이쉬고, 내쉬고 들이쉽니다. '이제 두 번 했고 열 번 더 하면 돼.' 아니요. 당신은 열두 번의 호흡을 더 해야 합니다. 당신은 다른 생각 없이 그 순간에 머물러야 합니다. 명상수행에서 생각이 집중되지 않을 때는 다음 세 가지 일이 일어납니다. 척추가 구부정해지고, 목은 앞, 뒤 또는 옆으로 기울어지며, 근육은 긴장되고 호흡이 끊어집니다. 생각이 흔들렸다는 것을 의식하는 순간, 척추를 다시 바르게 세우고 목을 곧게 하고 즉시 이완하세요. 한 번의 날숨과 들숨으로 완전히 이완할 수 있습니다. 긴장을 풀고 다시 호흡을 계속하세요.

'나는 명상을 잘하고 있다.'라는 생각으로 감정이 개입하지 않세 하세요. 사람들은 좋은 명상에서는 온갖 빛을 본다고 말합니다. "나는 붉은빛과 분홍빛, 푸른빛과 노란빛을 다 좋아해." "나는 붉은빛을 좋아해."라고 말하는 사람은 명상하기 전에 붉은 셔츠를 입은 동료를 보았기 때문입니다. 동료는 로스앤젤레스로 휴가를 갈 거라고 말했고 그 순간 그도 그곳에 가고 싶다고 생각합니다. 그리고 이어서 '나는 휴가를 간 적이 없어. 휴가를 갈 만큼 여윳돈이 없어. 급여 인상을 요구해야지. 하지만 상사와 잘 지내지 못해. 내일 그에게 말해 볼까?' 생각하면서 당신은 지금 여기 앉아 있습니다. 당신은 상사에게 어떻게 말할지 생각합니다. 그러다가 '아, 나 지금 명상 중이지.' 합니다. 돌아오세요. 다시 또다시 돌아오세요. 이것은 언어를 배우는 것과 같습니다. 당신은 문법에서 실수를 합니다. 실수하지만 다시 시도합니다. 돌아오세요. 계속 되돌아오세요. 마음을 훈련하세요. 포기하지 마세요.

명상이 나아지지 않는다고 말하지 마세요. 지난 30년 동안 치아를 닦는 기술이 어떻게 나아졌나요? 지난 35년 동안 먹는 기술은 어떻게 좋아졌나요? 조금씩? 그래서 그것을 계속할 수 있습니다. 다시 돌아오세요. 여러분은 여전히 경험할 수 있고 그렇게 고요한 순간은 충분한 보상이 따릅니다. 그 자체의 목적을 위해서 경험하세요. 계속하세요. 매시간 앉아서 명상하세요. 얕은 명상이어도 괜찮습니다. 여러분은 언제나 처음 앉았을 때보다 약간은 더 고요한 상태로 명상에서 나옵니다. 그 고요함을 받아들이고 키우고, 키워서 확고하게 세우세요. 다시 한번 말하지만, 일어나는 생각에 감정적으로 개입하지 말고 생각이 일어났다는 그 사실을 관찰하세요. 그것으로 됐습니다. 그것은 지나가 버립니다. 여러분이 하는 일로 돌아오세요. 아주 단순합니다.

일어나는 생각은 처음에는 두서없이 떠오릅니다. 이것은 마음이 말할 수 있는 수많은 온갖 언어로, 마음의 웅얼거림입니다. 연결되지 않고 앞뒤도 맞지 않습니다. 하지만 명상을 계속함에 따라 이런 생각들은 질적으로 변하고 어떤 면으로는 여러분 삶의 안내자가 됩니다. 그것은 세상 삶에서 미완으로 남겨둔 일들에 관한 생각으로, 그런 일들을 여러분이 긍정적으로 완결해야 할 것들입니다. 그래서 여러분은 때로 명상 중이 아니라 명상 후에 그런 생각들을 검토하게 됩니다. 이 생각들은 무엇에 관한 것일까요? 여러분이 알게 된 그 생각의 주요 내용은 무엇일까요? 간혹 명상할 때마다 같은 생각이 일어나기도 합니다. 의식적인 마음이 이완될 때 무의식적인 마음도 이완됩니다. 그래서 그 생각을 들여다보면서 자신이 아직 해결하지 못한 일이 남아 있다는 것을 알게 되고, 그 생각이 계속 일어날 것이며, 끊임없이 명상을 동요시킬 것임을 압니다. 왜냐하면 그 생각이 당신의 삶을 어지럽히고 있기 때문입니다. 이제 여러분은 그 일들을 완결해야겠다고 생각하게 됩니다.

어떤 부모는 명상하려고 앉아서 16세, 20세 된 딸을 비난합니다. 20세 된 어떤 딸은 명상하려고 앉아서 부모를 비난합니다. 이 딸은 40세가 되었을 때 앉아서 부모가 20년 전에 했던 것과 마찬가지로 자기 자녀를 비난합니다. 이렇게 계속됩니다. 그러나 한 가지 방법이 있습니다. 그들의 관계를 개선하는 기술이 있습니다. 사람들은 "저는 제 아이들과 잘 지내지 못합니다. 저는 이이들을 사랑해요. 그런데 아이들이 응하지 않아요. 뭐가 잘못되었는지 모르겠어요. 우리 사이에 소통을 가로막는 벽이 있어요. 어떻게 해야 하나요?"라고 말합니다. 나는 "아이들에게 아무것도 할 필요가 없습니다."라고 말합니다. 그러면 "그래요, 그런 충고를 하기는 쉽지만, 저는 이 문제를 해결했으면 좋겠어요."라고 말합니다. "좋아요, 말하지요. 그러나 당신은 내 충고를 듣지 않을 겁니다."라고 하면 그는 "그걸 어떻게 아세요?"라고 묻습니다. "당신이 아이들과 문제가 있다면 유일한 해결책은 가서 당신 부모와의 관계를 개선하는 것입니다."라고 말해 줍니다. "어, 그런데 그게 무슨 상관이죠?"라고 물으면, "그것은 카르마라고 부릅니다. 당신이 부모와 관계를 개선하면, 당신의 인성, 전체적인 분위기에 변화가 일어나고, 자녀들은 당신에게 반응할 것입니다. 하지만 사람들은 이런 충고를 들으려고 하지 않고, 자신이 아이들에게 어떻게 하라고 해야 하는지 그것만 말해 주기를 원합니다. 그건 효과가 없을 겁니다. 사람들은 아이들, 부모, 남편이나 아내를 어떻게 해야 한다는 힘든 생각을 합니다. 그 문제를 긍정적인 결과에 이르도록 하세요."라고 설명해 줍니다. "그렇다면 당신이 말하는 긍정적 결과란 무엇인가요?"라고 물으면 나는 그 관계를 다루면서 어떤 아픔도 남기지 않도록 대응해야 한다고 말합니다. 이것은 매우 어렵습니다. 왜냐하면 당신은 자기주장을 할 것이기 때문입니다. 여러분은 자신의 분노와 추함, 더러움과 악의를 없애고 싶어 합니다. 이것은 하기도 쉽고 말하기도 쉽다면서 "이런 상황에서는 이렇게 하면 돼."라고 허튼소리를 하겠지만 그건 모두 자기변명입니다. 그렇게 하자면 그것을 극복할 용기 있는 행동을 취해서 관계를 긍정적 결과에 이르도록 해야 합니다.

이런 설명으로 여러분에게 떠오르는 모든 질문에 답하기 위해 오늘 밤 내가 여기 있는 것은 아닙니다. 처음에는 내 말을 듣고 속으로 '저 말은 마음에 안 들어.'라고 할 수 있습니다. 그러나 나는 내가 경험한 것과 내 문제를 해결하면서 배운 것을 여러분과 나눌 뿐입니다. 나는 위대한 수행자가 아닙니다. 나는 네 아이를 둔 결혼한 사람입니다. 그래서 세상 문제를 잘 알고 그 경험에서 나오는 말을 합니다. 나는 그 경험을 적용했고, 나의 이기심과 어리석은 말과 분노 분출이 정당하다고 변명했을 때보다 그렇게 적용하는 것이 경험을 더 풍부하게 한다는 것을 알게 되었습니다. 관계의 불화가 있는 곳에 일치의 씨앗을 심어 긍정적인 결과를 끌어내도록 하세요. 그러면 명상을 통해서 당신에게 평화로움과 고요함과 안정이 올 것이며 그것은 길잡이뿐 아니라 당신이 원하는 최상의 긍정적 반응을 끌어내는 용기와 힘을 줄 것입니다. 그것은 예술입니다. 다른 사람에게서 당신이 얻고 싶은 반응을 자연스럽게 끌어내는 매우 섬세한 기술입니다. 이 기술을 배우면 삶에서 평화를 얻을 것입니다. 당신의 삶에서 아직 해결하지 못한 문제로 인해 일어나는 생각을 알아야 합니다. 당신의 능력이 미치는 만큼 가능한 한 긍정적 태도로 여러분은 그 일을 해결하게 될 것입니다.

명상 중에 일어나는 생각이 전부 바람직하지 않은 것은 아닙니다. 그것은 정신과 의사의 치료를 받으며 누워 있는 과정과 약간 비슷합니다. 의사는 "등을 대고 누워서 긴장을 풀고 자신에 대해서 모두 말씀하세요."라고 말합니다. 그러면 당신은 긴장을 풀고 당신의 위대하고 감명 깊은 삶의 이야기를 그에게 들려주고 한 시간에 50달러를 냅니다. 이때 같은 주제가 물거품처럼 계속 떠오릅니다. 마찬가지로 명상에서도 의식적인 마음이 이완되면서 감추어진 모든 일이 표면으로 올라옵니다. 이제 그것이 풍선처럼 부풀어 오르고 우리는 그 과정을 바라보고 사라지게 내버려 둡니다. 그 과정에 개입하지 마세요. 그 과정에 연결되지 마세요. 그 과정이 지나가도록 두세요. 하루 중 어느 때에 그것을 뒤돌아보고 분석해 보세요. 당신 삶에서 해야 할 것이 무엇인지 알아내세요.

당신의 삶이 더 긍정적으로 향하도록 만드는 요가철학의 특별한 지침이 있습니다. 부정적인 감정을 긍정적인 감정으로 대체하기입니다. 부정적 느낌을 긍정적 느낌으로 대체하는 것입니다. 처음에 일어나는 생각은 여러분의 문제와 관련된 생각일 것입니다. 점차 인성이 정화되면서 마음은 맑아지고, 당신의 내면에 단련해야 할 것이 얼마나 많은지 말할 수는 없지만, 점점 그렇게 될 것입니다. 여러분은 많은 문제를 가지고 있을 것입니다. 하지만 명상을 계속한다면 해결할 수 있는 희망의 빛도 있을 것입니다. 네 번, 다섯 번, 여섯 번 앉은 후 여기 있는 여러분은 자신의 문제를 생각하다가 이제 당신 내면으로 방향을 바꾸고 있습니다. 여러분은 이제 고요한 순간의 생각과 함께 자리에서 일어날 것입니다.

여러분은 아직 예언자가 된 것이 아닙니다. 아직 성자가 되지 않았습니다. 그저 당신에게 한두 개의 혹이 드러났을 뿐입니다. 가서 친한 이웃을 붙잡고 홍보하듯이 확신을 지니고 이제 나는 누구누구와 경쟁할 준비가 되었다고 말하지 마세요. 그 모든 열망을 포기하세요.

가끔 사람들은 전화해서 묻습니다. "거기서 마음을 읽는 과정을 가르치나요?" 명상센터 사무실 직원은 전화를 끊으려고 하고 그 사람은 끊지 않으려고 합니다. 내가 전화를 들고 "예, 닥터 아르야입니다. 무엇을 도와드릴까요?" "다음 과정은 언제 있습니까?" 나는 그에게 초의식 명상 과정의 날짜를 알려 줍니다. "과정은 얼마나 걸립니까?" "얼마예요?" 이것저것 몇 가지 더 묻습니다. "그러니까 그 과정을 끝내면 내가 사람들의 마음을 읽을 수 있다는 겁니까?" "네, 자기 마음을 읽는 것을 먼저 시작해야 합니다." 자신의 마음을 읽을 수 없는 사람이 전 세계인의 마음을 읽고 싶어 합니다. 다른 사람의 편지는 읽고 싶지 않지만, 그들의 마음은 읽고 싶어 합니다. 왜 다른 사람의 사생활을 침해하기를 원하는지요? 그들의 티끌에 특별한 무엇이 있나요? 자신에게는 흠이 전혀 없나요? 그래서 다른 사람의 오물을 맛보고 싶은 것입니까? 다른 사람의 마음을 알고 싶은 이유가 무엇인가요? 자기 자신의 마음을 읽는 것으로 시작하세요. 당신 마음에 어떤 일이 일어나고 있는지 살피세요. 자신의 마음을 닦고 정화하세요. 그것을 계속하세요.

야심 찬 꿈을 갖지 않기는 어렵습니다. 나도 그것을 겪었습니다. 사람들은 불가사의한 힘을 갖고 싶어 합니다. 하늘을 날 수 있기를 원합니다. 그러자면 나는 것을 가르치는 학원에 등록하거나 아니면 명상 방석 아래에 스프링을 설치해서 위로 튀어 올랐다가 내려오거나, 트램펄린(trampoline)을 사서 튀어 오르고 내리는 것이 오히려 나을 것입니다. 옛날에 특별한 힘을 지닌 초능력자가 부처님을 찾아왔습니다. 부처님은 아주 현실적인 사람이었습니다. 나는 불교 신자는 아니지만 순수함의 전통은 어디나 같습니다. 그는 부처님께 물었습니다. "부처님께서는 무엇을 가르치십니까?" "순수하게 되는 것을 가르치지요." 그는 이런저런 것을 계속 묻고 나서 "그렇다면 저의 초능력에 관해서 알고 계십니까? 저는 물 위를 걸을 수 있습니다. 당신을 만나려고 강물 위를 걸어서 이곳에 왔습니다."라고 말했습니다. "오, 참 대단합니다. 물 위를 걸을 수 있다니 훌륭합니다. 나는 못 하는 일입니다. 그런데 그런 능력을 얻는 데 얼마나 걸렸는지요?" "12년의 수련 기간이 걸렸습니다. 당신의 수행으로는 무엇을 할 수 있습니까?" "내 수행으로 당신처럼 할 수 있다고 생각하지 않습니다. 그런데 나는 내일 당신이 왔던 길, 그 강을 건너가야 하는데 어떻게 건너야 할까요?"라고 부처님이 물었습니다. "뱃사공에게 건네달라고 해야지요." "돈은 얼마나 내야 하지요?" "3페니요." "3페니요?" "그렇습니다." 부처님은 "그러면 선생, 당신은 내가 3페니로 할 수 있는 일을 성취하려고 어째서 당신 삶의 12년을 허비했는지 말해 보세요."라고 말했습니다.

당신의 꿈을 바로 세우세요. 그리고 모든 능력과 지식을 추구하고 위대한 초월적인 내용을 담은 철학서를 읽는 것과, 문헌 내용을 인용하는 능력을 혼동하지 마세요. 때로는 악마도 성자보다 문헌을 더 잘 인용할 수 있습니다. 고요하고 평온하며 안정된 순간을 추구하세요. 마음이 고요함을 경험할 때 그것은 보름달이 비친 호수와 같습니다. 당신은 호수에 비친 달과 하늘에 있는 달 중에 무엇이 진짜 보름달인지 알 수 없습니다. 모든 것은 당신의 순수함에 반영됩니다. 훌륭한 스승은 무엇이 당신에게 좋은지 어떻게 당신을 인도할지를 압니다.

명상하는 동안에 생각을 순수하게 하려고 노력하는 일은 힘든 과정이 될 수 있습니다. 사람들은 마음에서 일어나는 감정과 동요의 파장으로 힘들어하고, 명상하는 동안에 또는 명상 전체에 대해서 용기를 잃게 됩니다. 이것을 다루는 조언을 몇 마디 하겠습니다. 여러분은 명상 중에 마음에 일어나는 파장과 싸우면서도 그것을 몰아내지 못할 것입니다. 그로 인해 낙담할 것만 같습니다. 그러나 정말 그렇지 않습니다. 대양을 생각해 보세요. 여러분은 해안가에 서서 대양을 바라봅니다. 거센 파도와 폭풍, 물결, 배를 오르락내리락 요동치게 만드는 파도. 이것이 우리가 생각하는 대양, 우레 같은 소리를 내며 물결치는 대양입니다. 그러나 자크 쿠스토(Jacques Cousteau)는 그런 대양에 대해 글을 썼고 그 제목을 『고요한 세계(The Silent World)』라 지었습니다.

취미가 스쿠버다이빙인 사람이 다이빙으로 이 고요한 세계를 경험하고자 한다면 먼저 무엇을 할까요? 그는 배 안에 서서 "이 몰아치는 엄청난 파도를 어떻게 멈추게 하지."라고 말할 것입니다. 그러나 파도를 멈추게 할 방법이 없으므로 그는 장비를 갖추고 바다로 뛰어듭니다. 수면에서 20피트(대략 6미터) 아래에는 파도가 없습니다. 그곳은 고요한 세계입니다. 들리는 것은 자기 숨소리뿐입니다. 당신은 고요한 세상에 있습니다. 아름다운 열대 바다에서 200피트 아래 내리가 수면을 올려다봅니다. 그곳에 배가 떠 있고, 배에 탄 사람들은 배 양쪽에 매달려 이리저리 흔들리면서 당신이 즐기고 있는 고요한 곳으로 떨어질까 봐 두려워합니다. 그 기술은 무엇일까요?

수년 전인 1965년에 나는 영국 버밍엄(Birmingham)이라는 도시에서 학생들을 가르쳤습니다. 그곳 시의회는 종교적 관점에서 본 현대인의 여가 문제에 관한 회의를 개최했습니다. 그들은 종교적으로 다른 관점을 지닌 그리스도교인, 불교도, 힌두교도, 이슬람교도 등을 초청했습니다. 나는 그곳에 가서 아래와 같은 대화로 발표를 시작했습니다.

"요즘 약간 피곤해 보이시는군요. 선생님, 올해는 휴가 안 가세요?"

"좀 피곤하지요. 그래서 쉬러 갑니다."

"언제 가세요? 뭘 하실 건가요?"

"깊은 바다로 다이빙하러 갑니다."

"얼마나 오래 있을 건가요?"

"영원히 있을 겁니다."

"어디서요?"

"내면에서요."

여러분은 어디서든 내면의 깊은 바다로 다이빙하러 갈 수 있습니다. 당신은 수면의 파도를 멈추게 할 수 없지만, 실제로는 마음의 아주 작은 부분만 그 파도와 연관되어 있습니다. 당신의 명상에는 무한과 연결된 엄청난 깊이가 있습니다. 일어나고 있는 생각과 싸우지 마세요. 해야 할 것을 하기 위해 돌아오세요. 잠수부가 필요한 것은 오직 호흡을 위한 장비입니다. 당신의 호흡에 초점을 맞추세요. 호흡을 관찰하세요. 그것을 계속 느끼세요. 하나의 단어나 개인 만트라를 계속하세요. 계속 반복하고 또 반복하세요. 그러면 당신은 이렇게 폭풍우 치는 파도가 넘실대는 마음의 대양 그 아래로 빠르게 잠수하는 것을 배우게 됩니다.

　누군가 당신에게 영감을 불어넣을 때는 영감을 느끼기 쉽습니다. 삶의 기술은 자기 자신에게 영감을 불어넣는 것입니다. 나는 여러분이 자신에게 계속해서 영감을 주는 상태에 머물러 있는 것을 보고 싶습니다. 지금 여러분이 시작하는 이 길은 명상 기술의 표면을 스치고 있는 것에 불과합니다. 미국의 물리학을 예로 들어 보겠습니다. 그것들은 얼마나 오래되었을까요? 100년, 200년? 지금으로부터 4천년 후 서양 과학이 어떤 모습일 것이라고 생각하나요? 위대한 미국 과학자 몇 분을 다른 나라로 초대해서 이렇게 요청하면 어떨까요? "6주 과정으로 서양 과학을 나에게 가르쳐 줄 수 있겠습니까?" 6주 정도로 무엇을 배울 수 있을까요? 우리는 여기서 인간 인성의 과학을 이야기합니다. 인간 인성의 모든 능력이 탐구될 때 의식의 흐름의 지도(map)와 함께 내면을 탐구한 사람들에 의해 도표로 그려졌습니다. 그것은 위대한 모험입니다. 우주 공간으로의 어떤 모험보다 더 위대한 것은 내면의 공간으로의 모험이라고 말할 수 있습니다. 우주 공간은 어딘가에 끝이 있을 것입니다. 내면의 공간은 여러분이 그곳에 가는 것을 배울 때 무한하다는 것을 알게 됩니다. 그것은 광대한 과학입니다. 그러므로 여러분은 지금 순간의 표면을 긁고 있는 것입니다.

　그것은 광대한 과학입니다. 당신의 마음을 완전히 통제하는, 당신의 생리기능을 완전히 통제하고 숙달하는 과학입니다. 생리기능을 통제하는 것에 대해 말하자면, 독일의 한 실험실에서 의사와 과학자가 모인 가운데 스와미 라마께서 말씀하셨습니다. "여러분은 생리적인 기능을 통제하는 것을 보고 싶으세요?" "예, 그렇습니다." "좋습니다. 이것은 내 의지로 하는 것입니다. 여러분이 내 손가락에서 피를 뽑아 보면 혈액세포의 45퍼센트가 죽어 있는 것을 발견할 것입니다." 그래서 그들은 즉시 피를 뽑아 검사했습니다. "괜찮으세요, 스와미지?" "물론 괜찮아요. 좋습니다. 이것도 내 의지작용인데, 이제 여러분이 같은 부위에서 다시 피를 뽑아 관찰하면 그 혈액세포가 완전무결하다는 것을 알게 될 것입니다." 그들이 다시 피를 뽑아 검사해 보니 혈액세포는 완전무결했습니다. "스와미지, 어떻게 그렇게 할 수 있습니까?" "어떻게 하다니 그게 무슨 말인가요? 그것은 내 혈액세포예요. 그렇지요? 누구의 혈액세포인가요, 당신 것인가요?" 마음이 몸을 통제합니다. 이것이 서양 과학이 아직 배우려고 시작도 하지 않은 기술입니다. 지금 전인 건강을 추구하는 움직임이 있지만, 그저 표면을 건드리고 있을 뿐입니다. 스와미 라마께서는 지난해 히말라야연구소의 마지막 연례회의에서 강의하셨습니다. 의사 한 사람이 그에게 질병과 건강에 대해 질문했습니다. 스와미 라마께서는 "어리석은 사람만이 병에 걸립니다."라고 말씀하셨습니다.

사람들에게 이토록 확신에 가득 찬 방식으로 말할 수 있는 과학이란 무엇인가요? 당신의 마음이 당신을 치료합니다. 당신은 자신의 마음을 치유하는 법을 먼저 배워야 합니다. 당신의 마음은 갈라지고 상처 입고 피 흘리고 있습니다. 마음을 정화하세요. 명상은 마음을 치유합니다. 깊은 곳으로 잠수하기를 배우세요. 그리고 계속 수련하세요.

초의식 명상
6

오늘 밤 주제는 명상수련에서 다음 단계가 되는 만트라입니다. 만트라는 명상에서 사용하는 '소함'과 같은 하나의 단어입니다. 우리는 일반적인 목적을 가진 단어로, 통상적으로 사용되는 '소함'으로 시작했습니다. 하지만 여러분은 자신의 수행이 진보함에 따라 호흡이나 다른 여러 방식을 수련하도록 개별적으로 부여된 개인 만트라를 받고 자격을 얻습니다. 여러분이 알면 놀라겠지만, 'mantra'는 영어 단어 'man' 'mind' 'mental'과 관련이 있습니다. 'man' 'mind' 'mental'은 라틴어 'mens'(mind)에서 파생되었고, 'mens'는 그리스어 'menos'(mind)에서 왔습니다. Menos, mens, mental, mind 그리고 man과 mantra 모두 '명상하다'를 의미하는 산스크리트 동사 어근 'man'에서 파생되었습니다. Man은 명상하는 사람이고 mind는 명상하는 마음입니다. Mantra는 명상에서 마음을 집중하는 것입니다. 만트라가 없는 사람은 케첩이 없는 감자튀김처럼 뭔가 빠진 것입니다.

만트라 이론은 소리, 글자, 알파벳 음절들이 정신적 진동에 초점을 맞추는 원리에 토대를 둡니다. 각각의 음절은 그 안에 특별한 의식의 광선이 있습니다. 여러분이 특정한 알파벳 글자와 이 글자들의 조합을 생각하면 그것이 어떤 정신적 진동을 만들게 됩니다.

단어를 생각하는 것은 마음의 진동입니다. 하지만 모든 진동이 비슷하지는 않습니다. 다른 음절은 다른 진동의 힘을 가진 집중을 가져옵니다. 이것은 어떤 단어의 소리로 대략 알 수 있습니다. 여러분이 다른 나라에서 외국인으로 지내본 적이 있는지 모르지만, 내가 영어를 모르는 나라에 있는 외국인이라고 생각해 봅시다. 나는 유쾌한 기분으로 호텔을 나와 길을 걸어가다가 내게 다가오는 사람을 봅니다. 영어를 모르는 그에게 나는 "thud!"(쿵 하고 뭔가 떨어지는 소리)라고 말합니다. 그는 그 말의 의미를 모르지만, 그 소리는 그의 마음에 어떤 영향을 줍니다. 다음날 나는 내 말의 소리로 그 사람을 놀라게 한 것이 마음에 걸려서 만회하고 싶은 심정으로 다시 거리로 나가 첫 번째 사람을 만납니다. 그도 영어를 모릅니다. 나는 그에게 다가가 "lull!"(자장가처럼 달래는 소리) 하고 말합니다. 이 두 소리 사이에 어떤 차이가 있는지 이해하나요? 소리는 그 의미와 상관없이 그 자체로 영향이 있습니다. 그것은 마음에 인상을 만들어 냅니다. 마찬가지로 만트라에는 뚜렷한 소리 진동이 있습니다.

사람마다 다른 만트라가 있습니다. 여기서 요가전통의 역사를 조금 언급해야겠습니다. 간혹 사람들은 나에게 초월 명상을 어떻게 생각하는지, 초월 명상이 어디에 적합한지, 나의 명상 체계와 어떤 점이 비슷한지 묻습니다. '초월적인(transcendental)'이라는 단어는 현대의 표현이고 산스크리트 단어는 분명히 아닙니다. 그것은 다른 단어의 번역어입니다. 어떤 이는 선(zen) 명상은 어떤지, 여기 요가 명상과 무엇이 다른지 묻습니다. 그래서 여러분에게 요가전통의 역사를 아주 간략하게 설명하겠습니다. 3천 년 전으로 돌아가서 인도가 선도적인 나라였을 때, 사람들이 들어와 정착하고 숲을 개간했습니다. 여러분이 지금 여기에서 하는 것처럼 그들은 도시와 그 시대 문명의 종교를 구축했습니다. 그런데 철학적인 것에 깊이 심취한 어떤 사람들은 모든 일에서 물러나 숲과 산속 동굴에 은신처를 만들었습니다. 그들은 내가 말하는 '자기 정복, 자기 탐구'라 부르는 것을 스스로 이루기를 원했습니다. 마을과 도시 생활에 지친 사람들이 마음의 평화를 찾아 이들 은둔자, 훌륭한 스승을 방문했습니다. 그들은 그곳에 잠시 머물면서 마음의 평화와 가르침과 지혜를 어느 정도 얻고 세속으로 돌아갔습니다. 이후 일부 은신처는 훌륭한 대학교가 되었습니다. 예를 들어, 24세기 전인 기원전 4세기에 인도를 침략한 마케도니아의 알렉산더는 탁실라(Taxila) 대학교가 있는 지역 근처까지 쳐들어오기도 했습니다. 당시 그 대학교에는 2만 명이 넘는 학생이 기숙하고 있었습니다. 이들 은신처 중 일부는 훌륭한 배움자리가 되었습니다. 배움은 영성과 분리되지 않았고, 배움은 항상 인성을 훈련했습니다. 여기서 나는 전통적 교육 이론으로 들어가지는 않겠습니다. 아무튼 이제 직관적인 지식과 지혜를 통해 요가체계를 창시한 히말라야의 위대한 스승들은 가르침을 전수하고 그들의 직관적 지식을 더하면서 그것들을 실험했습니다. 이를테면 어떤 제자가 특별한 문제를 가지고 그들에게 오면 그에게 "너에게는 불이 부족하다. 내가 너에게 불의 만트라를 주겠다."라고 하는 것이었습니다. 5년 동안 하루에 30분씩 '쿵-쿵-쿵'을 반복하는 사람에게는 무슨 일이 일어날까요? 그것이 그의 정신 전반에 어떤 영향을 미칠까요? 우리가 생각하는 것에 따라 우리의 인성이 만들어집니다. 지금 우리가 있는 곳에서 우리는 단 한 가지 생각도 지속하지 않습니다. 우리는 일관되게 생각하지 않습니다. 현재 우리의 생각은 혼란스럽고 두서가 없습니다. 만트라 수련은 단 한 가지 생각을 하면서 계속 그 생각에 머물러서 마음에 확실한 영향을 주게 하는 것입니다. 그래서 요가전통의 위대한 스승들은 "아들아, 네 안에 불이 충분하지 않구나. 내가 너에게 불의 만트라를 주겠다. 불꽃 옆에 가까이 앉아라. 촛불을 응시하면서 호흡에 맞춰 마음으로 이 특정한 불의 만트라를 반복하여라. 6개월 안에 너의 인성에 변화가 일어나 매우 긍정적인 성격이 될 것이다."라고 말했습니다. "너에게 부족한 것은 냉기와 물의 흐름뿐이다. 그래서 나는 네가 흐르는 물가에 앉아 명상할 때 너에게 물의 만트라를 주겠다." 이렇듯 명상에는 온갖 다른 형태의 방법과 기법이 있습니다. 시간이 흐르면서 지속해서 집중하고 반복한 그 시각적 자극이나 생각은 여러분의 인성에 아주 미세한 변화를 불러옵니다.

사람의 인성은 하룻밤 사이에 변화되지 않습니다. 잠자기 전 거울에 얼굴을 비추어 보세요. 다음날 아침 깨어나 밤새 당신의 얼굴이 달라졌는지 보세요. 달라지지 않았습니다. 같은 얼굴입니다. 다음날 밤 다시 얼굴을 보세요. 아침부터 저녁까지 같은 얼굴입니다. 다음날 아침, 저녁에도 같은 얼굴입니다. 지금부터 5년이나 10년 후 현재의 사진을 꺼내 보세요. 자고 일어난 그날과 얼굴이 달라졌나요? 인성의 변화는 아주 미세해서 인식할 수 없습니다. 마음이 천천히 변화되기 때문에 명상수련을 시작한 사람과 만트라를 받은 사람은 조급해집니다. 어떤 사람은 나에게 전화해서 "3개월 전에 만트라를 받았는데요, 깨달음은 언제 얻나요?"라고 물었습니다. 의식의 중심으로 가는 길은 여러 가지입니다. 명상이 그렇습니다. 진아로 가는 길은 여러 다른 경로가 있습니다. 누군가는 촛불에 집중하는 것으로 갈 수도 있고, 어떤 사람은 한 가지 호흡 수련을 이용하기도 합니다. 또 다른 사람은 다른 형태의 호흡 수련을 이용합니다. 또는 만트라의 소리를 듣거나 소리 없이 특별한 만트라에 집중하기도 합니다. 만트라 수련에 주어진 의식의 중심에 집중하기 등을 배우기도 합니다.

히말라야 요가전통의 창시자인 위대한 스승들은 자기 정복, 자기 탐구 그리고 우리의 가장 높은 의식의 핵심에 이르는 이 모든 다양한 경로에 숙달한 대가들이었습니다. 그들에게 훈련받은 제자들이 각기 다른 명상 영역을 모두 통달했던 것은 아닙니다. 어떤 사람은 오랫동안 신체요가만을 연습하기 시작했습니다. 소리에 집중하는 것에 더 많이 반응한 사람들도 있었고, 빛에 집중하는 것에 더 많이 반응한 사람들도 있었습니다. 그래서 이제 요가에는 나다 요가, 라야 요가, 하타 요가 등등 여러 갈래의 요가가 있게 되었습니다. 제자들은 큰 체계 안에서 특정 체계를 통달한 후 세상으로 나가서 그들의 학교와 아쉬람을 설립했습니다.

여러 가지를 시도해 보고 나서 어떤 길을 가기로 한 사람은 그것에 전념할 것입니다. 그리고 이제 "내 길이 최고의 길이다."라고 자신에게 말하기 시작합니다. 왜 그럴까요? 그 길이 그에게 좋았기 때문입니다. "그것이 내게 큰 도움이 되었을까?" "아, 그 사람들. 나도 거기 있었어요. 그런데 나에게 아무 일도 일어나지 않았어요."라고 말하지만 그렇지 않습니다. 이 모든 다양한 체계는 하나의 훌륭한 체계에 들어맞습니다. 그래서 여러분은 대단히 다양한 방법을 접하게 될 것입니다. 요가의 왕도라고 불리는 라자 요가를 시작하세요. 이 요가는 각양각색의 사람들에게 각각 적합한 체계와 방법과 만트라에서 엄청난 다양성을 지니고 있습니다. 대가들의 제자들 또한 특정 체계의 대가들입니다. 아주 극소수만이 라자 요가의 길을 통달할 수 있다고 여겨집니다. 왕도는 이 모든 체계를 더 큰 체계 안에 받아들이는 중심 경로입니다.

이제 우리는 이 역사 발전에서 더 나아갑니다. 기원전 1500년 혹은 기원전 2000년쯤 고대에 명상이라는 단어는 '드야나(dhyana)'였습니다. 그로부터 1000년 후 부처님이 등장했고 그는 '명상'을 지방어로 '자나(jana)'로 발음했습니다(예수 탄생 전 6세기). 서기 1세기에서 4세기에, 즉 부처님 탄생 후 600년에서 1000년 사이에, 인도 학자들(pandits)이 중국으로 가서 가르쳤습니다. 그 당시 남인도 끝에서 중국까지 여행하는 일은 힘겨운 탐험이었습니다. 실크로드를 따라 산을 넘고 사막을 횡단했습니다. 지금 시대에는 여러분이 어딘가에 도착했을 때 출입국 관리가 "당신은 여기 머물 수 없습니다."라고 말하면 다음 비행기를 타고 돌아갈 수 있지만 그때는 그렇게 할 수 없었습니다. 예를 들어 남인도에서 중국으로 간 최초의 성자 중 한 사람의 이름은 보리 달마(Bodhidharma)였습니다. 그가 중국에 도착했을 때 중국인들은 "서방에서 와서 우리 문화를 어지럽히는 이 사람은 누구야?" 하며 그의 말에 귀 기울이지 않았습니다. 서양에서는 동양에서 온 현자들이라고 말하지만, 중국에서는 서양에서 온 현자들이라고 합니다. 그래서 보리 달마가 왔을 때, 분위기가 좋지 않았고 사람들은 앉아서 그의 말을 들으려 하지 않았습니다. 그래서 그는 무엇을 했을까요? 그는 벽을 찾아 명상 방석을 깔고 벽을 마주하고 앉았습니다. 그는 그곳에 8년 동안 앉아 있었습니다. 누군가 그의 탁발 보시기에 무언가 담아놓으면 먹었고, 아무것도 넣지 않아도 상관없었습니다. 위대한 요기들은 그런 인내심을 가졌다고 나는 여러분에게 말할 수 있습니다. 그는 그곳에 8년 동안 앉아서 명상했습니다. 그는 시간 낭비를 한 것이 아닙니다. 그는 자신의 일을 하고 있었던 것입니다. 그들이 동참하기를 원치 않아도 좋았습니다. 8년 후 변화가 있었고 사람들은 그의 말을 듣고자 했습니다. 그는 '명상(dhyana)'을 가르쳤고 이제 그 단어는 중국어로 '찬(禪, chan)'으로 발음합니다. 위대한 명상 학파가 이 나라에서 탄생했습니다. 6세기경 중국인 선생들은 한국으로 가르치러 왔습니다. 한국인들은 그 단어를 '선(禪, san)'으로 발음했습니다. 언어가 변화한 것입니다. 중국인과 한국인 선생들은 8세기경 일본으로 가르치러 왔습니다. 일본어로 그 단어는 '젠(zen)'으로 발음했습니다. 12세기 후 하와이에서 일하는 일부 일본인들은 젠 수련을 미국 서부 해안 지역으로 가져왔고 그것을 전파하고 지속합니다. 그러나 라자 요가의 맥을 잇는 교사들은 여전히 해당 학교를 졸업하고 가르침의 전통을 이어 오고 있습니다.

이곳 미니애폴리스에서는 지금도 사람들이 나에게 "젠 체계와 비교해서 당신의 체계는 어떤 것인가요?"라고 묻습니다. 이 질문에 내가 어떤 대답을 할 수 있을까요? 겸손을 다해 말하자면 젠에서 알려진 것은 요가에서도 알고 있습니다. 그러나 요가에서 알려진 것을 젠에서 반드시 안다고 할 수 없습니다. 또 다른 예를 들어 보면, 어떤 만트라를 선택하여 그것을 어떤 방식으로 사용하는 초월명상(TM)은 만트라를 사용하는 타당한 방식 중 하나입니다. 마헤시(Maheshi) 요기가 미국과 유럽에 왔을 때, 홍보담당자들은 그에게 "들어 보세요. 이렇게 많은 지혜와 철학은 여기서는 먹히지 않아요. 당신은 그것을 멋지게 포장해야 합니다."라는 말을 수없이 들어야 했습니다. 그 많은 가르침 중 일부를 취해서 그것을 멋지게 포장해야 한답니다. 멋진 포장지에 싸서 좋은 가격표를 붙이고 간략한 표현으로 사람들에게 3년 이내에 깨달음을 얻을 거라고 또는 이로움을 줄 것이라고 말하는 것입니다. 이것이 TM이 되었습니다. 그러나 그것은 요가 체계의 작은 일부일 뿐입니다. 이들 체계는 각각 모두 어딘가에는 적합합니다.

사람들은 얼마나 많은 만트라가 있는지 묻습니다. 주요 기사가 이를 언급했고, 타임지(Time)는 13개의 만트라가 있다고 했고 어떤 기사는 17개, 또 다른 기사는 이의를 제기하며 36개라고 합니다. 만트라의 정체를 밝히려고 TM 교사들의 노트북을 훔치려는 시도도 있었습니다. 내가 훈련을 받던 어린 시절 13세가 되었을 때 나는 2만 개 이상의 만트라를 외웠다는 것을 말하고자 합니다. 나는 정통한 학자들의 검증을 받았습니다. 나는 2만 개 만트라 전부를 여러분에게 주지 않을 것입니다. 여러분의 교육 체계는 다릅니다. 여러분은 적은 양을 멋지고 간결하게 포장한 작은 것을 원합니다. 그러나 과학은 방대하고 우리는 지금 시작점에 있습니다.

만트라는 각 개인에게 적합한 한 음절 또는 연속된 음절입니다. 여러분은 나에게 "선생님은 제 이름을 알지 못하는데 어떻게 저를 위한 만트라를 선택하세요?"라고 묻습니다. 앎에는 두 가지 과정이 있습니다. 이성의 과정과 직관의 과정입니다. 사람은 누구나 강한 점과 약한 점을 어느 정도 갖고 있습니다. 여러분의 이름이 여러분은 아닙니다. 이름은 어디에서 왔을까요? 지금으로부터 3000년 후, 사람을 숫자로 지칭하고 이름은 비밀로 해야 하는 매우 진보한 문명에서 인간이 태어난다는 가정을 해 볼 수도 있으니까요. 어쨌든 당신은 태어날 때 모태에서 나오면서 "나는 메리예요."라고 말하지는 않았습니다. 아마 당신이 한 살 반이나 두 살쯤이 되면 당신 안에서 이런 소리를 듣게 됩니다. '사람들이 메리라고 말하면서 나를 쳐다봐.' "메리, 이리 와." "메리, 이렇게 해." "메리, 저거 해." 아마도 메리는 여기서 이런 생각을 해야 할 것 같습니다. '내 이름은 메리가 분명해.' 그래서 누군가 "꼬마야, 이름이 뭐니?"라고 물으면 "메리예요."라고 대답합니다. 이것은 조건반사입니다. 그러나 당신의 이름이 당신은 아닙니다.

여기에 있는 여러분은 각자 다른 인성 유형을 지닙니다. 요가과학을 배운 사람들은 인성 유형을 보도록 훈련받습니다. 여러 유형의 인성이 있습니다. 그 사실 자체가 과학이 됩니다. 만트라는 직관적으로 부여되고 그 사람의 인성과 일치합니다. 이것은 우리가 주저하며 들어가는 영역의 한 부분입니다. 어떤 사람은 이것을 신비라고 말할 것입니다. 이것을 받아들이고 말고는 여러분 자유입니다. 믿을 수도 믿지 않을 수도 있습니다. 여러분이 이것을 받아들일 수 없고 개인 만트라를 원하지 않는다면, 지금까지의 명상을 계속하세요. 당신이 지금까지 배운 만큼 명상수행을 계속할 수 있는 다른 과정과 등급이 있습니다. 아니면 만트라를 청할 수도 있습니다. 명상의 상급 가르침은 먼저 만트라를 받지 않고는 주어지지 않습니다. TM과 같은 곳에서 이미 만트라를 받았다면, 우리가 할 일은 그것을 확인하는 것입니다. 때로는 발음을 잘못하고 있거나 다른 사용방법 등이 필요할 수 있습니다.

질문이 있습니까? 나는 만트라를 연구하고 해석해야 했습니다. 만트라를 해석하는 방법에는 여러 가지가 있습니다. 나는 그것이 어디에서 왔는지, 어떻게 사용되었는지, 어디에 사용되었는지, 영적 해석, 물리적 해석 등 각 만트라의 역사를 알아야 했습니다. 여기서 그것을 전부 설명할 수는 없습니다. 지금 여러분은 기초를 세우는 공부를 하는 것입니다. 여러분은 아주 개인적인 질문을 하셨는데요, 나는 모든 질문을 환영합니다. 내 저서 『신(God)』 제2장('신 안에 산다는 것')을 읽기 바랍니다. 나는 이 책에 내가 거쳐야 했던 교육훈련의 배경을 일부 소개했습니다.

인도의 사제계급 브라만은 전통에 따라 수천 년 동안 아버지가 아들에게, 그 아들이 다시 그의 아들에게 가르침을 전하며 훈련받은 일종의 사제 철학자들입니다. 5~8세에 우리는 사제직 서약(a vow of priesthood)을 해야 합니다. 말하자면 가르침과 철학과 지식의 전통을 섬기는 데 우리의 삶을 바치겠다는 것입니다. 이때 평생 지켜야 할 한 가지 특별한 만트라가 주어집니다. 그러나 때때로 다른 만트라가 추가되기도 합니다. 10년 전 나의 스승님 스와미 라마를 만나서 나는 비약적인 발전과 도약을 하게 되었고 훨씬 더 유능한 교사가 되었습니다. 이제 나는 어린 시절에 받은 것이 아니라 그분이 이끄시는 대로 따릅니다.

이제 좀 더 개별적인 질문에 답하겠습니다. 여러분의 만트라가 변경되는 경우가 있는데, 그것은 전적으로 당신이 어떤 관계를 유지하고 싶은지에 따른 것입니다. 어떤 사람은 지금까지 한 것에 만족합니다. 그들은 초의식 명상 과정을 수강하고 그만둡니다. 어떤 사람은 여기서 더 나아가고 싶어 합니다. 그들은 만트라에 입문하기를 원합니다. 또 어떤 사람은 가끔 여기 와서 지켜보겠다고 합니다. 이는 아주 좋은 태도입니다. 나는 이곳에 2, 3년 동안 오는 사람들을 만났고, 그들은 만트라를 청합니다. 그런 다음 그들은 편안함을 느끼고, 자신이 속지 않았다고 느끼며, 그들이 배운 내용이 진실된 것이라고 느낍니다. 여러분은 먼저 검토해야 합니다. 서두르지 마세요. 마음이 어떻게 반응하는지 살펴보세요.

만트라는 때때로 변경될 수 있으며, 여러분이 진보함에 따라 더 자주 만트라를 사용하는 기술이 변할 수 있습니다. 만트라를 정신적으로 사용하는 방법에는 여러 가지가 있고, 달라질 수도 있습니다. 8, 9년 전 이곳에 온 한 남자는 극심한 우울증으로 세 번이나 자살을 시도한 의사였습니다. 어떤 이가 그에게 이곳에 와서 스와미 라마를 만나 보라고 했고 그는 그렇게 했습니다. 스와미 라마께서 그에게 만트라를 주라고 나에게 말씀하셨고 나는 그에게 만트라를 주었습니다. 그런 다음 그는 올 때마다 격분해서 말했습니다. "저는 몹시 화가 납니다. 언제나 화가 나요. 나는 일할 때도 화가 나고 간호사에게도 비서에게도 화를 냅니다. 선생님이 제게 무슨 짓을 하신 겁니까? 저는 이 만트라를 받고 나서부터 항상 화가 납니다." 나는 아무 말도 하지 않았습니다. 6개월 후 스와미 라마께서 돌아오셨습니다. 그는 스와미 라마께 가서 "선생님은 선생님 제자들이 여기서 무슨 일을 하는지 모르십니다. 이 만트라를 받은 후 저는 계속 화가 나고 분노에 가득 차 있습니다. 이 분노를 어떻게 해야 할지 모르겠어요."라고 말했습니다. 기분 좋은 일은 아니었지만 스와미 라마께서는 "그런데 당신이 만트라를 갖기 전에는 어땠나요?"라고 물었습니다. 그가 "아주 우울했어요."라고 말하자 "지금도 우울한가요?"라고 물었습니다. "아닙니다. 지금은 우울하지 않습니다. 하지만 화가 납니다."라고 말하자 스와미 라마께서는 "의사 선생님, 우울증은 억눌린 분노에 불과하다는 것을 아세요?"라고 말씀하셨습니다. 그런 다음 스와미 라마께서 "우샤르부드(Usharbudh), 만트라가 그 역할을 다했네. 이제 저분에게 차분함을 가져올 만트라를 주게."라고 하셨습니다. 그래서 나는 그의 만트라를 바꿨습니다. 모든 경우에 이런 극적인 결과가 있으리라고 기대하지 마세요. 만트라를 받은 후 아내나 남편에게 화가 난다고 "그 아르야(Arya)의 만트라 때문이야."라고 말하지 마세요.

만트라의 개념은 '당신과 이 단어가 함께한다'는 것입니다. 일부 학파는 만트라를 하루에 20분만 사용하라고 말합니다. 우리는 우리 방식에 따라, 만트라는 당신의 친한 친구가 되어야 하고, 버스 정류장에 서 있을 때나 약속시간을 기다릴 때, 운전할 때 당신 마음에 있어야 하며 당신이 집중할 필요가 있을 때는 언제나 당신과 함께해야 한다고 말합니다. 당신의 만트라는 당신 것이고 당신과 함께합니다. 항상 당신과 함께 있어야 하는 한 단어, 한 구절입니다. 온갖 두서없는 생각과 인상이 당신 마음에 모여드는 순간 그것들은 모두 외부에서 오고, 당신을 흥분시키고, 화나게 하고, 방해하고, 두렵게 만듭니다. 만트라는 내면화하는 것입니다. 그것은 당신의 내면에 있고 그곳에서 작용합니다. 따라서 온 세상이 이런저런 인상으로 당신을 공격하고 있는 동안, 당신 내면에는 당신이 흔들리지 말아야 한다는 중심점이 남아 있게 되는 것입니다. 그렇게 되기까지는 시간이 필요합니다. 숙달하려면 시간이 걸립니다.

그러나 만트라는 당신에게 던져지는 자극과 동요에 맞설 의지가 되는 말 없는 친구가 됩니다. 그리고 만트라를 충분히 자주 상기하도록 해서 여러분 잠재의식의 일부가 되어야 합니다. 만트라는 명상으로 가는 문입니다. 만트라가 초점, 중심점이기 때문입니다. 민드리 수행은 명상이 됩니다. 여러분이 만트라 사용법을 배우게 될 때 우리와 연락을 유지한다면, 우리는 당신이 전진하도록 방법을 변경합니다. "자, 당신은 이렇게 해 왔습니다. 이제 저것으로 바꾸어 봅시다." 하는 식으로 말입니다. 때로는 수년 간 변경하지 않기도 합니다. 어느 한 가지 방법이 당신에게 충분히 효과적일 수도 있기 때문입니다. 그것은 전적으로 그 개인에게 달려 있습니다. 또한 어느 정도는 전통과 그 가르침을 계속 수행하기를 원하는 당신 마음에 달려 있습니다.

초의식 명상
7

　나는 요가와 명상 수련 그리고 이것을 여러 상황에 적용하는 데 필수적인 두 가지 사항을 살펴보려고 합니다. 첫째 요점은 호흡에 관한 것입니다. 호흡은 감정과 정신 건강의 지표로 여겨야 합니다. 몸을 점차 이완시키면, 호흡이 천천히 깊어지는 것을 알게 됩니다. 감정이 흐트러지면, 호흡이 얕아지는 것을 알게 됩니다. 우리의 감정은 쉽게 방해받기 때문에 언제나 얕은 호흡을 하게 됩니다. 감정이 흐트러지면 얕은 숨을 쉽니다. 그것은 악순환입니다. 우리는 갓 태어났을 때의 그 좋은 호흡 습관을 버렸습니다. 여러분 자신을 포함하여 누군가에게 올바른 호흡법을 가르치고 싶다면, 3일, 4일 또는 1주일이나 2주일 된 아기를 데려와서 옷을 벗기고 눕혀 놓기만 하면 됩니다. 이것은 그야말로 첫 단계입니다. 이렇게 하면 여러분은 단지 호흡하는 법을 배우려고 상담사 훈련 프로그램에 75달러를 낼 필요가 없습니다. 우리는 올바른 호흡으로 태어났습니다. 아기가 호흡하는 모습을 보면 알게 됩니다. 근육이 오르락내리락하며 어떻게 움직이는지 보세요. 아기가 숨을 들이쉬면서 손과 손가락과 발가락을 오므리고 숨을 내쉬며 온몸을 이완하는 것을 보세요. 몸 전체가 숨을 쉬며 복식호흡을 합니다.

사람들은 얼굴 중앙의 돌출부를 주요 호흡기관이라고 잘못 표현하고 있습니다. 이것은 호흡통로의 상단 끝부분일 뿐입니다. 여러분은 이 사실을 들은 적이 있고 상기할 필요가 있습니다. 교사가 되려고 훈련을 받는 사람들은 알고 있는 개념을 어떻게 표현할 것인지 알아야 합니다. 여러분이 여기에 있는 이유는 그 표현을 다루기 위해서입니다. 코는 호흡통로의 상단 부분일 뿐입니다. 코는 주요 호흡기관이 아닙니다. 호흡기관은 윗배의 배꼽 바로 아래에서 시작합니다. 이 부위에는 폐가 확장할 수 있는 공간이 많습니다. 사실 두 가지 점에서 몸 전체가 호흡기관입니다. 첫째, 우리가 숨을 들이쉴 때 산소가 혈류를 통해 우리 세포로 들어갑니다. 숨을 내쉴 때는 몸 전체에서 모인 이산화탄소가 쌓여 있다가 날숨으로 밖으로 나갑니다. 그래서 온몸이 숨을 쉽니다. 둘째, 몸의 모든 모공이 숨을 쉽니다. 레깅스같이 몸에 꼭 끼는 옷을 입고 앉아 명상하거나 하타 요가하러 오는 경우가 많은데, 이 화학섬유는 피부에 자극을 주기 때문에 바람직하지 않습니다. 또한 몸이 편안히 숨 쉬지 못하게 하고, 모공이 숨 쉬는 것을 방해하고, 땀이 흐르지 못하게 막고, 몸에 바람이 통하지 않게 합니다. 피부라는 호흡기관 전체를 닫아버리는 것입니다. 따라서 요가 자세와 명상을 수행하려면 면과 같은 헐렁한 천연섬유로 된 옷을 입어야 합니다. 우리는 이 용도에 맞춰 몸에 붙지 않고 특별히 제작한 요가복이 있습니다.

이렇게 몸 전체가 호흡기관이지만, 여기에는 이런 완전한 장치가 있습니다. 숨을 쉴 수 있는 공간과 윗배 부위입니다. 둘째 호흡기관인 횡격막이 있습니다. 횡격막은 폐 바로 아래에 있는 근육으로, 호흡을 조절하는 역할을 합니다. 사람들 대부분은 횡격막을 최대한 사용하지 않습니다. 이 근육은 우리가 숨을 들이쉴 때 줄어들어 수축하며, 숨을 내쉴 때 이완되어 확장합니다. 횡격막의 움직임을 이해해야 합니다. 그리고 폐가 있습니다. 흉강 내부의 폐는 두 개의 큰 스펀지와 같습니다. 우리가 자동차 좌석이나 뒤로 젖힌 의자에 몸을 앞으로 숙이고 앉거나 소파에 푹 파묻히게 앉으면 횡격막과 폐의 움직임이 제한됩니다. 이런 가구들은 사람들이 올바로 숨을 쉴 수 없도록 전 세계적으로 공모한 사람들이 고안한 것입니다. 편안한 의자를 피하세요. 편안한 소파를 피하세요. 뒤로 젖혀진 좌석을 피하세요. 자동차로 여행할 때 나는 쿠션을 가지고 다니며 등과 좌석 사이에 넣고 앉아 척추가 구부러지지 않도록 합니다. 척추가 굽어 흉강이 움푹 들어가면 제대로 숨을 쉴 수 없습니다. 폐는 확장할 공간이 없어집니다. 공기가 흐를 수 없습니다. 당신은 숨을 헐떡입니다. 의사를 찾아가면 "심호흡하세요."라고 말하지만 할 수가 없습니다. 따라서 사람들이 올바른 호흡법을 배우고 감정적으로 이완하려면 구부정한 습관을 피해야 합니다.

질문: 숨을 깊이 쉬려고 할 때 가슴이 조이는 느낌은 무엇인가요?

답변: 당신은 숨을 깊게 쉬려고 하지만 당신이 폐를 단련하지 않았고 횡격막을 단련하지 않았으며 제대로 호흡하도록 윗배와 아랫배를

단련하지 않았기 때문에 당연히 어떤 근육을 작동시켜야 할지 모릅니다. 그래서 불안이 생기고 또한 내가 말했듯이, 우리의 감정적 삶이 너무 빡빡해서 숨을 쉬려고 할 때 영적인 마음이 그 빡빡함과 마주하게 됩니다. 그래서 이완해야 합니다. 몇몇 정식 이완 방법 외에 가장 좋은 이완법은 호흡입니다. 사람들에게 올바르게 호흡하도록 가르치세요. 바른 자세를 하게 하지 않고는 제대로 호흡하는 법을 가르칠 수 없습니다. 이제 우리는 호흡과 감정이 연관된 것을 알았고 마찬가지로 자세와 감정 사이에도 관련이 있다는 것을 알았습니다.

요즘은 신체언어에 관해서 그리고 어떤 자세를 취함으로써 자신을 드러내는지에 대한 교양서적이 많이 나옵니다. 언어가 없는 동물의 왕국에서는 자세가 매우 중요합니다. 개들은 서로의 자세를 보고 상대 개에 대해 알게 됩니다. 외교 언어에서도 한 국가가 취하는 자세라는 단어를 사용합니다. 사려 깊은 마음 또는 우울한 마음 등 마음이 취하는 자세는 몸이 취하는 자세로 표현됩니다. 자신감이 없는 사람, 삶에 희망이 없는 사람은 그의 자세와 호흡으로 쉽게 알 수 있습니다.

여러분은 아주 훌륭하게 연기를 하고 있지만, 사실은 내면 깊은 곳에서 두려움을 느끼고 그 두려움을 숨길 필요를 느껴서 총을 갖나요? 아닙니다. 겁쟁이만이 총을 가지고 다닙니다. 하지만 우리는 모두 총을 가지고 다닙니다. 어떤 사람은 총을 손에 들고 다니고, 어떤 사람은 가슴에 총을 품고 다닙니다. 어떤 사람은 눈에 총을 가지고 다닙니다. 우리는 비겁해서 온갖 종류의 총을 가지고 다닙니다.

그래서 어떤 자세를 유지함으로써 어떤 감정을 기르고, 그것은 다시 어떤 자세를 키웁니다. 얼마 후 그 자세를 바꾸려고 해도 바꿀 수 없습니다. 그 자세에서 우리가 안정감을 느끼고 계속 고정했기 때문에 바꾸고 싶지 않은 것입니다. 이렇게 감정을 키움으로써 그 자세를 기르게 되고 그 반대도 마찬가지입니다. 따라서 요가수련이 하는 일은 자세를 바꾸고 다른 안정감을 시도하는 것입니다. 여기에서 내가 치료사(therapist)들에게 가르친 더 상세하고 긴 과정의 한 부분을 들어 볼 것을 강력히 추천합니다. 이 과정의 목록도 유용할 것입니다.

바른 자세 즉 몸의 바른 위치는 너무 앞으로 기울거나 뒤로 기울지 않고, 왼쪽과 오른쪽이 똑같이 균형을 이루고, 어깨는 힘을 빼서 이완하면서도 곧게 펴진 상태입니다. 사람들은 "움직이지 않고 똑바로 앉아 있는 게 편안한 사람이 있나요? 그건 아주 긴장한 자세입니다."라고 말합니다. 내가 명상을 가르칠 때 의자에 앉은 어떤 사람을 보니 가만히 앉아 있는 것도 이완하는 것도 익숙하지 않았습니다. 그래서 "턱을 편안히 하세요. 목을 편안하게 하세요. 가슴을 이완하세요."라고 말하면서 지켜보았습니다. 그러나 그는 원점으로 되돌아가고 말았습니다. 그런 사람들은 몸이 긴장하고 이완하는 것이 무엇인지 이해하지 못하기 때문입니다. 우리는 이런 점을 주의 깊게 관찰해야 합니다. 물론 보통은 먼저 바닥에 누워서 이완하게 합니다. 하지만 사람들의 일터에 항상 그럴 만한 자리가 있는 것은 아닙니다. 그래서 나는 사람들이 일어서서 하는 이완을 소개했습니다.

어느 날 나는 주로 여름에 입는 이런 옷을 입고 밖으로 나갔습니다. 이웃 사람들은 나를 이상하고 괴상하고 제정신이 아닌 사람 즉 비정상이라고 생각합니다. 그들은 모두 정상은 이런 것이라는 정의에 동의했기 때문에 나는 그들에게 비정상일 수밖에 없습니다. 그래서 명상센터를 지날 때 그들은 유령이 튀어나올지도 모른다고 생각하고 '도대체 저기서 뭘 하는 거야.' 속으로 말하는 그런 느낌을 나는 받습니다. 여러분도 알다시피 여기 주변에는 전통이 깊은 공동체가 있습니다. 교회에 다니는 대단히 신앙적인 사람들입니다. 그래서 어느 날 저녁 나는 여기 센터에서 나가 명상센터 옆 작은 식당(Emily's Lebanese Delicatessen) 근처 모퉁이까지 걸어갔습니다. 나는 18세와 15세 정도의 두 소년이 길을 건너면서 바로 어느 자동차 앞으로 가는 것을 보았습니다. 운전자는 브레이크를 밟았고 여러 말이 오갔습니다. 그 소년들이 차창에 머리를 박으며 소리를 지르는 등 소란스러워지자 자동차는 떠나버렸습니다. 18세쯤 된 소년이 길을 건넜고 나는 그냥 거기 서서 지켜보고 있었습니다. 보통은 사람들이 나를 쳐다보는데 그때 나는 다른 사람을 보고 있었습니다. "이봐! 이봐요!" 그가 소리쳤습니다. 그는 화가 잔뜩 나 있었습니다.

이제 내 자세는 내 생각을 드러냅니다. 나는 아무런 반응도 하지 않습니다. 누가 무엇을 하든 나는 의사처럼 바라보고 증상을 봅니다. 그 감정이 나에게로 향한다면, 그 감정이 나에게 불리한 것이라면 그것은 증상입니다. 그래서 나는 그것을 그냥 받아들입니다. 나는 사람들 대부분이 하는 것과 같이 반응하지 않습니다. 그들은 즉시 "무슨 소리야?" "왜 그랬어?" "너 왜 그래?" 등으로 자신들을 방어해야 합니다. 그래서 나는 항상 증상을 봅니다. 어디에서 오는 것인가? 왜 왔을까? 그 사람의 어떤 부분이 그를 이렇게 말하게 만드는가? 그 사람의 어떤 부분이 그를 그렇게 행동하게 만드는가? 나는 한 걸음 더 나아가서 "안녕하세요?"라고 말했습니다. 소년은 충격을 받았습니다. 나는 사람들이 나 같은 외모에 익숙하지 않은 다른 많은 나라에서도 이와 똑같이 했습니다. "안녕하세요?" 내가 말을 걸었습니다. 그러자 소년은 놀라서 어찌할 바를 모르고 "그런데 저기서는 어떤 일을 하세요?"라고 물었습니다. 그래서 나는 "우리가 무엇을 하는지 알고 싶나요?"라고 말했습니다. "네." "그러면 가까이 와서 여기 서세요." 그는 매우 화가 나 있었기에 몹시 뻣뻣하게 서 있었습니다. "여기 서서 양손을 내리세요." 그는 팔을 조금 떨어뜨렸습니다. "어깨와 손의 긴장을 푸세요. 이마의 긴장을 풀고, 눈썹의 긴장을 풀고, 턱의 긴장을 푸세요." 더 계속하면 그가 힘없이 무너질 것 같았기에 복부까지만 내려갔습니다. 나는 그를 2분 동안 뒤에서 받치며 말했습니다. "호흡을 관찰하세요. 내쉬고 들이쉬세요. 이제 눈을 뜨세요." "와우, 이게 아저씨가 하시는 일이에요?"라고 그는 말했습니다. "그래요. 사람들은 불안하고 긴장되어 있고 화를 잘 냅니다. 화를 극복할 이완이 필요하지요." "네, 저는 언제나 화가 나 있었어요. 하지만 이제 화가 나지 않네요. 저희는 서서 친구를 만나는데요, 저기서 아저씨가 뭘 하는지 정말 궁금해서 우리끼리 얘기했어요."라고 말하고 그는 나를 집까지 바래다주고 아주 평화롭게 자기 집으로 갔습니다.

여러분은 아주 다양한 상황에서 이를 사용할 수 있고, 불안해하고 괴로워하는 학생에게도 이렇게 할 수 있습니다. 이완하고 호흡하는 법을 그에게 가르치세요. 횡격막호흡은 네 가지 자세 중 어떤 것으로도 가르칠 수 있습니다. 악어자세로 배를 대고, 사바사나로 등을 대고 누워서, 앉아서 또는 서서 할 수 있습니다. 나는 악어자세가 바른 호흡을 배우기에 가장 쉽고 좋은 자세라는 것을 알았습니다. 이완된 몸으로 호흡만을 관찰하세요. 횡격막호흡은 우리가 타고난 호흡을 반영한 것이기 때문에 쉽고 자연스럽게 다가옵니다. 하지만 우리는 그 호흡을 억누르고 살고 있습니다. 불안한 사람일수록 횡격막으로 호흡하는 것이 더 힘듭니다. 그러므로 그 사람의 감정 수위와 긴장 정도를 지켜보아야 합니다.

이제 여러분 자신을 관찰하세요. 우리가 전에 했던 것처럼 등을 대고 편안하게 누워서 다음 세 가지 단계를 진행하세요. 첫째 단계로, 몸 전체가 호흡하는 것처럼 숨을 쉽니다. 둘째, 여러분의 의식을 아랫배(abdomen), 배꼽(navel), 윗배(stomach) 부위로 가져옵니다. 셋째, 손을 윗배 부위에 가볍게 올려놓고 손의 오르내림만을 느껴 보세요. 사람들에게 손의 오르내림을 느끼도록 가르치세요. 가슴이 움직이는 것을 느끼려고 하지 말고 오직 손의 오르내림만 느껴 보는 것입니다.

횡격막호흡은 호흡의 첫째 단계입니다. 둘째 단계는, 여러분이 다른 사람을 이완시키고자 하는데 서로 충분한 시간이 없다면, 그 사람이 제대로 습득하지 못한다면, 그의 마음이 온통 감정의 소용돌이에

휘말려 있다면, 여러분이 그에게 모든 이완 기법을 가르치고 싶지 않다면, 충분한 시간을 내서 가르칠 수 없다면 아주 간단하게 호흡수를 세는 방법으로, 이것이 둘째 단계입니다. 첫째 단계는 횡격막호흡이고 둘째 단계는 호흡수를 세는 것입니다. 횡격막호흡을 쉽게 익힐 수 없으나 이완이 꼭 필요한 사람에게는 때로 호흡수 세기를 횡격막호흡보다 먼저 가르쳐도 됩니다. 그가 어떤 호흡을 하든 상관없이 어깨를 뒤로 젖히고 속으로 호흡을 세라고 하면 됩니다.

호흡수 세기에는 여러 방법이 있습니다. 단순하게 하나부터 시작해서 셀 수 있는 만큼 수를 세는 방법이 있는데, 이것은 쉬워 보이지만 실제로는 가장 어렵습니다. 여러분도 해 보세요. 호흡을 하나부터 시작해서 83까지 세고, 83, 89 또는 100까지 세는 사람이 몇 명인지 보겠습니다. 마음이 흐트러지지 않고 20 또는 25까지 세는 사람은 소수에 불과할 것입니다. 여러분이 21에 도달하면 아주 잘하고 있는 것입니다. 1에서 5까지 그리고 5에서 1까지 세는 중간에 호흡이 끊어지기 때문입니다. 이제 늘려가고 싶다면 1에서 10까지, 10에서 1까지 세면서 호흡해도 됩니다. 그 다음 1에서 20까지, 20에서 1까지로 나아갈 수 있습니다.

나는 이따금 여기 아쉬람에서 사람들에게 "잘 잊어버리거나 우울하거나 괴로운 일로 주의를 집중할 수 없다면, 호흡수를 어디까지 셀 수 있는지 해 보세요."라고 말합니다. 이제 좀 더 복잡한 방법이 있습니다. 1회전에 1에서 5까지, 5에서 1까지 세고, 2회전에 1에서 10까지, 10에서 1까지 세고, 3회전에 1에서 20까지, 20에서 1까지 세고, 4회전에 1에서 30까지, 30에서 1까지 세는 것입니다. 어디까지 셀 수 있는지 해 보세요. 그 이상의 수까지 셀 수 있으니 원하는 데까지 세면 됩니다. 이것은 기억력 훈련에 탁월한 연습입니다. 호흡수를 세는 동시에 책을 읽으면서 책 내용을 얼마나 빨리 이해할 수 있는지 확인해 보세요. 무슨 일이 일어나는지 관찰하세요. 이것은 여러분이 만트라를 하면서 동시에 일하는 것과 거의 유사합니다. 만트라를 수행하는 것은 1에서 100까지 세고 다시 100에서 1까지 세는 것과 같기 때문에 수를 세는 것이 좀 더 쉽습니다. 걱정이 있거나 불안하거나 초조함을 느끼는 사람에게는 한 자리 수부터 두세 자리 수까지 호흡을 세게 하면서 어디까지 세는지 관찰하고 진전이 있도록 지도하세요. 횡격막호흡이 첫째고 호흡수를 세는 것이 둘째 단계입니다. 호흡의 셋째 이완 기법은 우리가 지난주와 오늘 연습한 '지점에서 지점(the point-to-point)' 연결 호흡입니다. 이 방법은, 많은 사람이 여러분이 자신들에게 최면을 걸고 있다고 생각하거나 그들 마음에 어떤 영향을 주고 있다고 생각하기 때문에 "이완하세요."라는 말을 사용하지 않고, 그들을 이완시킬 수 있는 것입니다. 사람들은 신체 일부를 움직임과 연관시키는 데 익숙하므로 즉시 긴장합니다. 뺨을 생각하라고 하면 즉시 뺨을 긴장시킵니다. 왜냐하면 사람들이 신체 일부를 생각하는 유일한 이유는 그것을 사용하기 위해서고, 긴장은 움직임의 시작이기 때문입니다. 이런 반응은 바이오피드백에서 체온측정기(the temperature-trainer)를 사용할 때 매우 두드러집니다. 체온측정기는 체온 변화를 기록하기 위해 온도 눈금과 표시침이 있는 작은 장치로 손가락에 부착해서 사용합니다. 사용자에게 손의 긴장을 풀게 하고 손이 이완됨에 따라 체온측정기의 온도가 올라가는 것을 보게 됩니다. 알파파나 세타파를 생성하는 것과 매우 유사합니다. 이것은 편두통이나 혈압 등을 줄이는 데 탁월한 치료법입니다. 여기에 체온측정기와 알파-세타 기기가 있다면 어떻게 작동하는지 보여 줄 수 있는데 아쉽습니다. 그러나 스와미 라마께 교육받고 이곳 센터와 연결된 사람들은 심각한 상황을 마주한 사람들을 도울 수 있을 것입니다. 이 요가-바이오피드백은 사람을 기계에 연결한다는 점을 제외하고는 우리가 해 온 것과 같은 유형의 이완법입니다. 이 기계는, 당신 마음이 심란하다, 불안에서 벗어났다 등을 계속 상기시켜 줍니다. 체온측정기는 사용자가 이완하여 긴장이 줄어들고 있다는 것이 보이지 않기 때문에, 조금 더 긴장하게 되지만 기술은 똑같습니다. 사람들에게 체온측정기를 부착해 보면 이따금 처음에 손가락의 온도가 높아지기보다는 낮아지는 것을 종종 보게 됩니다. 사람들이 긴장하기 때문입니다. 따라서 "이완하세요. 이완하세요. 이완하세요."라고 말하기보다 때로는 아무 말도 하지 않고 주시, 호흡 및 집중 등 일반적인 과정을 통해 긴장을 푸는 법을 익히게 할 수 있습니다.

우리가 한 호흡 수련에서 머리끝에서 발가락끝까지, 발가락끝에서 머리끝까지에 있는 여러 지점, 즉 발가락끝, 발목, 무릎, 회음, 배꼽, 가슴 중심, 목 중심, 눈썹 중심 그리고 호흡을 기억하세요. 아래로 내려갈 때도 같습니다. 다시 말하지만, '지점에서 지점 연결 호흡'에는 여러 가지 다른 기술이 있지만 지금 나는 한 가지만 설명했습니다. 나중에 시간이 허락하는 대로 다른 연습법을 살펴보고 다양한 쓰임새를 이야기하겠습니다.

그런데 호흡과 자세 외에 정말 강조하고 싶은 점은 여러분의 연습입니다. 여러분 자신이 준비되지 않으면 다른 사람을 도울 수 없습니다. 여러분의 목소리와 몸짓이 그 이완법을 전달하지 못한다면, 여러분은 사람들이 긴장을 풀도록 돕지 못할 것입니다. 혹시 개가 달려와서 반갑다고 당신에게 뛰어오르는 것을 경험한 적이 있나요? 당신은 "아, 안 돼! 내려가! 그만 해!"라고 흥분해서 외치고 개 역시 더욱더 흥분합니다. 그렇지요? 그러나 당신이 아무것도 하지 않고 완전히 무관심한 척하면 1~2분 후에 개는 뛰어오르는 것을 멈추고, 다리 사이에 꼬리를 넣고 걸어갑니다. 그러므로 먼저 자기 자신과 일하는 것, 그것이 제일 중요합니다.

다시 호흡 과정을 계속하자면, 교호호흡 또는 통로 정화, 신경 정화라는 호흡 기술이 있습니다. 산스크리트로 '나디 쇼다나'(나디라고 불리는 매우 미세한 신경 통로의 정화)라고 합니다. 콧구멍이 대략 1시간 30분에서 2시간 간격으로 번갈아 열린다는 것은 모두 알고 있을 것입니다. 최근 수면 연구로 사람이 밤에 잠을 자면서 평균 두 시간마다 양쪽으로 번갈아 자세를 바꾼다는 사실이 밝혀졌습니다. 아직 이 사실을 호흡 리듬과 연관시키지는 않았지만, 수면 중에 의심스러운 두 시간 리듬이 관찰되었다는 점은 흥미롭습니다. 그리고 그들이 사람이 깨어 있을 때도 두 시간 리듬이 있어야 한다는 생각을 못 했다는 것이 놀랍습니다. 우리는 잘 때 1시간 30분 동안 아주 깊은 잠을 자고 20분에서 30분 정도 렘수면(REM) 시간(급속 안구 운동)을 갖습니다. 이것은 남성에게는 발기가 일어나는 꿈의 단계입니다. 그런 다음 우리는 깊은 수면으로 되돌아가는데, 몸을 돌려 수면 자세를 바꾸는 것이 바로 이때입니다. 요가전통에서 이것은 이미 수천 년 전부터 알려진 사실입니다. 모든 호흡 연습은 이 호흡 리듬을 이해하는 것을 기반으로 합니다. 지금 우리는 그 안에서도 맨 처음 단계를 다루기 시작했을 뿐입니다.

여러분은 아마 뇌 영역에 관한 최근 연구를 읽었을 것입니다. 좌뇌와 우뇌가 기능을 분담하는 것으로 알려졌습니다. 좌뇌는 이성적이고 지적인 사고, 부분들을 결합하여 전체를 만드는 기능과 연산 기능 등을 담당합니다. 반면 우뇌는 전인적이고 종합적인 사고와 음악, 시, 예술 같은 것을 이해하는 기능을 담당합니다.

이제 우리는 자연에는 항상 균형이 있다는 것을 압니다. 예를 들어, 신체의 오른쪽 균형은 왼쪽 귀에 있는 매우 가늘고 작은 철사 같은 뼈를 통해 느껴집니다. 왼쪽은 오른쪽 귀의 같은 구조에서 점검되어 균형을 유지합니다. 이렇듯 몸 전체에 걸쳐 대칭을 이루는 균형을 보게 됩니다. 몸의 앞과 뒤를 완벽하게 나누며 수직으로 흐르는 선이 있는데, 둘 사이는 균형을 이루어 왼쪽이 오른쏙을 제어하고 오른쪽이 왼쪽의 균형을 유지합니다. 나는 언젠가 좌뇌가 활성화하면 오른쪽 콧구멍이 활성화하고, 우뇌가 활성화하면 왼쪽 콧구멍이 활성화하는 것을 누군가 밝혀낼 것으로 생각합니다. 양쪽 뇌에서의 기능 분할은 요가 수행자들이 양쪽 콧구멍에서 말하는 분할과 같은 것이기 때문입니다.

오른쪽 콧구멍은 합리적인 것으로 여겨집니다. 오른쪽 콧구멍이 활동적일 때, 마음은 부분들을 모아 전체를 만드는 사고과정이 더 지배적일 수 있어서 더 우세합니다. 이것을 태양 콧구멍, 남성 콧구멍으로 여깁니다. 그리고 시적이고, 심미적이고, 전인적인 것에 우세한 왼쪽 콧구멍은 달 콧구멍, 여성 콧구멍으로 여깁니다.

최근에 와서 우리는 '양성론(androgyny)'에 대해 많은 것을 책으로 접하게 되었습니다. 여기서 우리가 이야기하는 특정 유형의 양성론은 고대 힌두교 신 시바의 조각상에서 볼 수 있는 원리로, 조각상의 오른쪽은 남성이고 왼쪽은 여성입니다. 양쪽이 서로 다른 양상을 보이는 이러한 편측성(laterality, 대뇌, 손 등 좌우 한 쌍 기관의 기능 분할)은 우리에게도 존재합니다. 따라서 순수한 남성이나 순수한 여성은 없습니다. 우리는 남성의 몸에 모든 여성 기관의 흔적이 있고, 여성의 몸에는 모든 남성 기관의 흔적이 있다는 것을 압니다. 우리는 왼쪽 콧구멍과 오른쪽 콧구멍이 전환하는 것을 압니다. 이는 우리 본성이 균형을 이루기 위해 끊임없이 애쓴다는 것을 의미합니다.

예를 들어, 하타 요가 아사나에서 오른쪽으로 쭉 뻗는 자세를 취했다면 즉시 왼쪽으로 뻗는 자세를 취해야 합니다. 마찬가지로 몸을 앞으로 굽힌 다음에는 뒤로 젖혀야 합니다. 우리 몸이 항상 균형을 유지하기를 원하기 때문입니다. 1분 동안 머리로 서기 자세를 했다면 그 직후 1분 동안 똑바로 서기를 하는 것이 좋습니다. 균형이 이루어져야 합니다. 이 균형은 왼쪽이 2시간 동안 활동하고 오른쪽이 2시간 동안 활동하는 콧구멍의 전환에서도 보게 됩니다. 요기들은 콧구멍의 호흡 흐름을 마음대로 바꾸는 법을 배웁니다. 그래서 그들은 이런 전환을 사용해서 감정과 사물에 대한 접근방식에서 매우 완만한 변화를 불러옵니다. 수학 문제를 풀 때는 오른쪽 콧구멍을 활성화하세요. 음식을 소화할 때도 오른쪽 콧구멍을 활성화하세요. 시를 쓰려면 왼쪽 콧구멍을 활성화하세요. 이것은 성생활 치료에도 적용됩니다. 예를 들어 남자는 침대 왼쪽에, 여자는 오른쪽에 눕는 것이 좋습니다. 두 사람이 포옹할 때 남자는 왼쪽으로 누워 있고 여자는 오른쪽으로 누워 있을 것이기 때문에 결합이 훨씬 더 강해질 것입니다. 이것은 몇 번의 호흡(21~31회)으로 남자의 오른쪽 콧구멍이 활성화되고 여자의 왼쪽 콧구멍이 활성화된다는 의미입니다. 그래서 남녀의 균형이 이루어지고 그러한 결합이 훨씬 더 조화롭다는 것을 알게 될 것입니다.

매우 소극적인 사람에게는 오른쪽 콧구멍을 활성화하라고 말하세요. 공격적이며 자신의 공격성을 통제할 수 없는 사람에게는 왼쪽 콧구멍을 활성화하는 방법을 가르치세요. 그렇게 서서히 균형을 잡도록 도와주세요.

오른쪽, 왼쪽 콧구멍을 어떻게 활성화할 수 있을까요? 아주 쉽게 배울 수 있습니다. 왼쪽으로 누워 천천히 깊게 숨을 쉬면서 콧구멍에서 숨결을 느껴 보면 21~31회 호흡으로 오른쪽 콧구멍이 활성화합니다. 이것은 여러분이 의지로 할 수 없고 그냥 그렇게 되는 것입니다. 왼쪽 콧구멍을 활성화하고 싶다면, 오른쪽으로 누워 21~31회 호흡하면 왼쪽 콧구멍이 활성화하는 것을 알게 됩니다. 다른 방법도 있습니다. 왼쪽 콧구멍을 활성화하려면, 왼손으로 주먹을 쥐고 이 주먹으로 오른쪽 겨드랑이를 단단히 누르면서 왼쪽 겨드랑이 주위를 꽉 닫습니다. 그런 다음 오른쪽 귀를 오른쪽 어깨에 대고 21~31회 호흡하면 왼쪽 콧구멍이 열립니다.

인도의 일부 요기들은 작은 나무 받침대를 가지고 다닙니다. 오래 앉아 있으면 목이 자주 피로해져서 턱에 맞춰 만든 이 나무 받침대로 턱을 받치는 데 사용합니다. 내게도 팔을 쉬게 하는 이 받침대가 하나 있습니다. 서너 시간 동안 명상을 하고 나면 가끔 그 작은 물건이 필요하다고 느끼기 때문입니다. 이 턱 받침대는 콧구멍의 숨을 바꾸는 용도로 사용되기도 합니다. 주먹을 사용하는 대신, 턱 받침대의 구부러진 부분을 작은 목발처럼 겨드랑이 아래에 놓은 다음 귀를 어깨에 대고 호흡을 몇 번 하면 콧구멍이 전환됩니다. 그러나 위대한 요가 수행자는 진정한 과학의 대가이고 의지를 완전히 통제하므로 콧구멍을 마음대로 전환할 수 있습니다. 그러니 이런 별난 도구가 필요하지 않습니다.

이제 요가 수행자들은 우리가 양쪽 콧구멍으로 동시에 호흡하는 적이 거의 없다고 알고 있지만, 양쪽 콧구멍이 모두 활성화하는 특별한 상황이 있습니다. 갑작스러운 공포, 돌발적인 숨막힘, 아주 갑작스러운 분노 폭발의 순간이 그렇습니다. 신생아는 세상에 나와 첫 숨을 쉴 때 양쪽 콧구멍으로 숨을 쉽니다. 사람이 죽기 전 삶의 마지막 순간에도 두 콧구멍은 모두 활성화합니다. 또한 우리의 이성적이고 감정적인 기능(자발적 및 비자발적 체계)이 모두 집중된 행동, 절대적 집중을 하게 되면 갑자기 두 콧구멍이 활성화합니다. 그러나 이런 집중은 매우 드물어서 활성화는 극히 짧은 순간만 지속됩니다. 예를 들어, 위기상황에서 싸울 것인지 도망갈 것인지를 결정한 후에는 한쪽 콧구멍이 활성화하지만, 갑작스러운 위험과 공포를 맞닥뜨린 그 순간에는 양쪽 콧구멍이 모두 활성화하고, 뇌의 양쪽 반구는 모든 에너지를 방출할 것입니다. 싸울지 도망갈지를 결정하고 나서는 한쪽 콧구멍이 활성화됩니다. 나는 섬광처럼 천재의 번득임이 일어나는 아주 드문 순간에는 호흡이 매우 느리고 깊어지며 양쪽 콧구멍이 활성화한다는 것을 의심하지 않습니다. 그러나 이 섬광은 순간적입니다. 양쪽 콧구멍이 똑같이 활성화하는 순간이 또 있는데, 그것이 바로 오르가슴을 느끼는 순간입니다. 성교 후 상대방이 등을 돌리고 잠드는 것이 불만스러운 한 가지 이유는, 이제 한쪽 콧구멍으로 숨을 쉬어야 하기 때문입니다. 이것은 반사작용입니다. 성적으로 관계한 상대방에게 의도적으로 등을 돌리는 것이 아닙니다. 그러나 어쨌든 절정의 순간 극히 짧은 동안 양쪽 콧구멍이 똑같이 활동합니다. 요가전통에서 우리는 "인간의 즐거움은 무엇으로 이루어지는가?"라는 질문을 합니다. 우리의 대답은 인간의 즐거움은 집중, 즉 마음의 집중으로 이루어진다는 것입니다. 집중하고 싶은 것은 무엇이든 즐겁습니다. 집중하기 싫은 것은 무엇이든 괴롭습니다. 이 세상에는 정신 집중의 즐거움 외에 다른 즐거움은 없습니다. 내면의 대상에 온전히 집중하는 기술을 배웠다면 순간적이고 덧없는 즐거움에 관한 관심이 사라집니다.

여러분, 나는 잊지 않았습니다. 디저트처럼 마지막을 위해 이것을 남겨 두었습니다. 양쪽 콧구멍이 모두 활성화하는 경우가 한 번 더 있습니다. 이것은 아주 드문 경우로, 위대한 대가들이 매우 깊은 명상을 할 때입니다. 이들이 목표로 하는 것은 양쪽 콧구멍이 활성화하고 이 상태가 오랫동안 유지되는 호흡입니다. 수행을 완성한 요기가 명상에 들면 양쪽 콧구멍에서 같은 세기로 숨이 흐릅니다. 따라서 명상에 든 요기의 즐거움은 불과 몇 초 동안 지속되는 어떤 오르가슴보다 백만 배 더 큽니다. 양쪽 콧구멍에 집중하면, 좌뇌와 우뇌 양쪽이 즉시 함께 완전히 동시에 활성화합니다. 오르가슴은 아주 짧게 지속될 뿐입니다. 그러나 명상에는 내적이고 남녀 구분 없는 고도의 집중과 엄청난 즐거움이 있습니다. 완전한 균형, 절대적 균형으로, 갈등이 없고 반발도 없으며, 아무것도 마주하지 않고 아무도 마주하지 않으며, 왼쪽도 오른쪽도 아닌 인성의 중심에 활성화한 영혼인 양성의 영혼이 그곳에 있는 것입니다. 그들은 그 엄청나고 강렬한 즐거움 속에 몇 시간이고 앉아 있을 것입니다. 그것은 경험한 적 없는 사람들에게는 말로 표현할 수 없고 믿을 수 없는 것입니다. 거기서 그들은 눈을 뜨고 삶에서 절대적인 균형 감각으로 그들의 품행을 보여 줍니다.

명상을 가르치는 사람들은 성(性)에 부정적이라고 생각하는 사람들이 있습니다. 그렇지 않습니다. 우리는 그것을 올바른 관점으로 보고 있을 뿐입니다. 인간의 얼굴에 있는 가장 중요한 생식기관 그것은 바로 콧구멍입니다. 콧구멍으로 흐르는 것은 무엇인가요? 호흡입니다. 호흡을 이해하면 모든 감정, 즐거움, 자연적 과정 등 모든 것을 이해하게 됩니다. 우리는 지금 양쪽 콧구멍의 균형이 그 징후가 되는 영적 황홀경 속에 오랫동안 앉아 있을 수 있는 단계에 있지 않기 때문에, 우리의 이 약간의 지식으로 할 수 있는 것에 대해서만 이야기하고 있습니다. 따라서 어느 정도 균형을 이루기를 원하는 환자나 고객 또는 매우 불안한 사람, 또는 반면에 자신의 정상 상태와 균형과 마음의 기민성을 높이고자 하는 상당히 균형 잡힌 '정상적인' 사람, 자신의 감정적 삶과 선택 등에서 균형을 유지하기를 원하는, 즉 어쨌든 명상에 적극적으로 임하고 싶지만 긴장을 풀 수 없는 사람, 이런 사람들에게는 교호호흡을 가르칩니다.

이제 우리는 극히 불안하거나 약물 복용 등으로 뇌 손상을 입은 사람들은 잠시 앉아서 집중하기가 대단히 어렵다는 것을 알게 되었습니다. 그들은 자리에 앉지만 보통 사람보다 훨씬 빨리 마음이 흐트러집니다. 그래서 그들은 명상하지 않습니다. 우리는 정신병자, 정신분열증 환자, 사이코패스 또는 집중할 수 없고 너무 긴장해서 몸이 떨리고 호흡이 매우 얕은 정도의 편집증 환자들에게 명상을 가르치지 말라고 조언합니다. 마찬가지로, 마약이든 술이든 마음이 독소로 가득 찬 사람은 먼저 해독해야 합니다. 해독하는 요가 과정이 있습니다. 일반적으로 봄과 가을에 고급 신체요가 과정에서 가르치는 내부 세정법이 있습니다. 비강세정법, 위세정법, 완전세정법 등은 많은 양의 따뜻한 물을 마신 후 30분 이내에 온몸을 통과하게 하여 전체 기관을 세정하고 장을 깨끗이 하는 등의 방법입니다.

이 모든 것을 제쳐 두고, 극도로 불안정해서 집중할 수 없는 사람은 명상할 수 없으므로 명상을 가르쳐서는 안 됩니다. 명상에 대해 전혀 모르는 의사들이 명상이 그런 사람의 상태를 악화시켜서 심각한 해를 끼친다고 보고하기도 했습니다. 실제로 이런 일이 일어난다면, 그런 사람이 어딘가에서 명상 기법을 배웠거나, 눈을 감는다는 것을 알게 되었거나 해서 앉아서 눈을 감지만 그가 하는 것은 자신의 환상 세계로 들어가는 것입니다. 이런 사람들에게는 세 단계를 적용할 수 있습니다. 세정, 관절 및 분비샘 운동 같은 신체요가, 이것을 잘할 수 있게 되었을 때 교호호흡을 가르칩니다. 그 전에는 명상을 가르치지 않습니다.

교호호흡과 관련해서 말하자면, 여러분이 환상에 빠지는 경향이 있는 사람을 알고 있는 경우 그가 있는 병원 환경에서 단체로 그들을 관찰하기가 실제로 매우 어렵습니다. 지시하는 것만으로 교호호흡 연습을 지도할 수 없습니다. 그런 환경에서는 할 수 없습니다. 그러므로 시간을 따로 내서 일대일로 가르쳐야 할 것입니다. 그 사람이 곧은 자세로 앉아 있는지 확인하면서, 어깨가 기울어진 순간, 허리가 구부러지기 시작한 순간, 목이 앞으로 혹은 뒤로 기울어지는 순간, 몸에 긴장된 기색을 보이는 순간, 눈이 떨리기 시작한 순간 그의 마음이 흩어졌다는 것을 알게 될 것입니다. 그의 눈동자가 매우 빠르게 움직이기 시작한 순간 그의 마음이 산만해지고 있다는 것을 알게 될 것입니다. 그래서 여러분은 그와 마주하고 앉아서 지시하고, 그가 하루에 세 번 통로 정화나 교호호흡을 제대로 하는지 지켜보아야 할 것입니다. 그것은 12시간 동안, 이를테면 아침 6시에서 저녁 6시까지 세 번 해야 한다는 의미입니다. 그 목적은 한쪽 콧구멍에 주의를 기울이다가 다른 쪽 콧구멍으로 주의를 옮겨가기 위함입니다. 그런 다음 과정을 반대로 진행하여 양쪽 콧구멍이 균형을 이루게 합니다. 마찬가지로 몸을 왼쪽으로 굽히고 나서 오른쪽으로 굽힘으로써 여러분이 중심에 있도록 집중합니다. 앞으로 굽힌 다음 뒤로 굽히는 것도 마찬가지입니다. 한쪽으로 한 다음에는 언제나 다른 쪽으로 수행합니다. 양쪽을 다 고려해야 합니다. 그렇게 균형을 맞추세요. 인생에서도 우리는 이와 똑같이 합니다. 중재할 때, 국제사법재판소에서도 우리는 그 같은 일을 합니다. 그렇게 하는 것이 삶에서 모든 일의 균형을 이루는 방법입니다.

이제 상급 단계 교호호흡법 중 한 가지를 설명하겠습니다. 사실 네댓 가지 교호호흡법이 있지만 전부 소개하는 것은 별 의미가 없습니다. 한 가지를 선택해서 숙달하는 것이 중요합니다. 그리고 이것을 규칙적으로 하세요. 가르칠 때도 규칙적으로 할 것을 강조하세요. 고객을 도울 때도 규칙적 수련을 강조하세요. 환상의 세계에 빠지기 쉬운 사람은 혼자 명상해서는 안 됩니다. 그처럼 심각한 경우에는 누군가가 앉아서 그를 지켜보면서 안정적이고 편안한 목소리로 일러 주어야 합니다. 이것은 매우 중요합니다. 당신의 안정적이고 편안한 목소리는 매우 중요합니다. 당신의 일상적인 말은 정신적 질병을 앓고 있거나 불안장애를 겪고 있는 사람에게 건강상태의 변화를 불러오거나, 안정적인 사람이 고요하고 평화로운 상태에 이르도록 휴식과 명상을 적용하는 상황에서는 효과가 없을 것입니다. 여러분 자신의 마음상태를 확인하는 것이 절대적으로 중요합니다.

치료사나 교사 자신의 준비로 넘어가기 전에, 앞에서 나는 상급 통로 정화법이 있다고 말했습니다. 그것은 이렇습니다. 일반적인 통로 정화 수련은 36회 호흡으로 이루어져 있습니다(이 경우, 한 번의 날숨을 1회 호흡으로, 한 번의 들숨을 1회 호흡으로 계산합니다). 각 주기 사이에 호흡수에 포함하지 않는 세 번의 호흡이 있습니다. 주기는 3회의 중심 호흡으로 이루어집니다. 여러분은 여기에 두 번의 주기를 더 하는 것입니다. 각 주기는 여러분이 바로 전에 한 것과 다른 콧구멍에서 시작합니다. 총 108회의 호흡이 됩니다. 여러분이 평소 하루에 하던 것을 한자리에서 전부 하는 것입니다. 그런 다음 더 길게 108번의 교호호흡을 하루에 세 번 하고, 여러분의 감정 상태에 무슨 일이 일어나는지 보세요. 아마 당신은 놀랄 것입니다. 하지만 이것은 인내심이 필요합니다.

질문: 저는 한 주기의 끝에 활성화한 콧구멍의 호흡을 7회 관찰하고 수동적인 콧구멍의 호흡을 7회 관찰하라는 말을 들었습니다.

답변: 그렇습니다. 전체 주기가 끝날 때 그렇게 합니다. 그것은 7회 호흡일 수도 있고 12회일 수 있고, 각각 2분이 될 수도 있고 5분이 될 수 있습니다. 숫자 7은 임의적입니다. 요점은 한쪽 콧구멍에 잠시 주의를 기울이고 다른 쪽 콧구멍에 잠시 주의를 기울이는 것입니다.

질문: 1회전에서 일반적 교호호흡을 하고 나서, 2회전에서 다른 호흡법을 하는 통로 정화법이 있습니까?

답변: 말씀드린 대로 서너 가지 다른 방법이 있습니다. 현 단계에서는 큰 차이가 없습니다. 개인적으로 나는 여러분이 배운 것에서 가장 효과적인 방법을 찾았습니다. 그것은 아주 훌륭한 균형을 이루게 합니다. 그러나 한자리에서 할 수 있도록 모든 방법을 조합한 통로 정화법이 있습니다.

질문: 호흡이 상당히 긴 사람이라면 이 긴 교호호흡법은 엄청난 시간이 걸리지 않을까요?

답변: 나는 명상하기 전 통로정화에 한 시간 정도 걸립니다. 내 호흡은 현재 대략 110초당 한 번으로, 한 번의 호흡은 한 번의 들숨과 한 번의 날숨입니다. 그러니까 한 번의 날숨에 약 55초, 한 번의 들숨에 55초가 소요되는 것입니다. 시간이 걸립니다. 이때 문제는 팔이 피곤해진다는 것입니다. 특히 여러분이 바쁜 하루를 보냈고, 어딘가 가서 명상을 지도해야 하고, 운전하고 가면서 오른손으로 통로 정화를 하고 왼손으로 운전하는 경우 그렇습니다. 나도 종종 이렇게 하는데 그래도 균형을 이루고 목적지에 도착합니다.

질문: 전체 주기를 하면서 호흡을 더 짧게 하는 것이 좋을까요?

답변: 아닙니다. 호흡의 길이를 늘리세요. 그것이 진정한 자기 호흡 강화입니다. 하지만 알려드리고 싶은 것은 모든 날숨과 들숨의 길이가 더도 덜도 아닌 동등한 길이여야 한다는 것입니다.

> **질문: 호흡을 줄이고 전체 주기를 진행하는 것이 더 나은가요?**

답변: 아닙니다. 호흡의 길이를 늘리세요. 그것이 여러분 호흡의 정확한 강도입니다. 그것이 여러분 집중의 강도입니다. 그러나 우리는 여러분 호흡의 길이가 거의 같아지도록 하라고 조언합니다.

> **질문: 만약 틀린 쪽부터 호흡을 시작한다면 효과도 반대로 나타날까요?**

답변: 틀린 쪽에서 시작하지 마세요. 작은 솜털 두 조각을 가져다가 그 위에 대고 숨을 쉬면 어느 콧구멍이 더 활동적인지 알 수 있을 것입니다. 아니면 작은 거울을 들고 거기에 대고 숨을 쉬면 어떤 쪽이 활동적인지 알 수 있을 것입니다. 언제든 알 수 있습니다.

다음 규칙을 기억하세요.
1) 다른 부분보다 무겁게 느껴지는 신체 부분이 없게 하고, 곧은 척추로 균형 잡힌 자세를 유지하세요.
2) 머리부터 발끝까지 인식하세요.
3) 모든 근육을 편안히 이완하세요.
4) 횡격막호흡을 하세요.

교사라면 학생들이 이 단계를 거치고 있는지 확인하세요.

첫째, 자세가 정확해야 합니다. 신체의 한 부분이 다른 부분보다 더 무겁게 느껴져서는 안 됩니다. 왼쪽과 오른쪽이 똑같이 균형을 이루어야 합니다. 이것이 올바른 자세입니다.

둘째, 당신이 가르칠 학생이 자신을 인식하도록 하세요. 지금 있는 그 공간, 그 장소를 인식하게 하는 것입니다. '나는 여기, 지금, 이 순간에 있다. 나는 말로 다투던 과거로 돌아가지 않는다. 나는 누군가와 다투게 될 미래로 가지 않는다.' 이런 인식을 갖게 하세요.

셋째, 몸의 이완, 근육 이완입니다. 내가 어제 말하지 않았지만, 여러분이 항상 알게 되는 한 가지 문제가 있습니다. 여러분은 의자에 앉은 사람을 상대하며 똑바로 앉으라고 한 다음 말합니다. "이완하세요. 턱의 긴장을 풀고, 어깨를 이완하고, 가슴을 이완하고, 복부를 이완하세요." 그러면 곧 그의 코가 무릎에 닿습니다. 여러분은 뼈대가 긴장하거나 이완하는 것이 아니라는 설명을 반드시 해야 합니다. 따라서 뼈대의 위치를 바꿀 필요가 없습니다. 당신이 똑바로 앉아 있을 때 무엇을 해야 합니까? 척추를 바른 위치에 두기만 하면 됩니다. 척추뼈를 차례로 겹치게 해서 작은 'S'자 모양의 제 위치에 놓는 것입니다. 그러면 양어깨는 자연스럽게 균형이 잡힙니다. 이제 뼈는 그대로 두세요. 뼈, 척추, 관절의 위치를 바꿀 필요가 없습니다. 그렇게 그대로 제 위치에 두었습니다. 이제 아무것도 할 필요가 없습니다. 여러분이 이완하는 것은 근육과 신경입니다. 그래서 몸이 이완하고 앉아 있는 것을 옷걸이에 걸려 있는 외투와 같다고 설명합니다. 옷걸이는 이완하지 않습니다. 외투가 이완됩니다. 옷걸이는 뼈, 골격입니다.

이완할 때 매 호흡은 횡격막호흡이어야 합니다. 그리고 모든 호흡은 길이가 같아야 하는데, 이는 생각보다 훨씬 더 어렵습니다. 모든 호흡의 길이는 동일해야 합니다. 이를 확립하는 방법은 수를 세도록 하는 것입니다. 어제 우리가 날숨과 들숨을 세던 방식은, 각 호흡에서 1-2-3-4-5-6, 1-2-3-4-5-6을 세어 호흡을 같은 길이로 확립하는 이 방법과 다릅니다. 그리고 점차 1-2-3-4-5-6-7, -8, -10, -12 등으로 수를 늘려 나갑니다.

모든 호흡의 길이를 같게 하고 숨소리가 들리지 않게 숨이 가빠지지 않게 하세요. 호흡 사이의 멈춤은 거의 없는 것처럼 반드시 최소화해야 합니다. 숨을 내쉰 즉시 들이쉬고, 들이쉬자마자 곧 내쉽니다.

여기서 더 나아가고자 하는 사람들을 위해서는 더 정교한 두 가지 방법이 있습니다. 나는 이미 각 주기에 108번의 호흡을 하는 확장된 통로 정화에 대해 언급했습니다. 그러나 여러분이 호흡 수행에 진심으로 더 깊이 들어가고 싶다면 두 가지 정교한 방법을 추가하겠습니다. 한 가지는 숨을 내쉬고 들이쉴 때, 숨이 마치 빈 척추관을 통해 흐르는 것처럼, 마치 속이 빈 갈대를 통해 흐르듯이, 마치 척추 기저까지 내려갔다가 곧바로 올라오는 것처럼 호흡하는 것입니다. 이것은 신경계의 바로 중심을 통과하기 때문에 신경계를 강화하는 데 탁월합니다.

질문: 속이 빈 갈대를 인식하는 방법이 다를 수도 있나요? 선생님은 언젠가 그것을 일만분의 일 인치의 지름을 갖는 것으로 묘사하셨지요.

답변: 아닙니다. 처음에는 대부분 그 흐름을 전혀 인식하지 못합니다. 시간이 지나면서 나중에 인식하게 됩니다. 그곳에는 빈 곳이 없지만, 여러분은 가상의 빈 곳을 인지할 수 있습니다. 그것은 가능한 한 미세해야 합니다. 이것은 매우 정교한 기술로, 오랜 시간 연습하면 확실하게 경험하게 될 것입니다. 그러나 그런 경험을 하려면 쿤달리니 요가를 이해해야 합니다. 이에 대해서는 다음 분기에 강의할 것입니다. 이제 여러분은 한 가지 정교한 방법을 알게 되었습니다.

또 한 가지 정교한 방법은 숨을 쉴 때마다 여러분의 만트라 또는 소함을 하는 것입니다. 그러나 이 방법은 교사와 함께 연습할 때 훨씬 더 쉽게 경험합니다. 일정 기간에 걸쳐 교사 앞에 앉아서 수행합니다. 그러면 훨씬 더 쉬워집니다. 또 하나, 만트라가 있는 사람은 평소에 이 척추호흡 기술을 수련해야 하는데, 이는 소리의 진동이 매우 중요하기 때문입니다. 만트라가 없다면 척추호흡 기법을 추천하지 않습니다. 횡격막호흡과 교호호흡의 간단한 호흡 과정만 하면 됩니다.

여러분에게 주어진 이 정교한 방법들은 여러분의 개인적 수행을 위한 것입니다. 불안정하고 산만한 사람은 이 모든 과정을 동시에 수행할 수 없고 조용히 집중상태를 유지하지 못할 것입니다.

지금까지의 내용을 간략히 살펴보자면, 심각한 불안을 겪고 있는 사람들에게 명상을 가르치지 마세요. 이들에게는 호흡과 연결된 균형 잡힌 몸의 움직임과 관련해서 마음을 관찰하는 것을 가르치세요. 요가 자세와 관절과 분비샘 운동과 관련된 요가수련의 요점은, 마음이 몸을 움직인다는 것을 인식하는 것입니다. 사람들은 대체로 마음을 다루는 방법을 이해하지 못하기 때문에 우리는 몸으로 그것을 시작합니다. 다음으로 몸속 세정이 있고, 신체 운동부터 세정, 자세 등에 이르는 신체 요가 과정이 있습니다. 그리고 평소 우리의 전반적 감정 균형을 위해서라도, 신체 운동을 단순히 신체 운동으로 취급하지 않고, 단순히 신체의 움직임 또는 신체 자세로 취급하지 않는 요가 분야에서 신체적인 것을 하는 것이 좋습니다. 이런 내용을 담은 나의 강의 테이프를 여러분에게 추천합니다. "초월과학으로서의 치료(Therapy as a Transcendental Science)"와 5회분 강의 과정인 "하타 요가 철학(The Philosophy of Hatha Yoga)"으로, 모두 테이프에 녹음되어 있으니 시간 내어 들어 보세요. 도서관을 통해서도 이 테이프를 주문할 수 있습니다. 그들이 여러분을 위해 주문할 것입니다.

질문: 좌뇌와 우뇌에 대해 그리고 이것을 조화롭게 하는 방법을 설명해 주시겠습니까?

답변: 인도에는 이런 과학이 있었습니다. 끈 하나를 가지고 눈썹 중심부터 왼쪽 젖꼭지까지 그리고 오른쪽 젖꼭지까지 길이를 재고 차이를 알아보는 것입니다. 그 다음 배꼽에서 양쪽 젖꼭지까지의 길이를 재고 차이를 알아보는 것입니다. 여러분은 아마 놀랄 것입니다. 그 길이의 차이로 몸의 어느 부분이 균형을 잃었는지, 어떤 질병에 걸리기 쉬운지를 알 수 있었습니다. 그것은 완전하고 구체적인 과학이었습니다.

질문: 그런데 우리가 뇌의 일부를 강화할 수 있는 방법이 있을까요?

답변: 없습니다. 그냥 균형을 잡으세요. 나는 카르마와 환생을 믿기 때문에 이것을 믿습니다. 나는 전생의 불균형이 현재 계속되고 있다고 믿습니다. 하지만 이 생명은 의지를 사용하도록 태어났습니다. 의지작용을 통해서 그리고 균형 잡힌 식사, 감정적 측면과 이성적 측면의 균형, 호흡의 균형 등을 통해 여러분은 결점들을 극복할 수 있습니다. 지극히 미세하고 정교한 단점들이 있을 수도 있습니다. 인도에는 한때 '신체에 나타나는 표시'를 의미하는 푸루샤 파릭샤(purusha pariksha)라고 알려진 매우 구체적인 과학이 있었습니다. 여러분은 수상학이라는 말을 들어 보았을 것입니다. 수상학은 이 과학에 관한 책의 한 장(章)에 불과합니다. 손바닥에 있는 것만 별개로 존재할 수는 없습니다. 몸 전체의 균형도 이 과학 연구에 포함되었습니다. 예를 들어, 팔을 벌리고 한쪽 손가락 끝에서 다른 쪽 손가락 끝까지 길이를 재고 머리끝에서 발끝까지 길이를 재서 양 길이의 차이를 보고 왼쪽과 오른쪽의 불균형을 알아내는 것입니다. 이마의 주름과 발바닥 선(족상) 등에서도 알 수 있습니다.

초의식 명상
8

　우리는 모두 자신을 사랑합니다. 우리는 각자 '나는 우주의 중심이다. 나는 여기 앉아 있고, 다른 사람들은 모두 내 주위에 앉아 있다.'라고 생각합니다. 그러나 당신이 앉아 있는 곳에서 당신은 "나는 여기 앉아 있고, 주변에 앉아 있는 사람들은 모두 나와 관계있는 사람들이다. 저 사람은 나와 관계를 맺고 저기 있고, 저 사람도 나와 관계가 있어서 저기 있다."라고 말합니다. 그래서 이 '나'라는 자아는 우리가 삶에서 갖는 가장 중요한 질문입니다. 우리는 이 자아의 만족을 위해 일을 합니다. 우리는 이 자아가 사랑받기를 원합니다. 우리는 이 자아가 존경받고, 사랑받고, 인정받고, 존중되고, 보살핌을 받고, 부양되고, 관심을 받고, 휴식하기를 바랍니다. 우리는 모두 어떤 자아상을 가지고 있습니다. 우리는 모두 자존심, 이기심, 이타심에 대해 말합니다. 이렇게 우리는 어떤 식으로든 자아 개념에 열중합니다. 그러나 '자아'가 무슨 의미인지 의문이 생깁니다.

우파니샤드(Upanishads)는 스승과 제자들의 대화를 기록한 고대 문헌입니다. '우파니샤드'라는 말은 '아주 가까이 앉다'는 뜻입니다. 우파니샤드는 아주 가까운 스승과 제자 사이의 대화인데, 때로는 신비로운 교의나 비밀 교의로 해석되었습니다. 비밀이란 무엇일까요? 비밀에 대해 조금 이야기해 보겠습니다. 비밀을 조금 이야기해도 여전히 비밀로 남는 것이 비밀입니다. 공개해서 더 이상 비밀이 아닌 것을 비밀이라 할 수 있을까요? 비밀이란, 여러분이 내일 조간신문에 큰 제목으로 내고, 모든 라디오와 TV방송국에 알리고, 모든 전화통화와 잡담으로 이야기하고도 여전히 비밀로 남는다면 이것이 비밀입니다. 이것이 성자들의 비밀입니다. 여러분은 하고 싶은 만큼 전부 이야기할 수 있고, 구할 수 있는 책을 전부 구해서 읽을 수 있지만 이것은 여전히 비밀로 남을 것입니다. 여러분이 그 이야기를 그만둘 때까지 그것은 비밀로 남을 것입니다. 그러면 그때 그것은 드러납니다. 그것에 대해 말하기를 멈출 때, 여러분의 정신과 발성 에너지를 분출하고 낭비하고 허비하는 것을 멈출 때, 그리고 그 에너지를 명상에 쏟아부을 때, 그때 심장의 비밀의 방에서, 의식의 비밀의 방에서 여러분에게 드러난 이 비밀을 보게 될 것입니다. 여러분이 그것을 이야기할수록 더 많은 단어가 그것을 숨길 것입니다. 단어들은 비밀을 숨기는 가림막이며 덮개이며 상자며 뚜껑입니다. 그렇습니다. 명상은 단어들이 비밀을 덮고, 숨기고, 감추지 않도록 고요합니다. 모든 의식상태가 그렇습니다.

우파니샤드에 담긴 이야기 하나를 소개합니다. 먼 옛날, 기원전 1500년경에 자나카(Janaka)라는 위대한 왕이 있었습니다. 자나카라는 이름은 인도의 형이상학 문헌에서 아주 유명한 이름입니다. 그는 학문의 훌륭한 후원자며 형이상학의 중요한 후원자 중 한 사람이었습니다. 그는 훌륭한 궁전에서 지내면서 당대의 형이상학자들을 모두 초청해 대화와 토론의 장을 열곤 했습니다. 그리하여 형이상학적 대화와 토론은 영적 전통을 지키는 사람들에게 둘째 즐거움이었습니다. 첫째 즐거움은 바로 명상이었습니다. 둘째가 형이상학 토론이었던 것입니다. 그래서 자나카 왕은 서로 묻고 답하고 토론하기를 즐기는 형이상학자들을 초대했습니다. 그들 가운데 한 위대한 현자가 있었습니다. 혀가 꼬일 정도로 발음하기 힘든 그의 이름은 외우려고 애쓰지 않아도 됩니다. 야갸발캬(Yajnavalkya)가 그의 이름입니다. 그는 그 시대에 가장 유명하고 뛰어난 교사였습니다.

어느 날 왕이 야갸발캬에게 한 가지 질문을 하자 야갸발캬는 한 문장으로 답했습니다. 왕은 그 대답에 너무 흥분하여 왕좌에서 펄쩍 뛰어오르며 그 한 문장의 대답에 대한 사례로 "당신에게 일천을 주겠소."라고 말했습니다. 왕이 말한 '일천'은 뿔에 황금장식을 한 소를 일천 마리 하사하겠다는 뜻이었습니다. 당시 모든 고대 사회에서 부의 단위가 '소'였으므로 왕이 그렇게 말한 것이었습니다. 멕시코의 화폐 단위는 '페소(peso)'입니다. 페소라는 말은 '소'를 의미하는 산스크리트 '파슈(Pashu)'에서 왔습니다. 영어에는 '금전적, 재정상의'라는 뜻의 'pecuniary'라는 단어가 있습니다. 'pecuniary'는 라틴어 '페쿠(Pecu, 소)'에서 왔고 '페쿠'는 산스크리트 '파슈(Pashu, 소)'에서 왔습니다. 그래서 지금도 영어로 금전상의 이득 또는 재정적 수익을 말할 때 '소의 증대'라고 합니다.

　이렇게 해서 현자 야갸발캬는 큰부자가 되었습니다. 어느 날 그는 "나는 이 왕국에서 부와 명예를 충분히 받았습니다."라고 말한 뒤 자신의 아쉬람으로 돌아갔습니다. 그리고 아내에게 "여기 소와 황금, 땅과 임야가 있소. 사랑하는 마이트리, 나는 이 재산을 전부 당신에게 주고 떠나겠소."라고 말했습니다. "어디로 가시나요?"라고 아내가 묻자, "나는 불멸을 찾으러 갑니다. 신들이 마시고 영원불멸이 된 '불멸의 감로수'를 찾으러 갑니다."라고 말했습니다. '불멸의 감로수'는 다른 말로 '불멸의 지식', '자아의 무한성에 대한 지식'입니다. 우파니샤드에서 가장 좋아하는 기도 중 하나로 우리가 자주 암송하는 "실재하는 것에서 실재하지 않는 것으로 저를 인도하소서. 어둠에서 빛으로 저를 인도하소서. 죽음에서 불멸로 저를 인도하소서."가 그것입니다. "그래서 나는 불멸의 감로수를 찾으러 갑니다." 그러자 현명한 여인인 그의 아내는 "사랑하는 이여! 당신이 나에게 주는 소와 황금 이 모든 재산이 나에게 불멸을 줄까요?"라고 물었습니다. 그가 말했습니다. "필요한 모든 것을 충분히 부여받은 삶처럼 당신의 삶도 그러할 것이요. 그러나 재산으로는 불멸을 얻을 희망이 없소." 그녀는 "재산이 나에게 불멸의 감로수를 주지 않는다면 그것으로 무엇을 하겠습니까? 감로수를 주지 않는다면, 불멸에 대한 지식을 주지 않는다면 재산이 무슨 소용이 있겠습니까? 그러니 당신이 알고 있는 것을 전부 나에게 가르쳐 주세요."라고 말했습니다(이것은 내가 대단히 좋아하는 문장으로, 내 삶의 지침이 되었습니다). 그러자 야갸발캬는 "지금까지 당신은 나에게 너무나 사랑스러운 사람이었소. 그러나 지금 당신이 한 말로 인해 그대는 내 마음에 더욱 가까워졌소."라고 말했습니다. 두 사람의 대화는 이어지고, 자아의 본질에 대해 많은 이야기가 나옵니다. 현자 야갸발캬는, 아내가 남편을 사랑하는 것은 남편을 위해서가 아니라고 말합니다. 그것은 자기 자신을 위해서입니다. 여기서 우리가 산스크리트에서 자기 자신을 말할 때 사용하는 아트만(Atman)이 나옵니다. 남편을 사랑하는 것은 남편을 위해서가 아니라 아트만을 위해서 남편을 사랑하는 것입니다. 아내를 위해서가 아니라 자기 자신을 위해서 아내를 사랑하는 것입니다. 아들딸을 위해서가 아니라 자기 자신을 위해서 아들딸을 사랑하는 것입니다. 재물을 위해서가 아니라 자기 자신을 위해서 재물을 사랑하는 것입니다. 이런 식으로 수없이 문장이 계속됩니다.

"아, 귀 기울여 들어야 할 이 자아. 보고 깨달아야 할 이 자아. 깊이 생각해야 할 이 자아. 묵상해야 할 이 자아." 자기중심적인 가르침이지요? 그러나 우리는 이렇게 해야 합니다. 자아(self)라는 단어가 의미하는 바는 무엇인가? 우리가 이야기하는 이 아트만이 무엇인가? 이것을 마음속에서 명확히 해야 합니다. 우리는 이것을 시도하고 탐구할 것입니다. 말했듯이, 우리는 자아에 대해 많은 개념을 가지고 있습니다. 자신에 대해 말해 보라고 하면, "네, 나는 32세 여성입니다." "나는 35세 남자입니다." "나는 키가 큽니다." "나는 키가 작습니다."라고 말합니다. 나보다 키가 작은 사람과 있으면 나는 키 큰 사람이 됩니다. 나보다 부유한 사람과 있을 때 나는 더 가난한 사람이 되고, 더 가난한 사람과 있을 때 나는 더 부유한 사람이 됩니다. 나보다 예쁜 사람과 있을 때 나는 못생긴 사람이 되고 나 자신이 싫어집니다. 아름답게 생기지 않은 사람과 있을 때는 내가 아름답지요. "당신은 누구인가요?" "나는 존입니다." "나는 제인입니다." 어머니의 자궁에서 나오면서 "안녕, 엄마. 나 제인이에요."라고 말했나요? 요가철학에서는 우리가 자아에 대해 갖는 개념, 마음이 조건을 붙인 이 개념은 전부 거짓이라고 말합니다.

당신은 얼마간의 돈을 은행에 예금하고 "나는 부자야."라고 말합니다. 그렇다면 옷을 벗고 거울 앞에 서서 "그 돈으로 내 어디가 부자가 됐지?"라고 자문해 보세요. 당신과 돈 사이에 어떤 연관이 있나요? 무엇이 당신을 부자로 만드나요? 그런 것은 조건을 부여한 것입니다. 그것에 붙인 이름입니다. 그냥 아무 연관도 없는 것입니다. 돈은 당신의 귀나 코에 붙어 있지 않습니다. 그렇다면 불편하겠지요. 이런 조건들을 살펴서 확인한 다음 그것들을 제거하면 '자아'를 보게 될 것입니다. 여러분이 붙이고 다니는 이름이 여러분은 아닙니다. 그것은 인위적으로 붙인 조건입니다.

당신은 어린아이입니다. 사람들이 당신을 보고 "제인, 일어서 봐. 제인, 앉아."라고 말합니다. '사람들이 나를 보고 이렇게 부르는구나. 그건 나와 어떤 연관이 있구나.'라고 생각합니다. 그것이 바로 조건을 붙이는 것입니다. 우리는 그 이름을 아주 사랑합니다. 많은 사람이 왁자지껄 대화하는 파티에서 당신도 한쪽 구석에서 어떤 사람과 이야기를 나누고 있을 때 누군가 "제인!" 하고 부르면 당신의 귀는 재빨리 그 소리를 듣습니다. 강한 조건화가 작용한 것이지요. 우리는 자신에게 부여된 마음의 조건을 토대로 자신에 대한 가치를 만들어 냅니다. 다양한 이름을 붙이는 겁니다. "뭐하는 분인가요?" 물으면 "나는 의사입니다. 심리학자입니다. 교사입니다. 아버지, 아들, 어머니, 딸입니다." 등으로 답합니다. 요가철학은 "나는 남편입니다, 아내입니다, 나는 코가 길어요, 짧아요, 눈이 커요, 작아요." 같은 것과는 다른 대답을 하는 질문을 합니다.

이 모든 조건을 제외한, 이 모든 동일시와는 별개로, 끊임없이 변하고 당신을 계속 오르락내리락하게 만들고, 어떤 날은 흥분해서 "나는 너무 행복해." 하고 또 어떤 날은 "아, 나는 정말 우울해." 하는 이런 상대적 조건이 아닌, 호칭을 붙이지 않고 당신을 부르는 다른 어떤 것이 있습니까? 이 모든 부여된 조건과 별개로, 이 모든 이름과 호칭과는 다른, 외부 조건의 무거운 바위가 층층이 쌓인 아래에 묻혀 있는 무언가가 있습니까? 요가철학에서는 "있다"고 말하고 이것을 아트만(Atman)이라고 합니다. 그러한 조건이 없는 것을 아트만, 즉 자아라고 합니다. 그것이 자아입니다. 우리는 그것을 보고자 찾아야 합니다. 그것을 듣고자 열망해야 합니다. 그것을 묵상하고 명상해야 합니다. 이것이 요가철학과 베단타 철학의 핵심입니다. 우리는 그 지점에 도달하고 보게 됩니다. 어리석은 자에게는 즐거움의 백 가지 원인과 고통의 천 가지 원인이 매일 나타납니다. 하지만 자아를 아는 이는 고통이나 즐거움으로 우울해지거나 흥분하지 않습니다. 흥분이나 우울의 원인은 일시적인 조건, 잘못된 동일시, 상대적인 호칭과 관련이 있기 때문입니다. 지금 우리는 "나는 어린이입니다, 나는 학생입니다, 나는 청소년입니다,

나는 건강한 청년입니다, 나는 아프다, 나는 건강하다, 나는 부상을 입었다, 나는 온전하다, 나는 늙었다, 나는 죽어가고 있다."와 같은 것을 전부 벗어난 것을 이야기하고 있습니다. 이 모든 조건과 별개로, 오르내리지 않고 같은 자아를 유지하는, 절대적이고 변함없고 상대적이 아닌 그것을 이야기하고 있습니다. 그것이 바로 자아입니다. 그 자아를 알고자 열망하세요. 그것이 당신 존재의 중심입니다. 그것이 바로 당신임을 아세요. 그것은 어떤 것일까요? 우리는 알기 위해 노력하고 마침내 찾아낼 것입니다.

여러분은 "나는 집이 있어요."라고 말합니다. 여러분은 동일시가 어떻게 진행되는지 압니다. "나는 차가 있어요." "나는 구멍 난 타이어를 가지고 있어요(내 차 타이어에 구멍이 났어요)." 타이어에 구멍이 났나요? 나는 당신을 샅샅이 살펴보지만, 당신에게서 타이어는 보이지 않습니다. 당신 발이 타이어를 갖고 있지는 않습니다. 우리는 자기 소유물을 자신과 이렇게 확대 동일시합니다. "우리는 ~다(we are)"라고 말합니다. 우리가 만드는 사물을 "우리는 ~다"라고 말합니다. "내 브레이크가 고장났어요." 당신을 여기저기 살펴보지만, 브레이크는 보이지 않습니다. 우리는 외부 대상을 연상하며 묵상하고, 관여하면서 어떻게든 그것들을 우리 인성에 통합시키는 것 같습니다. 외부 대상에 어떤 일이 일어나면 우리는 "나에게 일이 생겼어."라고 말합니다. 그것이 우리의 일시적 흥분과 우울의 원인입니다.

조건을 제거하는 법을 배운 사람이라면 무엇인가를 사용하고, 고치고, 잘 유지하지만 "내가 그것이다."라고 말하지 않습니다. 누가 당신 아들에게 함부로 하면 마치 당신에게 함부로 한 것처럼 느낍니다. 비록 당신은 밤낮으로 아내에게 상처를 주더라도 어떤 사람이 당신 아내에게 상처를 주면 그 사람에게 격분합니다. 당신이 남편에 대해 나쁘게 말하고 제일 심한 말을 편지로 써서 보낼지라도 이웃이 그렇게 하면 즉시 당신은 남편과 하나가 됩니다. 우리의 모든 관계의 애착과 분리는 이런 식으로 상대적입니다. 자기 자신과 동일시하는 사람들이 당신 자신은 아닙니다. 당신은 그들과 관계가 있고 필요한 관계지만, 그들이 당신 자신은 아닙니다. 당신은 그 관계를 잘 지켜야 합니다. 그 관계에 사랑을 불어넣어야 하지만, 호칭도 없고 조건도 없으며, 어떤 심리적 조건도 이름도 없으며, 키가 크지도 작지도 않은 다른 사람이 있다는 것을 기억해야 합니다. 개미의 영혼은 개미 크기만 할까요? 코끼리의 영혼은 코끼리 크기일까요? 몸집이 큰 사람이 위대한 사람일까요? 아니면 그는 그냥 큰 사람일 뿐일까요? 지금 나는 몸집이 큰 사람(a big body)과 위대한 사람(a great man)의 차이, 우리가 자신과 동일시하는 우리 몸과 우리 자신의 차이를 말하려고 하는 것입니다.

우리는 "그 모든 조건은 우리 자신이 아니다."라고 말했습니다. 그리고 "이것이 나 자신이다."라고 말합니다. 여러분에게 묻겠습니다. "여러분은 내가 말하는 '나' 가운데 어느 것을 말하는 것인가요? 나는 아직 자아에 대한 나의 견해를 말하지 않았습니다. 단지 일반적으로 생각하는 자아를 살펴보고 있을 뿐입니다. 여러분은 "나"라고 말합니다. 어떤 '나'를 말하는지 물어봐도 될까요? "이게 나입니다. 아닙니다.

저것도 나입니다." 아주 작은 해파리 같은 점이 엄마의 자궁벽에 붙어 있습니다. 이것의 초기 인식이 무엇이든 간에, 그것은 "나"라고 말했습니다. 말로는 아니지만 꿀벌처럼 스스로 알고 있었습니다. 개구리처럼 생겼다가 물고기 모양이 되기도 하다가 사람 형태를 지니게 된 태아가 세 단어를 외치며 어머니 뱃속에서 나왔습니다. 다섯 단어라고 하는 사람도 있었습니다. 내 경우에 물론 우리는 영어로 말하지 않았고, 여러분은 그것이 당신이라는 것에 아주 단호했습니다. 그때 누군가가 당신에게 "서른 살에"라고 말한다면, 당신은 무슨 소리냐고 말할 것입니다. "서른 살, 그건 너무 먼일입니다. 서른 살에 무엇을 할지 어떻게 아세요?" 그러자 어머니는 "나는 안다."라고 말합니다. 나는 그런 경험을 했습니다. 다들 그런 말을 하지요. 그렇게 거기 '나'가 있습니다. 또는 60년 후 혹은 원한다면 160년 후 임종을 맞이한 '나'가 있습니다. 이 사람도 "나"라고 말합니다. 이것이 16세 때 발그레한 뺨과 반짝이는 눈동자를 가지고 있던 '나'가 아니라 지금의 '나'입니다. 여러분이 말하는 '나'는 어느 '나'입니까? 어느 '나'와 동일시하나요? 이 몸에서도 여러분의 동일시는 상대적입니다. 절대적이지 않습니다. 그러니 내가 사랑하는 사람을 알기 전에, 그 사람을 사랑하는 나는 누구인지 알아봅시다. 나는 내가 돌보는 나인가, 잘 차려입기를 좋아하는 나인가? 아름다운 긴 머리카락을 가진 나인가, 미용실에 가서 멋진 헤어스타일을 한 나인가? 이 중에서 누가 당신인가요?

우리가 가지고 있는 이 모든 아름다움의 개념, 이 아름다움은 어디에 있나요? 머리카락에 아름다움이 있나요? 그렇다면 이발관에 갈 때마다 잘린 머리카락을 집어와야 할까요? 아름다움을 이발관에 전부 남기고 와야 할까요? 머리카락이 당신에게 아름다움을 줄까요 아니면 당신이 머리카락에 아름다움을 줄까요? 나는 여러분에게 이렇게 묻고 싶습니다. 머리카락이 나에게서 떨어져 나가면 더는 아름답지 않습니다. 따라서 머리카락에 아름다움을 주는 것은 분명 당신입니다. 당신에게 아름다움을 주는 것은 머리카락이 아닙니다. 그러면 머리카락에 아름다움을 선사하는 '나'는 누구인지 찾아보겠습니다. 길을 걷다가 아름다운 드레스가 진열된 것을 봅니다. 당신은 그것을 꼭 갖고 싶습니다. 그래서 급히 집으로 달려가서 돈을 가져옵니다. 돈이 없으면 신용카드를 가져옵니다. 신용카드가 없으면 룸메이트에게 빌립니다. 그리고 달려가서 그 아름답고 매혹적인 드레스를 집어 듭니다. 당신은 저 드레스가 아름답다고 말합니다. 저 드레스. "손님, 어느 게 마음에 드세요?" "저기 진열된 거요. 저 드레스는 정말 멋있어요. 내가 살게요." 그 드레스를 포장해서 집으로 가져옵니다. 기다릴 수 없어서 얼른 그 드레스를 입고 거울 앞에 섰습니다. 그리고 "나는 아름다워."라고 말합니다. 그 마네킹이 벗고 이 마네킹이 입었는데 나는 아름답습니다. 그 마네킹이 입은 드레스는 이 마네킹이 입은 것만큼 아름답지 않았습니다. 그래서 당신은 그 드레스의 아름다움이 어디서 오는지 알아내야 합니다. 드레스가 당신에게 아름다움을 주는가 아니면 당신이 드레스에 아름다움을 주는가? 드레스에 아름다움을 부여하는 것이 '나'라면, 나는 드레스 값 정도의 저렴한 비용으로도 매우 아름답게 살 수 있습니다.

당신이 머리카락에 아름다움을 부여하는 바로 그곳에, 드레스에 아름다움을 부여하는 바로 그곳에, 당신은 자신이 얼마나 더 많은 아름다움을 가졌는지 궁금합니다. 아주 못생긴 사람들 중 어떤 사람은 매우 매력적입니다. 조지 버나드 쇼(George Bernard Shaw)는 못생긴 남자였지만 많은 여자가 그를 쫓아다녔습니다. 한 여성이 그에게 다가와 말했습니다. "조지, 당신도 알다시피 나는 아름답고 당신은 대단히 현명하고 대단히 똑똑해요. 만약 우리가 결혼해서 아이를 낳는다면 그 아이는 엄청난 조합이 될 거예요. 내 모든 매력과 당신의 모든 지성과 지혜를 갖고 태어날 테니까요." 그러자 그는 "그 아이가 내 아름다움과 당신의 지혜를 갖고 태어난다면 어떨지 한번 생각해 보세요."라고 말했습니다. 마하트마 간디(Mahatma Gandhi)는 총을 들지 않고도 대영제국의 세력을 물리쳤습니다. 그 한 사람이 대영제국의 모든 군대보다 강했습니다. 그는 하얀 천 하나만 몸에 둘렀습니다. 그를 자세히 보세요. 그는 못생겼습니다. 그러나 그의 얼굴이 빛나는 것을 보게 되면 얼마나 매력적인지 알게 됩니다.

아름다운 이 몸, 이 몸을 아름답게 하는 것은 무엇일까요? "나는 이 몸을 사랑해."라고 말하지만, 여러분은 '이 몸'을 갖고 있지 않다는 것을 압니다. 다시 묻겠습니다. "당신의 어느 몸을 사랑하니요?" 여러분의 몸은 태어난 이래 수없이 변했습니다. 5년, 10년마다, 12년마다 또는 그와 비슷하게 신체의 모든 세포가 바뀝니다. 태어났을 때와 같은 세포가 아닙니다. 여러분은 계속 "나, 내 몸, 같은 몸, 같은 나"라고 말합니다. 나는 여러분이 작년에 본 사람과 같은 사람입니다. 아니요. 그건 사실이 아닙니다.

여러분 몸이 곧 여러분 자신이라면, 나는 여러분을 본 적이 없습니다. 같은 몸이 아니기 때문입니다. 여러분 몸의 세포는 지난 5년 동안 전부 바뀌었습니다. 몸이 그 사람이라면 형제도 없고 자매도 없고 어머니도 없고 아버지도 없습니다. 왜냐하면 그들은 동일인이 아니기 때문입니다. 신체의 모든 세포가 바뀌었습니다. 그렇다면 이전 그 사람은 몸이 아닌 어디에 숨었을까요? 지금 이 사람은 누구인가요? 내 질문을 이해하나요? 이전 사람과 지금 사람 중 내가 사랑하는 사람은 누구일까요? 4년 전에 당신이 사랑한다고 말한 그 사람과, 모든 것이 바뀌고 모든 세포가 바뀐 지금 이 사람 중 누구를 사랑하나요? 저 사람을 아니면 이 사람을? 어느 쪽을 사랑하든 나는 다른 사람을 사랑한다는 비난을 받을 것입니다. 나는 지금 여러분에게 어느 지점에서 한 사람의 정체성이 결정되는지 묻고 있는 것입니다. 그것은 아주 미묘합니다. 나는 여러분이 소유물이나 여러분과 관련된 것들뿐 아니라 신체를 '나'와 동일시하는 것에 의문을 제기하는 지점으로 여러분을 데려왔습니다. 여러분이 자신을 부르는 그 '나'입니다. 이제 인간을 복합적인 우주의 복합적인 존재로 보도록 합시다. 아직 나의 저서『초의식 명상(Superconscious Meditation)』을 읽지 않았다면 추천합니다. 거기에 '진아와 인성(Self and Personality, 제2장)' 부분이 있습니다. 여기 우주가 있고 그 안에 태양계가 있습니다. 여러분은 태양계가 여러분이 사는 곳이라고 말합니다. 그리고 좀 더 작고 좀 더 제한적이고 조금 덜 광대한 우리의 작은 행성으로 내려옵니다. 우리가 가장 사랑하는 이 행성에 화성인이 침략할 때까지 우리는 미처 깨닫지 못하지만 그런 일이 일어나면 우리는 애국심을 갖듯이 이 행성을 대단히 사랑하는 마음을 갖게 될 것입니다. 물론 현재로서는 덧없는 실체일 뿐이고, 아무도 그런 생각을 하지 않지만 말입니다. 어쨌든 여기 여러분의 행성이 있습니다. 당신은 매일 당신 일을 합니다. 당신은 자신을 가장 사랑하지만, 누군가 당신 나라와 맞서게 되면 이 나라는 당신 나라가 됩니다. 당신은 자기 나라를 언제나 비판할 수도 있지만 다른 나라 사람이 그렇게 하면 당신은 전투태세를 갖춥니다. 당신 나라니까요. 이제 좀 더 좁혀서 당신이 사는 주(州), 도시가 있고, 요즘은 별로 의미를 두지 않지만 이웃이 있습니다. 그리고 점차 좁히면 가정과 내 가족이 있습니다. 대가족과 직계가족이 있습니다. 그리고 여기 사랑하는 당신의 몸, 당신의 감각, 당신의 마음이 있습니다. 당신의 정신, 당신의 마음에는 여러 층이 있습니다.

우리 삶의 단계와 때에 따라 우리 의식의 확장 정도가 다릅니다. 어떤 때는 하나의 사각형을, 다른 때에는 다른 사각형을 자신과 동일시합니다. 우리는 각 사각형에 호칭과 이름을 부여했습니다(33쪽 그림 참조). 나는 이 모든 사각형 외에 진짜 '나'인 다른 것, 어떤 것이 있는지 묻습니다. 진정한 '나'는 어느 것인가? 진정한 '나', 그것은 중심에 있는가? 요가철학에서는 "그렇다"고 말합니다. '내가 그것입니다(I am that).' 키가 크거나 작거나, 몸까지도 이 모든 것이 '나'입니다. 몸은 때로 추해 보이고 때로 아름다워 보입니다. 당신보다 작은 사람과 있을 때 당신은 커 보입니다. 하지만 당신보다 키가 큰 사람 앞에 있을 때 당신은 작아 보입니다. 어느 쪽이 '나'일까요? 나는 마르셀 마르소(Marcel

Marceau)의 팬터마임 공연을 보러 갔습니다. 그건 정말 최고 거장의 연기였습니다. 그의 공연작 중 하나는 '다윗과 골리앗'이었습니다. 그는 다윗과 골리앗을 둘 다 연기했습니다. 그는 다윗이고 골리앗이었습니다. 우리는 각자 다윗이며 골리앗입니다. 어느 쪽이 '나'일까요? "'나'는 무엇인가?" 이 질문에 답할 때까지 나는 정체성 문제에서 정체성 문제로 계속 나아갈 것입니다. 우리의 모든 정체성 문제는 우리가 처한 각 상황을 자신과 동일시하도록 배웠기 때문이며, 자신과 그 상황을 동일시하도록 강요되었기 때문에 생깁니다. 집에서 아이인 당신은 부모에게 이런 아이여야 하고, 학교에서 당신은 다른 아이가 되어야 합니다. 그래서 당신은 정체성에 혼란을 겪습니다. 교회는 당신에게 이러이러한 식으로 행동하라고 말합니다. 대학 기숙사에서 당신은 전혀 다른 식으로 삽니다. 이 행동양식이 옳은지 저 행동양식이 옳은지 당신은 정체성의 혼란을 겪습니다. 회사에서 당신을 해외로 파견합니다. 당신은 파리에 가서 프랑스어를 배웁니다. 당신은 프랑스 여자와 결혼합니다. 당신은 정체성의 혼란을 겪습니다. 왜냐하면 당신은 자신의 정체성이 바로 상황이라고 생각하기 때문입니다.

나는 여러 나라에서 다양한 문화를 접하면서 살아왔고, 내가 가는 나라를 전부 고국으로 여깁니다. 미국을 떠나면서 나는 고국으로 돌아간다고 말합니다. 비행기에 탑승하면 나는 이 나라, 이 언어, 이 문화의 스위치를 끕니다. 그리고 다른 스위치를 켭니다. 나는 다음 나라에 도착해 비행기에서 내립니다. 고국에 오니 좋습니다. 그리고 나는 다시 내 나라 사람들을 떠납니다. 많은 사람이 이별을 슬퍼하며 눈물을 흘립니다. 집을 떠나는 것이 정말 싫습니다. 그러나 곧 돌아올 것입니다. 나는 비행기를 탑니다. 그 나라를 끄고 다음 나라를 켭니다. 나는 정체성 문제가 없습니다. 한 번도 없었습니다. 내가 왜 그래야 하나요? '나'는 내 상황이 아닙니다. 내 상황은 내 주변에 있는 것일 뿐 나는 '나'입니다. 나는 상황을 처리합니다. 나는 상황을 객관적으로 봅니다. 나는 상황을 분석합니다. 내가 있으므로 그 상황이 있습니다. '나'를 알면 상황은 나에게 영향을 미치지 않습니다. 내가 나의 상황을 만듭니다. 나는 내 신념 체계에 따라 그것들을 바꿉니다. 상황이 나에게 신념 체계를 주지는 않습니다. 왜냐하면 나는 나에게 제시되는 다양하고 가능한 모든 행동 방식을 평가하는 개인적 삶의 철학을 가지고 있기 때문입니다. 그것을 찾으세요. '나'는 누구인지 그것을 찾으세요.

금세기 혹은 추정하건대 지난 세기에 태어난 위대한 요기가 있었습니다. 그는 1950년대에 사망했습니다. 그런 사람은 500년에 한 번 태어납니다. 그의 이름은 라마나 마하르시(Ramana Maharshi)입니다. 이곳에도 그에 관한 책이 있습니다. 라마나 마하르시는 13세에 "죽음, 이 죽음이란 무엇인가?"라고 자신에게 물었습니다. 그리고 "죽어가는 기분이 어떤지 알아보자." 하고는 방에 누워 스스로 목숨을 끊었지만, 그는 육신으로 다시 돌아왔습니다. 16세에 그는 가족을 떠나 큰 사원의 회랑에 앉았습니다. 그는 자아라는 것을 깨달을 때까지 그곳에 앉아 있기로 했습니다. 누군가가 그의 입에 음식을 넣어 주면 먹었고, 음식을 넣어 주지 않으면 굶었습니다.

여러분의 삶에는 이 작은 몸에 편안함과 불편함을 느끼는 때가 있습니다. 여러분은 이것을 별로 신경 쓰지 않습니다. 다른 특별한 것이 있습니다. 훨씬 더 가치 있는 것이 있습니다. 추구해야 할 것이 있습니다. 이 몸은 당신이 아닙니다. 이 몸은 중요한 도구입니다. 몸을 관리하세요. 단련하세요. 균형 잡힌 음식을 규칙적으로 섭취하세요. 건강을 유지하세요. 걱정으로 주름이 생기지 않게 하세요. 몸은 좋은 도구입니다. 하지만 이 몸은 당신이 아닙니다. 깊은 이완상태로 누워 있을 때, 가끔은 초보자라도 완전한 초보자에게도 몸을 인식하지 않게 되는 순간이 옵니다. 하지만 의식은 있습니다. 혼수상태가 아닙니다. 몸을 인식하지 않고 의식이 있는 상태, 여러분은 무엇을 의식하나요? 이 사람은 누구인가요? 몸을 인식하지 않고 의식하고 있는 사람은 무엇을 의식하고 있을까요? 이것을 아는 것이 명상입니다. 이것이 비밀입니다. 이것에 대해 계속 이야기하면 점점 더 비밀이 되겠지만, 여러분이 입을 다물고 침묵하면 이것은 더 이상 비밀이 아닙니다.

라마나 마하르시는 당시 사람들에게 오로지 명상만 하면서 자신에게 "나는 누구인가?"라는 질문을 하라고 가르쳤습니다. "나는 누구인가?" 여러분도 이렇게 질문하세요. 자, 누가 질문을 하고 있나요? 질문이 어디서 오나요? 질문이 오는 그곳으로, 여러분 내면으로 가세요. 자신에게 이 질문을 할 때 입이 저절로 열리고 혀가 저절로 움직이나요? "나는 누구인가?" 그것은 어딘가에서 옵니다. 뇌에서? 감각에서? 얼마나 많은 뇌세포가 "나는 누구인가?"라는 말에 관여하고 있나요? 누가 그 질문을 하도록 조정하나요? "나는 누구인가?"라는 질문에 관여하는 수십억 개의 뇌세포인가요? 누가 그 질문을 하도록 모든 뇌세포를 조정하기로 결정하나요? 당신의 자아 안으로 들어가 물어보세요, "나는 누구인가?" 이것은 우주에서 가장 위대한 질문입니다. 과학자들은 이 우주가 무엇인지 알아내기 위해 분주합니다. 그러나 요기는 "나는 누구인가?"라는 질문을 합니다. 이것이 명상의 핵심입니다. 여러분이 낮에 생긴 긴장을 완화하기 위해 명상을 한다면 아주 오래 명상하지 않을 것입니다. 며칠이나 한두 달 정도 하겠지요. 그러고는 "나는 온천에서 이완할 수 있어. 수영장에서 이완할 수 있어."라고 말합니다.

"나는 누구인가?" 이 질문을 해 봅시다. 동양 전통에서는 분석보다는 비유로 더 많이 가르칩니다. 왜냐하면 무한에 대해 말할 때 여러분은 분석하면서 무한을 정의하려고 애쓰지만 그렇게 해서는 알 수 없기 때문입니다. 비유에서는 여러 단계의 실체를 거칩니다. 여러분의 의식 수준에서 의미를 포착합니다. 의식이 확장된 3년 후에는 그 의미를 다르게 이해하게 됩니다. 여러분은 같은 비유를 다시 보면서 "아, 처음에는 이걸 이해하지 못했어."라고 말합니다. 당연히 이렇게 말합니다. 여러분이 그 비유를 깊이 묵상하면서 2년 또는 5년이 흐르면 여러분의 의식은 더욱더 확장되고, 여러분은 "처음 두 번은 아무것도 아니었어. 그러나 이젠 이해했어."라고 말합니다. 이렇게 계속됩니다. 그래서 그리스도는 비유를 들어 말씀하셨고 모든 위대한 교사와 스승들은 언제나 이야기를 들려주었습니다.

수피교 전통에 위대한 교사들 이야기가 있습니다. 수피는 중동의 이슬람 신비주의자들입니다. 이 수피 교사가 여행하다가 동료를 한 사람 만났습니다. 그들은 여러 여관에 함께 머물면서 여정에서 겪은 많은 이야기를 나누었습니다. 그들이 함께 여행한 마지막 밤이었습니다. 수피 교사들은 종종 이상한 행동을 합니다. 여러분은 정말 위대한 교사들을 알아볼 수 없습니다. 여러분이 알아본다면 그들은 절대 위대한 교사가 아닌 것입니다. 그들은 완전히 다른 북소리에 맞춰 행진하고 있고 그것이 우리 북과 달라서 우리는 그들을 이해할 수 없습니다. 나의 스승님 스와미 라마를 이해하는 사람은 거의 없습니다. 사람들은 그분이 무슨 말을 하는지, 왜 그렇게 하는지 이해하지 못합니다.

이 여행에서 위대한 수피 교사는 동료와 함께 여행의 마지막 밤을 지내게 되었습니다. 그는 동료에게 자신이 교사임을 밝히지 않고 그저 여행 동료라고 밝혔습니다. 교사는 걱정이 있는 척 꾸민 얼굴로 침대에 앉았습니다. "친구, 무슨 일인가? 걱정이라도 있는가?"라고 동료가 물었습니다. "좀 걱정되는 일이 있다네." "그게 뭔가?" "우리가 밤에 자고 있을 때 누군가 들어와서 그가 내가 된다면, 내일 아침에 내가 나라는 것을 어떻게 알지?" 그러자 동료는 그가 제정신이 아니라고 생각하면서 그가 알아채지 못하게 장난을 치기로 했습니다. "방법이 있을 것도 같은데." "할 수 있을까? 어떻게 하는 건가?" "내게 파란 손수건이 있으니 자네 오른쪽 발목에 그것을 묶겠네. 아침에 자네 발목을 보고 그것이 거기 묶여 있으면 그러면 그건 자네가 맞지. 아주 간단해." "내가 왜 그 방법을 몰랐을까?" 동료는 파란 손수건을 교사의 오른쪽 발목에 묶었고 교사는 "이제 안심이 되네." 하고는 잠이 들었습니다. 그러자 동료는 밤에 일어나서 위대한 교사의 오른쪽 발목에서 파란 손수건을 풀어 자신의 왼쪽 발목에 묶었습니다. 교사는 아침에 일어나서 자기 발목을 보고 또 동료의 발목을 보며 "이봐, 이봐! 이게 바로 내가 걱정했던 건데, 어젯밤에 방법을 생각해 내서 정말 다행이네. 자네가 내가 됐어." 그러자 동료는 "그렇군. 안됐지만 이제 내가 자네가 됐어. 미안하네."라고 말했습니다. 그러자 위대한 교사가 말했습니다. "글쎄, 나는 '나'를 서로 바꾼다는 게 정말 마음에 들지 않았네. 그런데 자네가 나라면 그럼 나는 누구인가?" 그는 같은 말을 같은 태도로 "나는 누구인가?"라고 계속 물었습니다.

때로 스승은 자신의 모든 힘과 모든 기운을 한 곳에서 한 마디로 어디선가 드러낼 것입니다. 그것은 여러분에게 영향을 미치고 여러분과 함께 있을 것입니다. 그 교사가 말한 "나는 누구인가?"라는 그 질문은 동료의 마음에 심어졌습니다. 그 교사는 "나는 누구인가?"라고 말한 다음 여관을 나와 그가 가르칠 다른 동료를 찾아 길을 떠났습니다. 왼쪽 발목에 파란 손수건을 두른 그 동료는 그때부터 "나는 누구인가?"라고 묻는 신비주의자가 되었습니다. 그 질문은 그 교사의 질문이 아니었습니다. 그 질문이 동료의 마음에 전달되었으므로 그는 구도자가 되었습니다.

요가전통의 수많은 교사들은, 진정한 구도자는 "나는 누구인가?"라고 묻는 사람이라고 말합니다. 그리고 그 답을 알아낸 사람이 스승이라고 말합니다. "나는 누구인가?"라고 묻는 구도자는 이 질문에 전념하게 됩니다. 이 질문은 어디에서 올까요? 질문하는 사람도 찾아내세요. 아기로 태어날 때 태어나지 않고 육신의 질병을 앓지 않으며, 몸을 다쳤을 때 피가 나지 않고 몸이 죽을 때 죽지 않는 그것이 이 모든 것과 다른 "나는 ~이다."입니다. 영원한 존재, 무한한 존재입니다. 태어난 적이 없는 '나', 이름이 없는 '나'입니다. '나'는 이 몸이 아닙니다. 그 크기를 측정할 수 없는 '나'입니다. 키가 크거나 몸이 작지도 않습니다. 성별이 없는 '나'는 남자 몸에서도 남자가 아니며 여자 몸에서도 여자가 아닙니다. '나'는 '생명력'이라고 불리는 존재입니다. 성장을 겪는 생명이 아니라 본질인 생명력입니다. 진보하는 의식이 아니라 본질인 의식입니다. 나는 힘입니다. 생명력이라 불리는 힘입니다. 의식의 힘(chit shakti)이라 부르는 힘입니다. '나'는 아트만, 진아(the Self)입니다. 이것이 바로 생명력인 '나'입니다. 이것이 바로 의식의 힘인 '나'입니다.

여러분은 이 말을 수없이 많이 들었습니다. 나 역시 들었지만 자꾸 잊어버립니다. 우리는 계속 "이 존재, 이 '나'는 언제나 순수하고, 언제나 현명하고, 언제나 자유롭다."라고 말합니다. 산스크리트로는 '니트야, 슛다, 붇다, 묵타 스와브하와(Nitya, shuddha, buddha, mukta svabhava)'라고 말합니다. 조건 없이 본질적으로 언제나 순수하고, 현명하고, 자유롭습니다. 지금 우리는 여건 안에서 자유를 측정합니다. 우리에게는 주어진 조건이 있습니다. 우리는 이 상태에서 해방되고 싶습니다. 모든 사람은 그들의 조건에서 벗어나기를 원합니다. 많은 사람이 12세 때는 '이번에 좋은 성적을 받는다면, 나는 곧 진학해서 저 꼴 보기 싫은 선생님을 벗어날 것이다.' 하고, 16세에는 '내 부모님이 싫다. 이 집에서 벗어나 혼자 있고 싶다. 자유롭고 싶다.'라고 생각합니다.

지금은 어떤가요? 자유롭나요? 우리는 매 단계에서 현재 눈앞의 여건에서 벗어나 자유를 추구합니다. 그러나 자유는 찾아오지 않습니다. 우리는 이 속박에서 저 속박으로 옮겨갈 뿐입니다. 예를 들어, 당신은 아파트에 사는 것이 지겹습니다. 당신만의 집을 갖고 싶습니다. 그래서 당신은 주택을 갖게 되었습니다. 여기서부터 문제가 시작됩니다. 왜냐하면 우리의 자유라는 개념은 잘못된 것이고, 그로 인해 우리는 다음 여건에 너무 많은 기대를 걸기 때문입니다. 우리는 현재 여건에 너무 많은 고통을 받고 있고, 다음 여건에 너무 많은 기대를 겁니다.

"어떻게 지내세요?" "잘 지냅니다, 아르야 박사님." "잘 지내세요?" "네, 좋습니다." 이렇게 인사한 적이 있나요? "잘 지내세요?" "잘 지내요." "별로 좋지 않아요. 당신은 잘 지내죠?" "네, 괜찮아요." 이건 뭔가요? 우리는 '잘 지낸다, 잘 지내지 못한다'를 확실하게 판단하지 못합니다. 현재의 여건을 너무 낮게 평가하고, 다음 예상 여건을 너무 높게 평가하며, 다음 예상 여건에 처하면 즉시 평가절하하기 시작하고, 그 다음 여건을 다시 높게 평가합니다. "만약 내가 이 여자와 결혼할 수 있다면, 나는 정말 행복할 것 같아요." 그리고 3년 후, "만약 내가 이 여자와 이혼할 수만 있다면, 나는 정말 행복할 것 같아요. 그 후에는 행복할 거예요." 이게 뭡니까? 그 후의 행복이라니요? 우리가 여기서 말하는 것은, 당신이 무엇을 하든, 당신이 그 조건에서 무엇을 하든 당신이 해야 한다는 것입니다.

우리의 전승
(Guru-Parampara)

스승 스와미 라마는 다수의 전승에 합류합니다. 그의 요가 스승 벵갈리 마하라즈(Bengali Maharaj)를 통해서 그는 히말라야의 요가 수행자의 전통을 대표합니다.

베단타에서 그 전통은 샹카라차르야(Shankaracharya)와 비드야란야 무니(Vidyaranya Muni)를 통해서 쉬링게리(Shringeri)에 자리한 베단타의 고대 역사와 이어집니다.

산야사에서 그 전통은 베다 시대까지 아우르고, 쉬링게리에 자리 잡은 샹카라차르야의 다샤나미(Dashanami) 교단을 통해 바라티(Bharati) 전승으로 나아갑니다.

그리스도교에서 그 전통은 그리스도의 수제자 성 베드로에게까지 거슬러 올라갑니다. 그것의 신비는 가까운 몇몇 제자에게 알려집니다.

불교 전통에서는, 내가 요가 입문을 할 당시 스승님께서 내게 말씀하셨듯이 우리는 미륵불을 맞이할 토대를 준비하고 있습니다.

우리는 스와미 라마의 스승의 스승인 티베트 스승을 통해서 티베트 전통을 계승합니다.

스와미 라마의 전생이며 16세기에 박티를 베단타에 소개한 마두수다나 사라스와티(Madhusudana Saraswati)를 통해서 박티 전통을 계승합니다.

스와미 웨다 바라티는 실제로 베다와 파탄잘리의 요가수트라(Yoga-Sutra)를 해설하기 위해 태어났습니다. 그것은 그의 전생에 정통한 이에게서 전수받은 지식의 결과입니다. 그러므로 우리는 베다와 파탄잘리 전통도 계승합니다.

이 다양한 전통을 융합한 것이 가장 위대한 영적 힘 가운데 하나입니다. 여러분이 그 힘 안에 머물기 바랍니다.

마하만달레쉬와라 스리 스와미 웨다 바라티

Mahāmaṇdaleśwara Shri Swami Veda Bharati

마하만달레쉬와라 스리 스와미 웨다 바라티(1933~2015.7.14.)는 우리 시대에 드문 산스크리트 학자로, 깊은 지식, 철학 및 명상 실천에서 그는 타의 추종을 불허합니다. 그는 산스크리트를 사용하는 가정에서 태어났고 수 세기 전통을 지닌 오랜 베다의 전통 속에서 자랐습니다. 그는 9세의 어린 나이에 파탄잘리의 요가수트라를 처음으로 가르쳤고 11세부터 베다를 가르쳤습니다. 학교를 다닌 적이 없었으나 그는 런던대학교에서 문학석사 학위를 받고 네덜란드 위트레흐트대학교에서 문학박사 학위를 받았습니다.

1952~1967년에 그는 아프리카와 서인도제도를 포함한 세계 각지에서 요가와 베다의 가르침을 전파했습니다. 1969년에 그는 히말라야 요가 스승들의 신성한 전통과 그를 연결해 준 그의 스승, 히말라야의 스와미 라마로부터 명상의 신비에 최고의 입문을 받았습니다. 그 후 그는 세계 모든 지역에 명상단체와 센터를 설립하고 지도했습니다. 그는 17개 언어에 능통했고, 세계 모든 주요 언어로 모든 종교인에게 명상을 가르쳤습니다.

스와미 웨다는 히말라야 성자들의 살아 있는 전승의 구전 전통을 이어가며 "요가는 사마디"라고 가르쳤습니다. 그는 요가의 이 정의에 기초하여 전체 요가과학이 연구되고 실행되어야 하며 다른 모든 정의는 그것에 종속된다고 말했습니다. 그는 요가수트라에 대한 1,500페이지 분량의 주해를 통해 고전 요가의 진정한 가르침을 밝혔습니다. 이 주해는 학자와 수련자들 사이에서 가장 신뢰할 수 있고 권위 있는 것으로 인정되고 있습니다.

그는 명상을 위한 경험적 배경으로 베다, 우파니샤드, 바가바드기타와 같은 고대 문헌을 가르치는 것 외에도 명상의 모든 측면, 문헌, 철학 체계에 대한 3,500시간 이상의 수업내용을 기록으로 남겼습니다. 그는 스승의 발자취를 따라 요가 명상의 과학적 연구에 깊은 관심을 유지했고, 신경생리학 분야에서 명상상태와 관련된 실험 연구에 참여했습니다.

스와미 웨다 바라티는 연대기적 시간, 지리적 경계, 종교적 차별, 인위적 종파주의를 초월하는 과학으로서의 요가의 보편성을 강조했습니다. 비록 그는 알려지는 것을 좋아하지 않았으나 전 세계의 여러 공동체와 문화에서 그들의 종교-철학적 배경에 맞춰 가르치는 전문성으로 잘 알려져 있었습니다. 일생 동안 그는 다양한 종교 간의 이해를 증진하려는 목적으로 종교 간의 대화, 활동, 회의에 참여했습니다. 그는 명상의 경험이 모든 종교의 공통 기반이 된다고 여겼습니다. 2000년 유엔 종교와 영성 지도자들의 세계 평화 정상회의를 계기로 준비된 그의 짧은 저술 "종교의 흐름을 통합하기(Unifying Streams in Religions)"는 서로 다른 신앙을 더 가깝게 만들기 위한 새로운 견해를 제공합니다.

2002년에 그는 리시케시에 스와미 라마 사다카 그람(SRSG)를 설립했는데, 이곳에는 국제 히말라야 요가명상협회 연합(AHYMSIN) 본부가 있고 26개국 100여 개의 다른 단체 사이에서 그의 글로벌 네트워크의 중심으로 봉사하며 히말라야 전통의 가르침을 전파합니다. 우리는 우리 자신의 깨달음과 모든 사람의 복지를 위해 우리 자신의 요가수련을 더 발전시키고자 그의 경험적인 가르침의 열매를 활용함으로써 그의 특별한 노력에 보답할 수 있습니다.

스와미 라마
Swami Rama

스와미 라마는 히말라야에서 태어났습니다. 그는 수많은 세대의 요가 수행자들이 훈련을 받고 요가라는 신성한 과학의 가장 깊은 신비에 입문한 전설적인 히말라야 동굴 수도원에서 그의 영적 스승의 손에 자랐습니다. 샹카라차르야 수도회의 수도자였던 그는 샹카라차르야라는 최고 직위를 맡았으나 나중에 사임했습니다.

스와미 라마는 현대 과학 장비를 사용하여 요가의 내적 경험의 생리적 상관관계를 측정하는 초기의 과학 연구를 많이 개척했습니다. 40종이 넘는 저서를 남긴 철학자이자 작가인 스와미 라마는 시, 음악, 건축, 조각, 그림, 무술을 포함한 많은 예술의 대가였습니다. 스와미 라마는 다재다능한 인물이었고 말로 다 표현할 수 없는 존재였습니다. 스와미 라마는 영적 스승이자 삶의 주인이었습니다.

위대한 박애주의자 스와미 라마는 히말라야 연구소뿐만 아니라 히말라야 연구소 신탁병원과 같은 많은 자선기관과 교육센터를 설립했습니다.

스와미 라마는 다양한 분야에서 그의 유지를 이어가는 많은 제자를 전 세계에 남겼습니다. 그는 히말라야 스승들의 영구한 전통을 제대로 구현하고 대표하는 스승으로 제자들의 가슴에 남아 있습니다.

국제 히말라야 요가명상협회 연합

The Association of Himalayan Yoga Meditation Societies International : AHYMSIN

　국제 히말라야 요가명상협회 연합(이하 아힘신)은 히말라야의 스와미 라마가 가르친 히말라야 스승들의 전통 안에서 요가 명상의 지식을 전수하는 데 전념하는 세계적 단체입니다. 스와미 라마의 제자 스와미 웨다 바라티는 2007년 아힘신(AHYMSIN)을 설립하기 위해 전 세계에서 영적 구도자들을 모았고 2015년 7월 14일 그가 마하사마디에 들 때까지 조직의 영적 지도자로 일했습니다. 우리는 그의 애정 어린 지도로 축복을 받았고, 스와미 웨다가 영적 지도자로 스와미 리타완 바라티(Swami Ritavan Bharati)를 그의 후계자로 지명함으로써 그 지도는 계속되고 있습니다.

　남극 대륙을 제외한 모든 대륙의 24개 국가와 수련자들이 함께하고 있는 아힘신은 연구와 출판을 수행하고 자선 활동뿐만 아니라 요가의 과학을 가르칩니다. 우리는 여러 종교에서 온 입문자들과 우리가 공유하는 공통점을 발견하면서 종교 간 활동에 참여합니다.

　우리의 로고에는 위대한 성자, 브야사가 파탄잘리 요가수트라의 첫 번째 경구에 대한 해설에서 쓴 "요가는 사마디"라는 문구가 새겨져 있습니다.

　히말라야 요가 출판사(Himalayan Yoga Publications Trust: HYPT)는 스와미 라마와 그의 제자 스와미 웨다 바라티의 가르침을 이용할 수 있도록 하는 데 전념하고 있습니다. 우리는 오디오 강의와 실습을 안내할 뿐만 아니라 책과 소책자를 출판하고 판매합니다. 또한 HYPT는 스와미 라마 사다카 그람 (SRSG)에서 서점을 운영하고 있으며 스와미 웨다 바라티의 가르침을 수록하는 역할을 합니다.

더 많은 정보를 원하시면, ahymsin.org 그리고 yogapublications.org를 방문하세요.

스와미 라마 사다카 그람

Swami Rama Sadhaka Grama : SRSG

스와미 라마 사다카 그람(SRSG)은 아힘신의 글로벌 본부 역할을 하는 영적 공동체, 훈련기관 및 수련센터입니다.

SRSG는 요가 명상의 고대 전통의 순수성을 보존하고 모든 인류의 이익을 위해 철학과 실천을 공유하는 데 전념하고 있습니다. 우리는 모든 나라 및 그 배경을 가진 사람들이 스와미 라마와 그의 제자 스와미 웨다 바라티가 가르친 자기 발견의 길을 배우고 경험하기를 원하고 그들을 환영합니다.

성스러운 갠지스 강에서 몇 분 거리에 있는 인도 리시케시에 위치한 SRSG 캠퍼스는 건축물과 아름다운 정원이 마음에 영감을 주고 진정시키는 고대 건축(Vastu) 원칙에 따라 설계되었습니다. 이것은 그들만의 사다나와 명상수련을 깊게 하려는 사람들에게 완벽한 환경을 제공합니다.

SRSG는 명성이 있는 교사, 연구원 및 과학자들이 모이는 장소입니다. 우리 임무의 일환으로 우리는 국제적 위상을 지닌 교사와 안내자를 양성하는 데 전념하고 있습니다. SRSG에서는 히말라야 요가전통 교시 양성 프로그램을 1년에 두 번 제공합니다.

좀 더 집중적인 연구와 실습을 원하는 사람은 SRSG 내에서 거주하며 학습하는 프로그램인 구루쿨람 프로그램에 참여할 수 있습니다.

SRSG 영적 공동체는 아슈람 프라무카 스와미 리타완 바라티가 안내합니다.

우리는 특정한 신을 소개하거나, 개종, 문화적 습관의 변화를 추종하지 않습니다. 우리는 모든 종교를 동등하게 존중하며, 모든 종교를 사랑하고 어떤 종교도 배제하지 않습니다. 우리는 어떤 사원이나 모스크, 교회도 반대하지 않으며, 인간을 무시한 채 하느님을 위해 집을 짓는다는 것을 믿지도 않습니다. 우리의 확고한 믿음은 모든 인간은 살아 있는 기관, 즉 사원이라는 것입니다.

— 히말라야 스승들과 함께 살고 있는 스와미 라마